Orthopädisch-traumatologische Befunde

Andreas Roth

Orthopädisch-traumatologische Befunde

Untersuchungstechniken – Befundauswertung – Krankheitsbilder

2., vollständig überarbeitete Auflage

Mit 281 farbigen Abbildungen

Unter Mitarbeit von Milan Handl

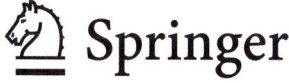

Prof. Dr. Andreas Roth
Klinik für Orthopädie, Unfallchirurgie und Plastische Chirurgie
Bereich Endoprothetik/Orthopädie
Universität Leipzig
Leipzig, Deutschland

ISBN 978-3-662-48072-4   ISBN 978-3-662-48073-1 (eBook)
DOI 10.1007/978-3-662-48073-1

Die Deutsche Nationalbibliothek verzeichnet diese Publikation in der Deutschen Nationalbibliografie; detaillierte bibliografische Daten sind im Internet über http://dnb.d-nb.de abrufbar.

Tschechische Ausgabe
Orthopedická diagnostika
© 2004 Springer-Verlag Berlin Heidelberg New York
© Springer-Verlag Berlin Heidelberg 2000, 2015

Das Werk einschließlich aller seiner Teile ist urheberrechtlich geschützt. Jede Verwertung, die nicht ausdrücklich vom Urheberrechtsgesetz zugelassen ist, bedarf der vorherigen Zustimmung des Verlags. Das gilt insbesondere für Vervielfältigungen, Bearbeitungen, Übersetzungen, Mikroverfilmungen und die Einspeicherung und Verarbeitung in elektronischen Systemen.
Die Wiedergabe von Gebrauchsnamen, Handelsnamen, Warenbezeichnungen usw. in diesem Werk berechtigt auch ohne besondere Kennzeichnung nicht zu der Annahme, dass solche Namen im Sinne der Warenzeichen- und Markenschutz-Gesetzgebung als frei zu betrachten wären und daher von jedermann benutzt werden dürften.
Der Verlag, die Autoren und die Herausgeber gehen davon aus, dass die Angaben und Informationen in diesem Werk zum Zeitpunkt der Veröffentlichung vollständig und korrekt sind. Weder der Verlag noch die Autoren oder die Herausgeber übernehmen, ausdrücklich oder implizit, Gewähr für den Inhalt des Werkes, etwaige Fehler oder Äußerungen.

Umschlaggestaltung: deblik, Berlin
Fotonachweis Umschlag: © Hardy Hauk, Zwickau

Gedruckt auf säurefreiem und chlorfrei gebleichtem Papier

Springer-Verlag GmbH Berlin Heidelberg ist Teil der Fachverlagsgruppe Springer Science+Business Media
(www.springer.com)

Geleitwort

Ziel der ärztlichen Ausbildung ist der wissenschaftlich und praktisch in der Medizin ausgebildete Arzt, der zur eigenverantwortlichen und selbstständigen ärztlichen Berufsausübung, zur Weiterbildung, zur ständigen Fortbildung und zur kritischen Bewertung seines Handelns befähigt ist. Die Ausbildung soll grundlegende Kenntnisse, Fähigkeiten und Fertigkeiten in allen Fächern vermitteln, die für eine umfassende Gesundheitsversorgung der Bevölkerung erforderlich sind. Die Frage, ob die Fertigkeiten im Fach Orthopädie und Unfallchirurgie ausreichen, um die umfassende Versorgung der Bevölkerung zu garantieren, wird von den Fachgesellschaften zu Recht gestellt.

Die volkswirtschaftliche Bedeutung orthopädisch-unfallchirurgischer Erkrankungen und Verletzungen ist durch Statistiken von Kranken- und Rentenversicherungen hinreichend belegt. Degenerative Erkrankungen der Stütz- und Bewegungsorgane sind eine Volkskrankheit. Unfallverletzungen im Erwerbsleben gehen zwar leicht zurück, dafür nehmen Altersfrakturen mit all ihren nicht nur medizinischen, sondern auch sozialen Problemen deutlich zu. Insofern ist eine Intensivierung der studentischen Ausbildung auf dem Gebiet der Orthopädie und Unfallchirurgie naheliegend. Vielfach wird die fachbezogene Ausbildung jedoch modernen sogenannten fachübergreifenden Ausbildungskonzepten geopfert. Dies wirkt sich nicht nur auf die Ausbildung der Studenten mit dem speziellen Berufswunsch Orthopädie und Unfallchirurgie aus, sondern natürlich auch auf die Allgemeinmediziner, die in großem Umfang orthopädisch-unfallchirurgische Erkrankungen und Verletzungen betreuen. Untersuchungen aus den USA haben gezeigt, dass Allgemeinmediziner ihre studentische Ausbildung auf dem Gebiet der Orthopädie und Unfallchirurgie als unzureichend für die Anforderung ihrer Praxis bezeichnen. Spezielle orthopädisch-unfallchirurgische Untersuchungstechniken werden von Allgemeinärzten nicht beherrscht. So wurden in einer Studie zum Beispiel nur 6 % der chronischen Knieschäden bei Kreuzbandverletzungen von den "primary care physicians" erkannt. In weiteren Studien wurden nur 10 % der auf nicht orthopädisch-unfallchirurgischen Abteilungen liegenden Patienten in entsprechender Weise untersucht, obwohl 40 % dieser Patienten über Probleme der Haltungs- und Bewegungsorgane klagten.

Bei der hohen Prävalenz von Erkrankungen und Verletzungen der Haltungs- und Bewegungsorgane, die einer alltäglichen Betreuung in der Praxis bedürfen, steht die Bedeutung einer umfassenden Kompetenz des Arztes außer Zweifel. Das notwendige Wissen hierfür zu vermitteln ist das Ziel des vorliegenden Lehrbuchs. Mit schwerpunktmäßig orthopädischer Ausrichtung werden die Erkrankungen der Wirbelsäule, der oberen bzw. der unteren Extremität in jeweils eigenen Kapiteln abgehandelt. Vorangestellt sind die allgemeinen Befunde und die Leitsymptome dieser Körperregionen, die in anschaulichen und übersichtlichen Tabellen zusammengefasst werden. Ein Schwerpunkt liegt dabei auf der Darstellung der für die Körperregion spezifischen Untersuchungstechniken. Hier zeigt sich der besondere Wert dieses Buches. Es ist eine Einführung, aber zugleich auch ein Nachschlagewerk für denjenigen, der sich als Nichtfachmann dennoch täglich damit beschäftigt. So ist dieses Buch nicht nur für den der Orthopädie nicht zugewandten Studenten besonders geeignet, sondern auch für den angehenden Allgemeinmediziner. Zahlreiche Abbildungen veranschaulichen in hervorragender Weise die notwendige Untersuchungstechnik.

Im spezifischen Teil werden dann die wesentlichen Krankheitsbilder der Orthopädie und Unfallchirurgie abgehandelt, geordnet nach klinischen, neurologischen, angeborenen, degenerativen, entzündlichen und Tumorerkrankungen. Wie es der Titel des Buches schon zeigt, bleibt es bei der Darstellung der klinischen Befunde. Anamnese, Untersuchung, Diagnostik und Differenzialdiagnostik werden schlagwortartig abgehandelt, die therapeutischen Notwendigkeiten und Optionen bleiben offen. Ein Buch also, das in die Praxis und Poliklinik gehört.

Es ist zu befürchten, dass sich die derzeit ungenügende studentische Ausbildung im Fach Orthopädie und Unfallchirurgie besonders nachteilig auswirken wird, wenn durch Änderungen im Gesundheitssystem (Primärarztsystem) die Erkrankungen in Fachbereiche verwiesen werden, in denen diese Kompetenz bisher nicht vorgehalten wird. Dieses Buch kann schon vorausgehend eine Brücke zur Allgemeinmedizin schlagen.

Fritz Uwe Niethard
Aachen im Juli 2015

Vorwort

Unverändert sind eine genaue Anamnese und die vollständige Untersuchung das einfachste Handwerkszeug zur Diagnostik von Erkrankungen des muskuloskelettalen Systems. Sie stellen die Voraussetzung für weiterführende diagnostische Maßnahmen und letztendlich die darauf basierenden Therapien dar.

Das vorliegende Buch handelt Anamnese und Untersuchung für die einzelnen Regionen des Halte- und Bewegungsapparates systematisch ab, wobei auf die fotografische Darstellung der klinischen Befunde zurückgegriffen wurde. Die tabellarische Übersicht der wichtigsten Leitsymptome ermöglicht eine differenzialdiagnostische Bewertung für ausgewählte Krankheitsbilder in Abhängigkeit von Anamnese und Befund. Bei allen Krankheitsbildern werden Hinweise für die erforderliche weitere Diagnostik und die Differenzialdiagnosen gegeben.

Obwohl sich im Fach Orthopädie/Traumatologie ein klarer Trend zur Spezialisierung vollzieht, benötigt sowohl der jüngere als auch der erfahrene Kollege Kenntnisse in der Untersuchung und der weiterführenden Diagnostik für den gesamten Bewegungsapparat. Das vorliegende Buch dient daher neben der studentischen Ausbildung und der Weiterbildung zum Facharzt als Nachschlagewerk im Rahmen der praktischen und gutachterlichen Tätigkeit in der Niederlassung, der Akutklinik und der Rehabilitation.

An dieser Stelle sei allen, die an diesem Projekt beteiligt waren, Dank für ihren Fleiß, ihr Engagement und ihren Enthusiasmus ausgesprochen. Danken möchte ich Herrn Associate Professor Milan Handl aus Prag und Herrn Dr. Long Xin aus Hangzhou für ihre Mitarbeit bei der Erstellung der Abbildungen. Ganz besonders danke ich Herrn Associate Prof. Milan Handl, der die erste Ausgabe dieses Buches ins Tschechische übersetzt und in der Tschechischen Republik publiziert hat. Herrn Hardy Hauk aus Zwickau danke ich für die Anfertigung der Abbildungen und für sein Engagement bei der Bearbeitung der klinischen Krankheitsbilder aus dem Archiv des Rudolf-Elle-Krankenhauses Eisenberg. Danken möchte ich außerdem Frau Angela Steller aus Leipzig, die mich mit Abbildungen klinischer Krankheitsbilder aus dem Archiv der Uniklinik Leipzig unterstützt hat. Weiterhin möchte ich mich bei allen Kolleginnen und Kollegen sowie den Leitern beider Einrichtungen bedanken, die mir mit Abbil-

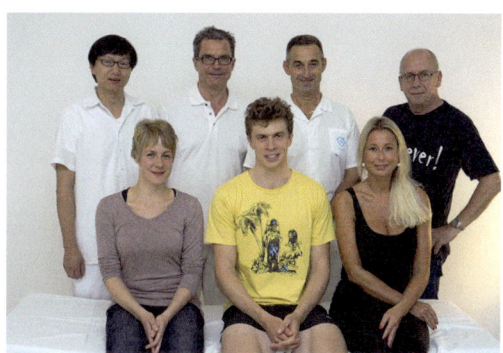

◘ Das Übungsteam: *vordere Reihe v. l. n. r.* cand. med. Marie Winkler, cand. med. Peter Melcher, Martina Maresova; *hintere Reihe v. l. n. r.* Dr. Long Xin, Prof. Andreas Roth, Associate Prof. Milan Handl, Fotograf Hardy Hauk

dungen behilflich waren. Ebenso danke ich den beiden Studenten der Medizin Marie Winkler und Peter Melcher aus Leipzig sowie Frau Martina Maresova aus Prag, die als Modelle zur Demonstration des Untersuchungsgangs zur Verfügung standen. Danke an den Eisenberger Künstler Mario Thieme für die ergänzenden Zeichnungen.

Andreas Roth
Leipzig im Juli 2015

Abkürzungen

ASR	Achillessehnenreflex
BSG	Blutsenkungsgeschwindigkeit
BSR	Bizepssehnenreflex
BWS	Brustwirbelsäule
CCD-Winkel	Centrum-Collum-Diaphysen-Winkel (Schenkelhals-Schaft-Winkel)
CE-Winkel	Centrum-Ecken-Winkel
CRP	C-reaktives Protein
D	Digitus
DD	Differenzialdiagnose
DIP-Gelenk	distales Interphalangealgelenk
DS	Druckschmerz
DSA	Digitale Subtraktionsangiographie
EMG	Elektromyographie
HNP	Husten-, Nies- und Pressschmerz
HWS	Halswirbelsäule
ISG	Iliosakralgelenk
KS	Klopfschmerz
LA	Lokalanästhesie
LWS	Lendenwirbelsäule
MCP-Gelenk	Metacarpophalangealgelenk
NLG	Nervenleitgeschwindigkeitsmessung
PIP-Gelenk	proximales Interphalangealgelenk
PSR	Patellarsehnenreflex
RPR	Radiusperiostreflex
TSR	Trizepssehnenreflex

Inhaltsverzeichnis

1	**Wirbelsäule**	1
	Andreas Roth	
1.1	**Anamnese**	2
1.2	**HWS**	4
1.2.1	Systematische Untersuchung	4
1.2.2	Leitsymptome	8
1.2.3	Erkrankungen	11
1.3	**BWS und LWS**	17
1.3.1	Systematische Untersuchung	17
1.3.2	Leitsymptome	33
1.3.3	Erkrankungen	35
2	**Obere Extremität**	47
	Andreas Roth	
2.1	**Anamnese**	48
2.2	**Schulter**	49
2.2.1	Systematische Untersuchung	49
2.2.2	Leitsymptome	59
2.2.3	Erkrankungen	60
2.3	**Ellenbogen**	75
2.3.1	Systematische Untersuchung	75
2.3.2	Leitsymptome	81
2.3.3	Erkrankungen	82
2.4	**Hand**	89
2.4.1	Systematische Untersuchung	89
2.4.2	Leitsymptome	97
2.4.3	Erkrankungen	100
3	**Untere Extremität**	111
	Andreas Roth	
3.1	**Anamnese**	112
3.2	**Hüfte und Oberschenkel**	113
3.2.1	Systematische Untersuchung	113
3.2.2	Leitsymptome	119
3.2.3	Erkrankungen	121
3.3	**Kniegelenk und Unterschenkel**	129
3.3.1	Systematische Untersuchung	129
3.3.2	Leitsymptome	137
3.3.3	Erkrankungen	140
3.4	**Sprunggelenk und Fuß**	154
3.4.1	Systematische Untersuchung	154

3.4.2	Leitsymptome	161
3.4.3	Erkrankungen	162
	Serviceteil	177
	Weiterführende Literatur	178
	Stichwortverzeichnis	179

Wirbelsäule

Andreas Roth

1.1 Anamnese – 2

1.2 HWS – 4
1.2.1 Systematische Untersuchung – 4
1.2.2 Leitsymptome – 8
1.2.3 Erkrankungen – 11

1.3 BWS und LWS – 17
1.3.1 Systematische Untersuchung – 17
1.3.2 Leitsymptome – 33
1.3.3 Erkrankungen – 35

A. Roth, *Orthopädisch-traumatologische Befunde*,
DOI 10.1007/978-3-662-48073-1_1, © Springer-Verlag Berlin Heidelberg 2015

1.1 Anamnese

Die Lokalisation und die Art der Beschwerden sind in ◘ Tab. 1.1 dargestellt. Die zeitlichen Zusammenhänge zeigt ◘ Tab. 1.2. Einen Überblick über die Begleitumstände und die bisherige Behandlung geben ◘ Tab. 1.3 und ◘ Tab. 1.4.

◘ **Tab. 1.1** Lokalisation und Art der Beschwerden

Schmerz	Lokalisation	Umschrieben/ausstrahlend
	Charakter	Dumpf/stechend/bohrend/hämmernd/brennend/krampfartig
	Umstände	Bei bestimmten Bewegungen bei Belastung/in Ruhe Husten-, Nies- und Pressschmerz Nachtschmerz
Schwellung	Lokalisation/Ausdehnung	
Deformität	Lokalisation/Art	Fehlhaltung, Fehlstellung
Bewegungsstörung	Lokalisation/Art/Richtung	Einschränkung/Blockierung/Steifigkeit Gehstrecke
Sensible Störung	Lokalisation	Taubheit/Gefühlsminderung/Kribbeln/pelziges Gefühl
Motorische Störung	Lokalisation/Ausmaß (Umfänge)	Muskelatrophie Gangunsicherheit/Koordinationsstörungen
	Lokalisation/Ausmaß (M5–M0)[a]	Schwäche/Kraftlosigkeit/Lähmung/Spastik
	Schwindel (HWS)	Drehschwindel, Liftschwindel
	Motorik HWS	Schluckbeschwerden Armheben/-senken Ellenbogenbeugen/-strecken Faustschluss/Fingerstrecken
	Motorik BWS/LWS	Hüftbeugen/-strecken/-abspreizen/-anspeizen Kniebeugen/-strecken Fußheben/-senken Blasen-/Mastdarmstörungen

[a] Muskelfunktionstest nach Janda:
- Stufe 5: volles Bewegungsausmaß mit voller Muskelkraft
- Stufe 4: volles Bewegungsausmaß gegen geringen Widerstand
- Stufe 3: volles Bewegungsausmaß gegen die Schwerkraft
- Stufe 2: volles Bewegungsausmaß mit geringer Unterstützung möglich
- Stufe 1: nur Muskelzuckungen
- Stufe 0: keine Muskelkontraktion

1.1 · Anamnese

Tab. 1.2 Zeitliche Zusammenhänge

Beginn und Verlauf	Angeboren/erworben (Alter/Zeitpunkt) akut/chronisch schleichend/gleichmäßig zunehmend schubweise mit bzw. ohne beschwerdefreie Intervalle tags/nachts

Tab. 1.3 Begleitumstände

Unfall	Ja/nein	
Ort	Freizeit/Arbeit	
Mechanismus/Unfallhergang	Art	Überkopfarbeiten/Anheben einer Last/schweres Tragen/Verkehrsunfall/Unfall
	Auslösendes Ereignis	Kein auslösendes Ereignis/Sturz/Bücken/Aufstehen aus der Hocke Höhe/Gewichte/Lasten/beteiligte Personen
	Verkehrsunfall	Fahrzeugtypen/Fahrtrichtung/Geschwindigkeiten, Aufprallwinkel, seitliche, Frontal- oder Heckkollision, Kopfanprall/Kopfstütze/Gurt
Vorerkrankungen	Familiäre Belastung	
	Degenerativ/bakteriell/rheumatisch-entzündlich	Nein; wenn ja: lokal/systemisch
	Bakterielle Infektion/Virusinfekt	
	Traumatisch/tumorös	
	Fehlbildungen	
Allgemeine Symptome	Fieber, Gewichtsverlust (Zeitraum), Leistungsabfall, Nachtschweiß	Ja/nein

Tab. 1.4 Bisherige Behandlungen

Medikamente	Präparate/Dosierung/Dauer	Lokal/systemisch
	Linderung	Ja/nein
Physiotherapie	Anwendung	Formen/Dauer/Häufigkeit
	Linderung	Ja/nein
Orthopädische Hilfsmittel	Gehstock/Unterarmgehstützen Mieder/Bandage Orthese/Gips	Ja/nein
Operationen	Zeitpunkt/Lokalisation/Art/Erfolg	

Tab. 1.5 Lokalbefund		
Lot	Steil/Überhang (Abb. 1.1)	Rechts/links
Achsen/Stellung	Gesichtsskoliose	Keine; wenn ja: rechts-/linkskonvex
	Schiefhals	Keiner; wenn ja: rechts/links
Lordose	Normal/abgeflacht/kyphosiert/Prominenz 7. Dornfortsatz	
Schulterstand	Schultergleichstand/Schulterhochstand	Rechts/links
Schwellung/Rötung/Hyperthermie	Keine; wenn ja:	Lokalisation/Ausdehnung/Umfänge
Hämatom/Abschürfung/offene Wunde/Schorf	Keine; wenn ja:	Lokalisation/Ausdehnung/Umfänge
Narben	Keine; wenn ja:	Lokalisation/Ausdehnung (weich/derb/verschieblich)
Muskulatur	Paravertebrale Muskulatur Schulter-Nacken-Muskulatur	Kräftig/abgeschwächt/verkürzt Atrophie (deutliche/geringe) weich/Myogelosen/verspannt/Hartspann
Beweglichkeit	Kinn-Jugulum-Abstand: bei Anteflexion und Reklination (Abb. 1.2)	-- cm
	Seitneigung (Abb. 1.3)	--/--/-- Grad
	Rotation: in 0-Stellung, bei Anteflexion und Reklination (Abb. 1.4)	--/--/-- Grad
Druckschmerz	Keiner; wenn ja:	Subokzipital/Dornfortsätze/interspinal/paravertebral (Etage; rechts/links)
Klopfschmerz	Keiner; wenn ja:	Etage: Dornfortsätze/interspinal
Stauchungsschmerz	Ja/nein (Abb. 1.5)	
Traktionstest	Mit/ohne Schmerzlinderung (Abb. 1.6)	

1.2 HWS

1.2.1 Systematische Untersuchung

Die systematische Untersuchung der Halswirbelsäule umfassen den Lokalbefund (Tab. 1.5), neurologische Untersuchungen (Tab. 1.6) sowie die Durchblutung (Tab. 1.7).

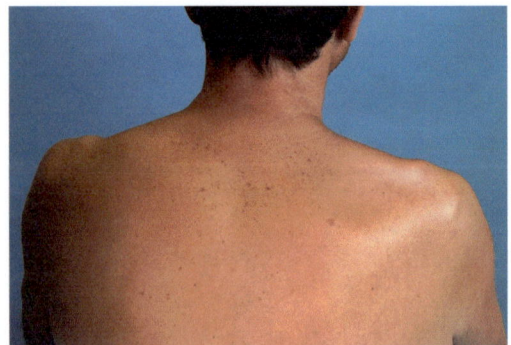

Abb. 1.1 An der Halswirbelsäule wird von dorsal betrachtet das Lot beurteilt. Weiterhin mögliche Muskelatrophien der Schulter-Nacken-Muskulatur oder der paravertebralen Muskulatur. Hier besteht eine Atrophie des M. supraspinatus rechts

1.2 · HWS

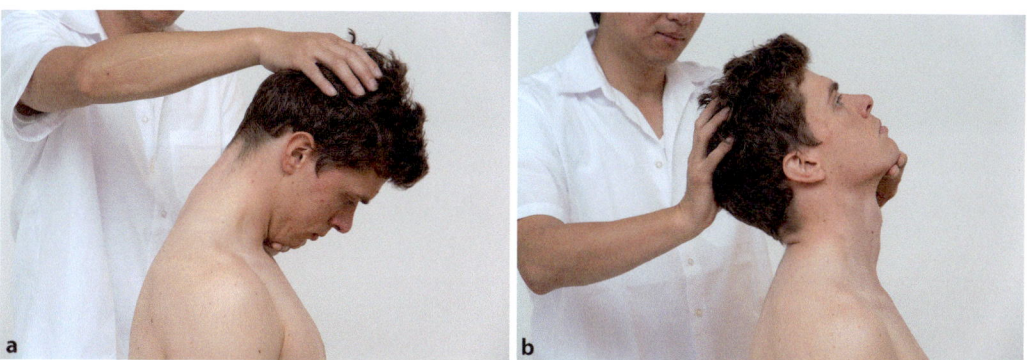

Abb. 1.2a,b Prüfung der Beweglichkeit der HWS für Anteversion (**a**) und Retroversion (**b**) (Normwerte: 35–45/0/35–45°). Alternativ erfolgen die Angaben als Kinn-Jugulum-Abstand zwischen Kinn und Oberkante Sternum bei maximaler Anteflexion (**a**) und maximaler Retroflexion (**b**) in cm

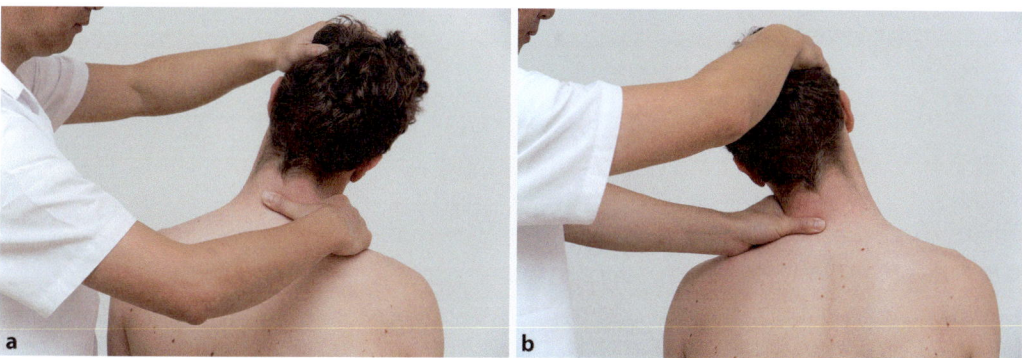

Abb. 1.3a,b Seitneigung der HWS nach rechts (**a**) und links (**b**). Normwerte rechts/links: 45/0/45°

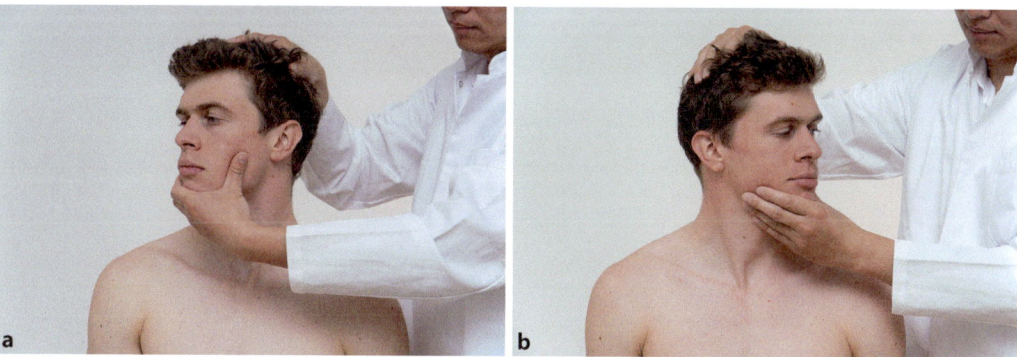

Abb. 1.4a–f Rotation der HWS in Neutral-Null-Stellung (**a, b**), maximaler Retroflexion (**c, d** – betrifft die untere HWS) bzw. Anteflexion (**e, f** – betrifft die obere HWS). Normwerte für die Rotation der Halswirbelsäule: Recht-/Linksrotation 60–80/0/60–80°

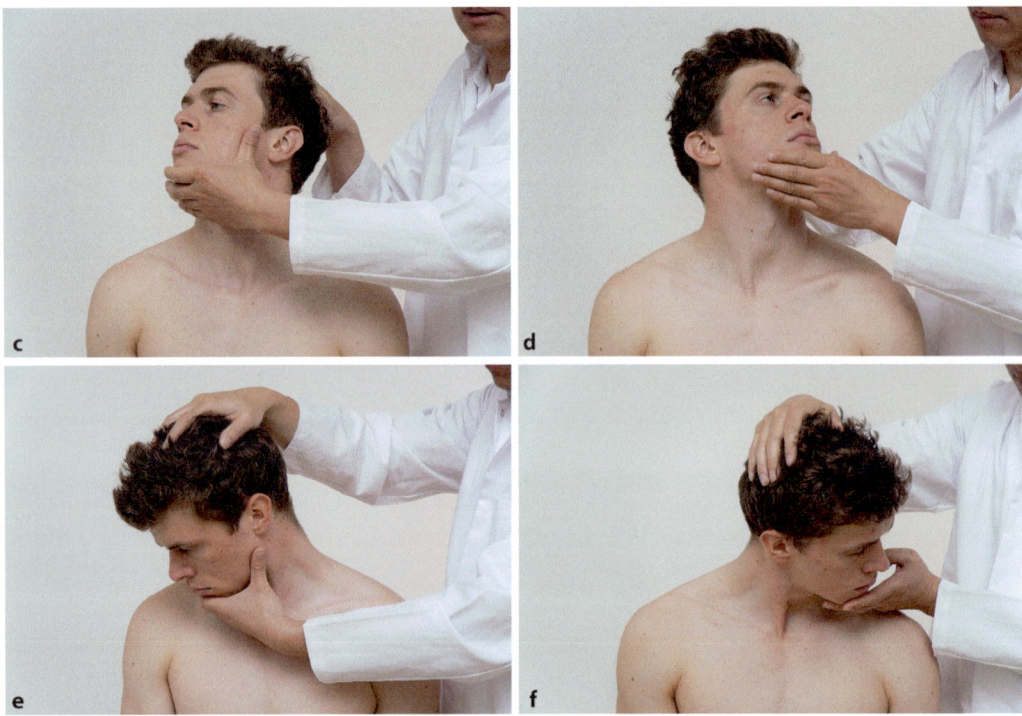

Abb. 1.4a–f (*Fortsetzung*)

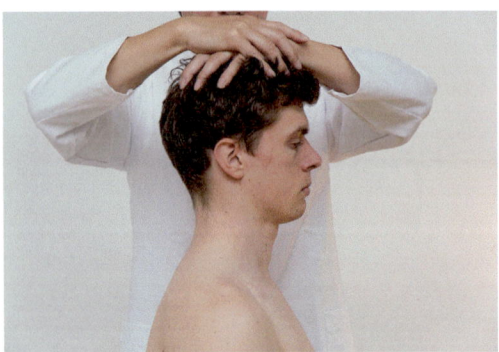

Abb. 1.5 Prüfung auf Stauchungsschmerz in der HWS (Kompressionstest)

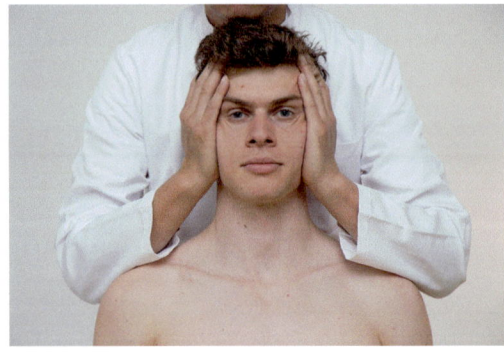

Abb. 1.6 Traktionstest der HWS (mit oder ohne Schmerzlinderung)

Tab. 1.6 Neurologie

Horner-Trias	Nicht vorhanden/vorhanden (Abb. 1.7)	Rechts links
Reflexe	Bizepssehne (C5) (Abb. 1.8) Trizepssehne (C7) (Abb. 1.9) Radiusperiost (C6) (Abb. 1.10)	Rechts/links lebhaft/abgeschwächt/nicht auslösbar/gesteigert
Sensibilität	Dermatom (segmental zuzuordnen, nicht genau zuzuordnen) (Abb. 1.11)	Hypästhesie/Parästhesie/Dysästhesie
Motorik	Schulterabduktion (C5/6) Ellenbogenbeugung (C5/6) Ellenbogenstreckung (C7) Pronation (C6-Th1) Supination (C5/6) Handgelenkstreckung (C6/7) Handgelenkbeugung (C6–Th1)	Rechts/links intakte/abgeschwächte Funktion (M5–M0)

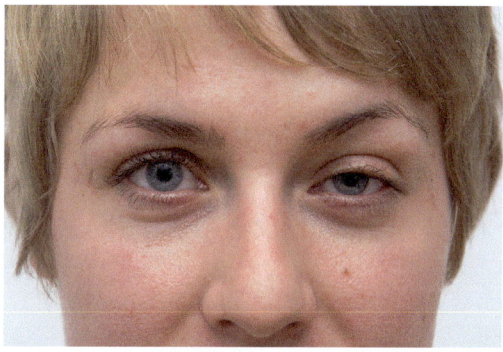

Abb. 1.7 Horner-Trias links: Ptosis, Miosis, Enophthalmus. Tritt u. a. auf bei Pancoast-Tumor, unterer Armplexuslähmung (Typ Klumpke) und bei Verletzungen im Bereich der Brust- und Halswirbelsäule

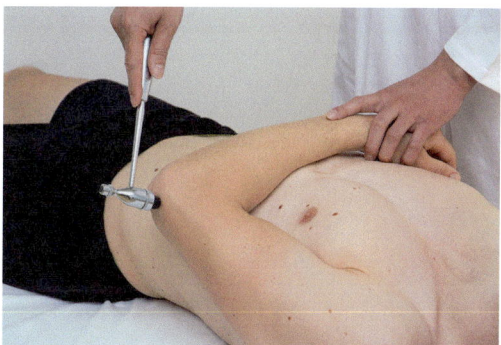

Abb. 1.9 Prüfung des Trizepssehnenreflexes

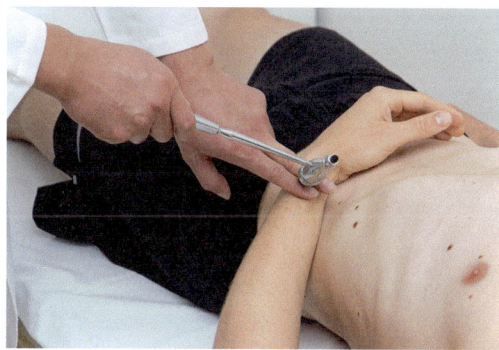

Abb. 1.10 Prüfung des Radiusperiostreflexes

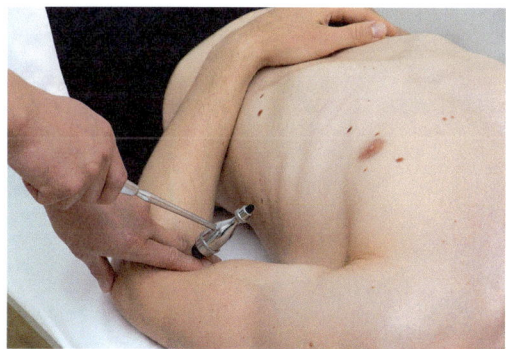

Abb. 1.8 Prüfung des Bizepssehnenreflexes. Hierbei wird der Arm leicht gebeugt und auf die zwei der distalen Bizepssehne aufliegenden Finger geklopft

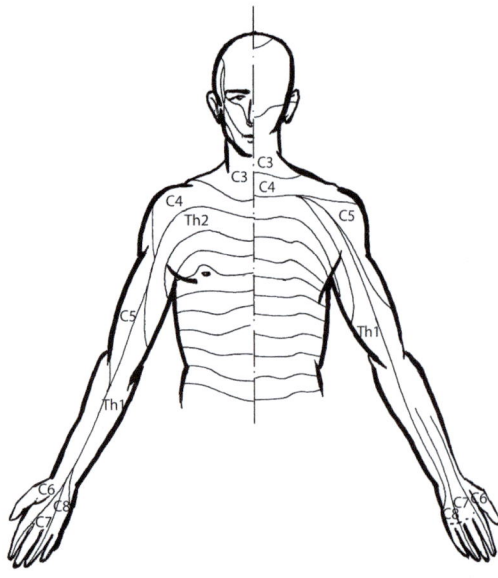

Abb. 1.11 Segmentale sensible Innervation an den oberen Extremitäten und am Rumpf (Vorder- und Rückansicht)

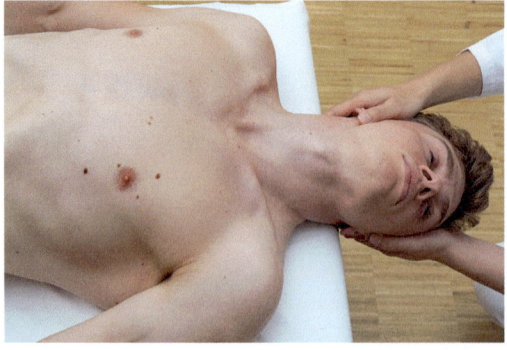

Abb. 1.12 De-Kleijn-Test: Der Patient liegt entspannt auf dem Rücken; der Untersucher beugt den Kopf nach hinten und neigt und dreht ihn zur gleichen Seite. Dabei wird die oben liegende A. vertebralis verriegelt. Der Test ist positiv bei Auftreten eines Liftschwindels nach wenigen Sekunden. Das spricht für eine Irritation der unten liegenden A. vertebralis

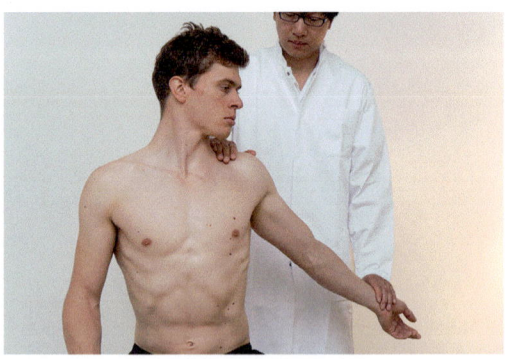

Abb. 1.13 Adson-Test: Der Patient dreht den Kopf zur schmerzhaften Seite bei gleichzeitiger tiefer Inspiration. Der Untersucher bewegt den gleichseitigen Arm nach dorsal und zieht ihn dabei nach kaudal. Der Test ist positiv bei Verstärkung von Schmerzen bzw. sensiblen Störungen, Abschwächung des Pulses der A. radialis oder Stenosegeräuschen über der A. subclavia

Tab. 1.7 Durchblutung

Arterien	A. radialis	Kräftig/schwach/nicht tastbar (rechts/links)
	A. vertebralis: De-Kleijn-Test (Abb. 1.12)	Negativ/positiv (rechts/links)
	A. carotis: Adson-Test (Abb. 1.13)	Negativ/positiv (rechts/links)
Venen	Venöse Stauung	Keine/vorhanden (rechts/links)
Kapillarpuls	Fingerkuppen	Sichtbar/nicht sichtbar

1.2.2 Leitsymptome

Die Leitsymptome von Erkrankungen der HWS sind in Tab. 1.8 zusammengefasst.

Tab. 1.8 Leitsymptome der HWS

Anamnese	Schmerz	Lokalbefund, Funktionstests	Sensible Störung	Motorische Störung	Spricht für
„Zugluft", Fehlbelastung, leichte Distorsion, akute Schmerzen	Lokale HWS-Schmerzen	Schmerzhafte Einschränkung der Beweglichkeit, lokaler DS	i. d. R. keine	i. d. R. keine	Akutes Zervikalsyndrom
Chronische Fehlbelastung (Computerarbeit, Sekretariat), chronische Schmerzen	Lokale HWS-Schmerzen	Endgradig schmerzhafte eingeschränkte Beweglichkeit, DS paravertebral	i. d. R. keine	i. d. R. keine	Chronisches Zervikalsyndrom
Chronische Fehlbelastung (Computerarbeit, Sekretariat), Kopfschmerz, Drehschwindel, chronische Schmerzen	Ausstrahlende Schmerzen in HWS und Hinterkopf	Endgradig schmerzhafte eingeschränkte Beweglichkeit, Blickrichtungsnystagmus, DS subokzipital	i. d. R. keine	i. d. R. keine	Zervikokranialsyndrom
Chronische Fehlbelastung (Computerarbeit, Sekretariat), chronische Schmerzen	Ausstrahlende Schmerzen in Schulter, Nacken und Arm, nicht sicher segmental zuzuordnen	Endgradig schmerzhaft eingeschränkte Beweglichkeit, v. a. der Rotation bei max. Reklination, DS untere HWS, Myogelosen	i. d. R. keine, Dysästhesien, nicht segmental zuzuordnen	Keine	Zervikobrachialsyndrom
Schmerzen bes. nachts und nach Belastung	Ausstrahlende Schulter-Nacken-Schmerzen, Schmerzen ulnarer Unterarm, laterale Handkante, IV. und V. Finger	Adson-Test positiv (Drehen des Kopfes zur kranken Seite)	Hypästhesie ulnarer Unterarm, laterale Handkante, IV. und V. Finger	Später Ausfälle der kleinen Handmuskeln mit Atrophie und Parese	Skalenussyndrom DD: Kostoklavikuläres Syndrom
Schmerzen, bes. nachts und nach Belastung	Ausstrahlende Schulter-Nacken-Schmerzen, Schmerzen ulnarer Unterarm, laterale Handkante, IV. und V. Finger	Positiver modifizierter Adson-Test (Drehen des Kopfes zur gesunden Seite)	Hypästhesie ulnarer Unterarm, laterale Handkante, IV. und V. Finger	Keine	Halsrippe

Tab. 1.8 (*Fortsetzung*)

Anamnese	Schmerz	Lokalbefund, Funktionstests	Sensible Störung	Motorische Störung	Spricht für
Akut, meist chronisch auftretende Schmerzen, Kraftlosigkeit und sensible Störungen	Ausstrahlende Schmerzen in Schulter, Nacken und Arm, segmental zuzuordnen, HNP-Schmerz	Pos. HWS-Kompressionstest, eingeschränkte Beweglichkeit, Reflexdefizit: BSR (C5), RPR (C6), TSR (C7)	Parästhesien möglich, segmental zuzuordnen: M. deltoideus (C5), radialer Arm (C6), II. bis IV. Finger (C7), Kleinfinger (C8)	Paresen möglich: Schulterabduktion (C5), Flexion Ellenbogen (C6), Extension Ellenbogen (C7), Flexion Hand (C7), Fingeran- und -abspreizen (C8)	Radikuläres zervikales Kompressionssyndrom (selten!)
Meist seitbetonte, langsam zunehmende Schwäche an Armen und/oder Beinen, Gangunsicherheit	Diffuse, z.T. radikuläre Schmerzen	Eingeschränkte Beweglichkeit, Eigenreflexe gesteigert	Uncharakteristisch (aber auch radikulär oder querschnittähnlich!), Parästhesien an Händen und Füßen	Evtl. Miktionsstörungen, Paresen (symmetrisch, seitbetont), Tetra- o. Paraspastik, schlaffe Lähmung der Hand (sog. myelopathische Hand)	Chronische vertebragene zervikale Myelopathie
Intrauterine Zwangslage, Geburtstrauma	Kaum Schmerzen	Kopf zur gesunden Seite geneigt, zur kranken Seite rotiert	Keine	Keine	Muskulärer Schiefhals (Tortikollis)
Kindesalter, Kombination mit anderen Fehlbildungen, Taubheit (selten)	Erst im Alter, in Hinterkopf und Arme ausstrahlende Schmerzen	Kurzer Hals, tiefer Haaransatz, eingeschränkte Beweglichkeit, Schulterblatthochstand		Fazialisparese (selten)	Klippel-Feil-Syndrom
Juvenile chronische Polyarthritis, langjährige Rheumatoidarthritis, Steifigkeitsgefühl	Schmerzfrei oder Ruhe- und Belastungsschmerz, fortgeleitet zu Mandibula und Okziput, radikuläre Schmerzen	Gangunsicherheit, Rotation in Anteflexion schmerzhaft eingeschränkt	Parästhesien an Händen und Füßen	Schwäche der oberen Extremitäten, schlaffe Lähmung der Hände (myelopathische Hand)	Atlantookzipitale Instabilität
Therapieresistentes vermeintliches Zervikobrachial-, Tietze- oder Engpasssyndrom	Lokale Schmerzen in vorderer Brustwand, ausstrahlend in den Arm	Verspannte Schulter-Nacken-Muskulatur, Beweglichkeit eingeschränkt, Horner-Trias	Dysästhesien möglich	Keine Ausfälle	Pancoast-Tumor

1.2.3 Erkrankungen

Klinische Krankheitsbilder

- **Muskulärer Schiefhals (Tortikollis)**

Fixierte Schiefstellung des Kopfs beim Neugeborenen oder Säugling. Dabei wird der Kopf zur erkrankten Seite geneigt und zur gesunden Seite rotiert.

- **Ätiologie:** Durch intrauterine Zwangslagen oder Geburtstrauma kommt es zu einer bindegewebigen Verkürzung des M. sternocleidomastoideus. Genetische Faktoren werden diskutiert.
- **Anamnese:** Bewegungsstörung und Fehlhaltung des Kopfs auffällig.
- **Untersuchung:** Neigung des Kopfs zur erkrankten und Rotation zur gesunden Seite. Eingeschränkte Beweglichkeit der HWS. Manchmal Anschwellung des sternalen Muskelansatzes. Verhärtung und Verkürzung des betroffenen Muskels. Bei längerem Bestehen entwickelt sich eine Gesichtsskoliose.
- **Diagnostik:** Röntgen der HWS in 2 Ebenen zum Ausschluss eines knöchernen Schiefhalses oder einer basilären Impression.
- **DD:** Klippel-Feil-Syndrom, basiläre Impression, okulärer Schiefhals.

- **Akutes und chronisches Zervikalsyndrom**

Hiermit werden Schmerzen im Bereich der Halswirbelsäule beschrieben. Bei gleichzeitig ausstrahlenden Schmerzen in die Arme wird vom Zervikobrachialsyndrom gesprochen, bei Ausstrahlung in den Hinterkopf vom Zervikokranialsyndrom. Es werden das chronische und das akute Zervikalsyndrom unterschieden.

Beim Zervikobrachialsyndrom liegt eine Irritation der Segmente C4 bis C7 vor. Beim Zervikokranialsyndrom sind die Segmente C0 bis C3 betroffen. Dabei tritt auch eine Irritation der A. vertebralis und des Sympathikus auf.

- **Ätiologie:** Als Ursache kommen akute und chronische Blockierungen der kleinen Zwischenwirbelgelenke sowie alle unter den degenerativen Diagnosen (s. unten) beschriebenen Formen des Verschleißes in Betracht. Akute Schmerzen können z. B. nach einem Beschleunigungstrauma (Distorsion) oder nach längerer Fehlbelastung sowie nach „Zugluft" auftreten. Weitere Ursachen sind Entzündungen (Rheumatoidarthritis) und Tumoren (selten).

Das Zervikokranialsyndrom ist ätiologisch sehr vielfältig. Eine interdisziplinäre Abklärung mit den Fächern Neurologie, HNO und Innere Medizin ist in vielen Fällen angezeigt.

- **Anamnese:** Akute, Tage bis Wochen anhaltende oder chronische Nackenschmerzen, die von der HWS ausgehen. Bei chronischem Verlauf strahlen die Schmerzen nicht selten in die Arme (Zervikobrachialsyndrom) aus. Dann klagen die Patienten auch über Dysästhesien. Ausstrahlende Schmerzen in den Hinterkopf (Zervikokranialsyndrom) gehen oft mit Drehschwindel und schmerzhafter Einschränkung der HWS-Beweglichkeit einher.
- **Untersuchung:** Druckschmerz paravertebral in Höhe der betroffenen Segmente, subokzipital und/oder über dem Oberrand des M. trapezius. Teilweise verspannte paravertebrale Muskulatur und Myogelosen. Abweichungen vom Lot (◘ Abb. 1.1). Eingeschränkte Beweglichkeit (meist Rotation und/oder Seitneigung), oft einseitig (◘ Abb. 1.2, ◘ Abb. 1.3, ◘ Abb. 1.4). Bei einfachen Blockierungen bringt der Traktionstest (◘ Abb. 1.6) eine Erleichterung. Nach Beschleunigungstrauma der HWS gelegentlich Stauchungsschmerz der HWS (◘ Abb. 1.5). Ausstrahlende Schmerzen in den Arm und Dysästhesien sind häufig nicht segmental zuzuordnen. Sind die oberen Segmente der HWS betroffen, liegt oft ein Blickrichtungsnystagmus vor. Der Reflexstatus ist unauffällig.
- **Diagnostik:** Röntgen der HWS in 2 Ebenen und halbschräge Aufnahmen zum Nachweis degenerativer Veränderungen.
- **DD beim Zervikokranialsyndrom:** A.-vertebralis-Syndrom, De-Kleijn-Test (◘ Abb. 1.12) positiv: Entspannte Lage auf der Liege. Passive Retroflexion, Seitneigung und gleichseitige Rotation der HWS aus der Mittelstellung. Nach wenigen Sekunden Liftschwindel durch Irritation der unten liegenden A. vertebralis.

Neurologische Krankheitsbilder

- **Radikuläres zervikales Kompressionssyndrom**

Zervikale Wurzelkompressionssyndrome sind durch ausstrahlende Schulter-Nacken-Schmerzen gekennzeichnet, die segmental zuzuordnen sind und mit Parästhesien gekoppelt sein können. Wurzelkompressionssyndrome treten an der Halswirbelsäule deutlich seltener auf als an der Lendenwirbelsäule.

- **Ätiologie:** Einengung der Wurzeln durch degenerative Vergrößerung der Processus uncinati oder durch einen Bandscheibenvorfall bzw. eine Bandscheibenprotrusion.
- **Anamnese:** Akute (selten) oder chronische (häufiger) Schulter-Nacken-Schmerzen. Ausstrahlende Schmerzen bis in die Arme. Manchmal Parästhesien. Husten-, Nies- und Pressschmerz.
- **Untersuchung:** (Akuter) Schiefhals. Blickrichtungsnystagmus (obere Segmente). Druckschmerz subokzipital und paravertebral der HWS. Positiver HWS-Kompressionstest (◘ Abb. 1.5). Bewegungseinschränkung der HWS. Sensible Ausfälle und Paresen. Reflexausfall bzw. Seitendifferenz.

> Bei gesteigerten Eigenreflexen, Spastik und Blasenlähmung (Querschnittsymptomatik) besteht der Verdacht auf einen medianen Bandscheibenvorfall.

- **Sensible Ausfälle** (◘ Abb. 1.11), die Dermatomen zugeordnet werden können, sprechen für eine Schädigung der jeweiligen Wurzel. Die Region des M. deltoideus entspricht etwa C5, die Außenseite des Oberarms, die radiale Seite des Unterarms und des Daumens entsprechen C6. Lateral und dorsal von C6 und die Finger II–IV entsprechen C7. Die ulnare Handkante und der Kleinfinger sprechen für C8.
- **Motorische Ausfälle** der C5-Wurzel äußern sich durch eine Schwäche der Schulterabduktion und der Flexion im Ellenbogen; die Schädigung von C6 führt zur alleinigen Parese der Flexion im Ellenbogen. Eine Abschwächung der Extension im Ellenbogen und der Flexion im Handgelenk treten bei einer Schädigung von C7, eine Schwäche der Fingerabduktion und -adduktion bei einer Schädigung von C8 auf.
- Fehlende oder abgeschwächte **Reflexe** können einziger neurologischer Hinweis auf eine Wurzelschädigung sein. Der Bizepssehnenreflex (◘ Abb. 1.8) lässt sich C5, Bizeps- und Radiusperiostreflex (◘ Abb. 1.10) C6, der Trizepssehnenreflex (◘ Abb. 1.9) C7 und C8 zuordnen.
- **Diagnostik:** Röntgen der HWS in 2 Ebenen und halbschräg zum Ausschluss knöcherner Veränderungen. CT oder MRT zum Nachweis eines Bandscheibenvorfalls oder einer Bandscheibenprotrusion. Neurologisches Konsil (EMG).
- **DD:** Neuralgische Schultermyatrophie (Plexusneuritis), Karpaltunnelsyndrom, Kompression des N. ulnaris.

- **Chronische vertebragene zervikale Myelopathie**

Die Erkrankung beschreibt eine meist seitenbetonte, langsam zunehmende Schwäche an Armen und/oder Beinen infolge einer Einengung des Spinalkanals in einer oder mehreren Etagen. Oft sind die Etagen C4 bis C7 betroffen.

- **Ätiologie:** Meist durch spondylotische Randzacken (Spondylosis cervicalis) verursacht. Eine zervikale Myelopathie kann auch bei der atlantookzipitalen Instabilität des Rheumatikers auftreten.
- **Anamnese:** Oft lang andauernde chronische Nackenschmerzen. Schwäche und Schweregefühl in Armen und/oder Beinen, oft einseitig betont. Gangunsicherheit. Diffuse, aber auch radikuläre Schmerzen an Armen und Beinen. Miktionsstörungen sind selten.
- **Untersuchung:** Eingeschränkte Beweglichkeit der HWS (◘ Abb. 1.2, ◘ Abb. 1.3, ◘ Abb. 1.4). Sensibles Defizit ist uncharakteristisch (fehlt meist, kann aber radikulär oder auch querschnittähnlich auftreten). Motorische Ausfälle in Form von Paresen (symmetrisch oder seitenbetont) bzw. Tetra- oder Paraspastik. Eigenreflexe (◘ Abb. 1.41, ◘ Abb. 1.42) gesteigert; positiver Babinski-Reflex (◘ Abb. 1.43), positiver Gordon- und Oppenheimer-Reflex möglich (◘ Abb. 1.44, ◘ Abb. 1.45). Auch

"myelopathische Hand" möglich: Atrophie von Thenar, Hypothenar und der Mm. interossei.
- **Diagnostik:** Röntgen der HWS in 2 Ebenen und halbschräg. CT oder MRT zum Nachweis von knöchernen Einengungen und zum Ausschluss eines Bandscheibenvorfalls bzw. einer Bandscheibenprotrusion. Neurologisches Konsil (EMG).

- Schäden des Plexus cervicobrachialis, C1–Th1 (Th2)

Einteilung in Schäden des Plexus cervicalis und des Plexus brachialis. Bei Letzteren kann man die obere, die erweiterte Form der oberen und die untere Armplexusparese unterscheiden.
- **Diagnostik:** Bei allen Plexusparesen sind wiederholte neurologische und EMG-Untersuchungen notwendig. Damit werden der Schaden und seine Dynamik verifiziert. Weiterhin: Myelographie (blutiger Liquor, „leere Wurzeltasche" auf dem Röntgenbild als Zeichen einer Wurzelläsion).

> Gerade bei traumatischen Schädigungen ist das Bild der Plexusschädigung häufig zunächst inhomogen. Deswegen ist eine wiederholte Erhebung des Befunds mit Dokumentation erforderlich.

- Schweißabsonderung auf Pilocarpin, Histamintest (lokale Flushreaktion). Hierbei ist zu beachten, dass die sympathischen Fasern für die Versorgung des Arms ihren Ursprung unterhalb von Th3 haben. Bei erhaltener vegetativer Innervation der oberen Extremitäten (Schweißsekretion, lokale Flushreaktion) kann deshalb immer davon ausgegangen werden, dass die Schädigung im Wurzelbereich liegt. Ein Plexusschaden kann allerdings immer mit einem Wurzelschaden kombiniert sein.

■■ Schädigung des Plexus cervicalis (C1–C4)

Relativ seltene Schädigung, da der Plexus cervicalis gut geschützt liegt. Traumata an dieser Stelle werden fast nie überlebt. Tumoren, Entzündungen und Strahlenschäden treten hier selten auf.

■■ Schädigung des Plexus brachialis ([C4] C5–Th1 [Th2])

Schädigung der Wurzel oder des Plexus in seinem Verlauf.
- **Ätiologie:** Direkte Traumata (z. B. Motorradunfälle), iatrogen (Lagerungsschäden bei Narkose, Plexusanästhesie), Geburtstrauma (Entbindungslähmung), Entzündungen, Strahlenschäden, Engpasssyndrome, neuralgische Schultermyatrophie (Plexusneuritis).

- Obere Armplexusparese (Typ Duchenne-Erb)

Am häufigsten vorkommende Lähmung, betrifft C5/C6.
- **Ätiologie:** Meist infolge Traumata, einschließlich des Geburtstraumas.
- **Anamnese:** Armheben nicht möglich. Der Arm hängt schlaff und mit einwärts gedrehter Hand herab.
- **Untersuchung:** Schulter: aktive Abduktion und Außenrotation M0. Ellenbogen: aktive Flexion und Supination M0. Hypästhesie (◘ Abb. 1.11) über dem M. deltoideus und der radialen Seite des Unterarms möglich.

- Erweiterte Form der oberen Armplexusparese

Lähmungstyp ähnlich wie Duchenne-Erb. Betrifft aber neben C5–C6 zusätzlich C7. (Die alleinige C7-Läsion wird auch als mittlere Armplexusläsion bezeichnet. Außerdem treten auch C7-Läsionen in Kombination mit einer unteren Armplexusläsion auf.)
- **Anamnese:** Armheben nicht möglich. Arm hängt schlaff und in Innenrotation herab. Kraftlosigkeit in Arm und Hand.
- **Untersuchung:** Schulter: aktive Abduktion und Außenrotation M0. Ellenbogen: aktive Extension/Flexion sowie Pronation abgeschwächt. Hypästhesie (◘ Abb. 1.11) über dem M. deltoideus und der radialen Seite des Unterarms und der Hand möglich.

- Untere Armplexusparese (Typ Déjerine-Klumpke)

Kommt relativ selten vor. Lähmung von C8 und Th1. Geht mit einer Lähmung der Handbinnenmus-

kulatur, der langen Fingerbeuger und zum Teil der langen Handbeuger einher.
- **Anamnese:** Starke Funktionsbehinderung der Hand.
- **Untersuchung:** Parese der kleinen Handmuskeln und der langen Fingerbeuger. Krallenhand (Abb. 2.46). Sensible Ausfälle an der ulnaren Seite von Unterarm und Hand treten immer auf. Häufig begleitende Horner-Trias (Abb. 1.7).

Engpasssyndrome
Chronische Schädigung der unteren Anteile des Plexus brachialis. Kann mit Einengung der lokalen Gefäße einhergehen.
- **Ätiologie:** Kompression im Bereich anatomischer Engstellen.
- **Untersuchung:** Provokationstest (Adson-Test); allerdings unsicher, da mitunter auch bei Gesunden positiv. Röntgen der HWS in 2 Ebenen und der Schulter in 2 Ebenen. Neurologisches Konsil (EMG, NLG). Dopplersonographie, Angiographie (DSA).
- **DD:** Pancoast-Tumor (keine Schmerzen), neuralgische Schultermyatrophie (Plexusneuritis), „Rucksacklähmung" (durch Tragen schwerer Lasten auf der Schulter), seltener Thrombose der V. axillaris, Verschluss der A. brachialis.

Halsrippe
Zusätzliche Rippe am 7. Halswirbel.
- **Ätiologie:** Angeboren.
- **Anamnese:** Schulter-Nacken-Schmerzen, v. a. nachts und bei Belastung. Im Bereich des ulnaren Unterarms, der lateralen Handkante und des IV/V. Fingers treten ebenfalls Schmerzen und ein Taubheitsgefühl auf.
- **Untersuchung:** Schmerzprovokation durch Drehen des Kopfes zur *gesunden* Seite. Dabei Abflachen oder völliges Fehlen des Pulses der A. radialis möglich. Hypästhesien an lateraler Handkante, IV. und V. Finger (Abb. 1.11).

Skalenussyndrom
Einengung von A. subclavia und Plexus brachialis am Durchtritt durch die vordere Skalenuslücke. Kann zu motorischen Ausfällen der kleinen Handmuskeln mit Atrophie und Parese führen.
- **Ätiologie:** Verbreiterung des M. scalenus anterior an seiner Ansatzstelle.
- **Anamnese:** Brachialgien, Parästhesien sowie sensible Ausfälle. Später auch Kraftlosigkeit der Hand.
- **Untersuchung:** Adson-Test positiv (Abb. 1.13). Dabei Heben und Drehen des Kopfs zur *kranken* Seite bei gleichzeitiger tiefer Inspiration und Zug am gleichseitigen Arm *nach kaudal*. Sensible Ausfälle in IV. und V. Finger und lateraler Handkante. Fingerabduktion und -adduktion eingeschränkt.

Kostoklavikuläres Syndrom
Kompression von Plexus brachialis, A. und V. subclavia zwischen Klavikula und 1. Rippe.
- **Ätiologie:** Zum Teil kongenitale Faktoren. In Fehlstellung verheilte Frakturen der Klavikula (Kallusbildung). Tumoren der Klavikula.
- **Anamnese:** Brachialgien, Parästhesien und sensible Ausfälle.
- **Untersuchung:** Adson-Test positiv (Abb. 1.13). Dabei Drehen des Kopfs zur *kranken* Seite, Anheben des Kinns, tiefe Inspiration und Führen des gleichseitigen bis in die Horizontale gehobenen Arms nach hinten. Sensible Ausfälle in IV. und V. Finger und lateraler Handkante.

Hyperabduktionssyndrom
Kommt sehr selten vor. Kompression des Gefäß-Nerven-Strangs zwischen Processus coracoideus und M. pectoralis minor.
- **Ätiologie:** Oft berufs- oder sportartbedingte regelmäßige Hyperabduktion des Arms (Maurer, Speerwerfer).
- **Anamnese:** Brachialgien, insbesondere bei den genannten oder vergleichbaren Tätigkeiten sowie beim Schlaf mit nach kranial überstreckt liegendem Arm.
- **Untersuchung:** Schmerzprovokation durch passives Rückführen des Arms in maximaler Elevation. Dabei Abschwächung des Radialispulses. Kaum sensible und motorische Ausfälle.

Angeborene Fehlbildungen

- **Klippel-Feil-Syndrom**

Angeborene Fusion zweier oder mehrerer Halswirbel. Kommt oft in Kombination mit anderen Fehlbildungen vor, insbesondere der oberen Extremitäten (Syndaktylie, Hypoplasie, Sprengel-Deformität) aber auch innerer Organe (Niere, Herz).

— **Ätiologie:** Unbekannt.
— **Anamnese:** Lokale oder in die Arme oder den Hinterkopf ausstrahlende Schmerzen. Diese können insbesondere im Alter wegen des vorzeitigen Verschleißes auftreten. Meist eingeschränktes Bewegungsausmaß der Halswirbelsäule.
— **Untersuchung:** Auffällig sind ein kurzer Hals und ein tiefer Haaransatz. Meist findet sich eine Skoliose und die Kombination mit einer Sprengel-Deformität (Schulterblatthochstand). Manchmal liegt aufgrund der Fehlbildung der HWS ein sog. knöcherner Schiefhals vor. Selten sind neurologische Schädigungen wie eine Fazialisparese oder Taubheit.
— **Diagnostik:** Röntgen der HWS in 2 Ebenen und halbschräg, evtl. Funktionsaufnahmen. Neurologisches (EMG, NLG) und internistisches Konsil (Fehlbildungen innerer Organe).
— **DD:** Muskulärer und okulärer Schiefhals. Synostosen der Wirbelkörper bei juveniler chronischer Polyarthritis und Morbus Bechterew.

Degenerative Erkrankungen

- **Unkovertebralarthrose**

Degenerativ bedingte Vergrößerung der Processus uncinati. Kann zur Einengung des jeweils angrenzenden Foramen intervertebrale führen.

— Tritt **klinisch** als Zervikal-, Zervikokranial- und Zervikobrachialsyndrom in Erscheinung. Findet sich auch beim radikulären zervikalen Kompressionssyndrom und bei der chronischen vertebragenen zervikalen Myelopathie.
— **Diagnostik:** Röntgen der HWS in 2 Ebenen und halbschräg zum Nachweis der Einengung der Foramina intervertebralia.

- **Spondylose**

Knöcherne Randzacken an den Wirbelkörperrändern, zum Teil als überbrückende Spangen.

— Bei allen **klinischen** Krankheitsbildern mit degenerativem Charakter möglich. In ausgeprägten Fällen über mehrere Etagen bei der *chronischen vertebragenen zervikalen Myelopathie*.
— **Diagnostik:** Röntgen der HWS in 2 Ebenen und halbschräg.

- **Osteochondrosis intervertebralis**

Degenerative Veränderungen der Grund- und Deckplatten. Geht einher mit ventralen und/oder dorsalen exophytären Ausziehungen (Spondylophyten). Kommt isoliert, aber auch in Kombination mit allen anderen degenerativen Erkrankungen vor.

— Kann bei allen **klinischen** Krankheitsbildern mit degenerativem Charakter auftreten.
— **Diagnostik:** Röntgen der HWS in 2 Ebenen.

- **Bandscheibenprotrusion/ Bandscheibenprolaps**

An der HWS sehr selten. Vorwölbung bzw. Vorfall der Bandscheibe in den Spinalkanal. Ist häufig kombiniert mit degenerativen Veränderungen der Grund- und Deckplatten und der kleinen Zwischenwirbelgelenke. Klinisches Bild eher chronisch als akut.

— Meist **klinisch** weniger auffällige intraforaminale oder dorsolaterale (sog. weiche) Vorfälle. Diese äußern sich als *Zervikal-, Zervikokranial- oder Zervikobrachialsyndrom*. Selten als *radikuläres zervikales Kompressionssyndrom*.
— **Diagnostik:** Röntgen der HWS in 2 Ebenen und halbschräg. MRT oder CT, falls sensible oder motorische Ausfälle auftreten.

- **Enger Spinalkanal**

Einengung des Spinalkanals im Rahmen degenerativer Veränderungen der HWS (meist dorsale Spondylophyten bei Osteochondrosis intervertebralis, mehrere Etagen).

— Das **klinische** Bild entspricht dem der chronischen vertebragenen zervikalen Myelopathie.
— **Diagnostik:** Röntgen der HWS in 2 Ebenen und halbschräg. MRT oder CT bei sensiblen oder motorischen Ausfällen. Neurologisches Konsil (EMG).

Entzündliche Erkrankungen

- Unspezifische und spezifische Entzündungen: Spondylitis, Spondylodiszitis

An der HWS selten. Unspezifische bakterielle, spezifische oder aseptische Entzündung der Bandscheibe mit Befall der angrenzenden Wirbelkörper (Spondylodiszitis) oder Osteomyelitis eines Wirbelkörpers (Spondylitis).
- **Diagnostik:** Röntgen der HWS in 2 Ebenen und halbschräg. MRT oder CT zum Nachweis von Lokalisation und Ausdehnung der Entzündung. Szintigraphie zur Beurteilung der Aktivität.

- Rheumatische Entzündungen
 - Spondylarthritis

Entzündlich-degenerative Veränderungen der kleinen Zwischenwirbelgelenke auf Basis einer rheumatischen Grunderkrankung. Wertigkeit durch systemischen Charakter der Erkrankung mit Befall der Extremitäten und der oberen Halswirbelsäule stark zurückgedrängt.

 - Atlantookzipitale Instabilität

Instabilität der oberen Halswirbelsäule als Folge einer Destruktion von Bändern und Gelenken durch chronisch entzündliche Prozesse. Dabei entwickeln sich eine atlantoaxiale Subluxation und eine vertikale Densluxation (pseudobasiläre Densinvagination), des Weiteren auch ein subaxiales Wirbelgleiten. Auch eine Destruktion des Dens kann auftreten.
- **Ätiologie:** Juvenile chronische Polyarthritis und nach langjährigem Verlauf einer Rheumatoidarthritis.
- **Anamnese:** Ruhe- und bewegungsabhängiger Schmerz, zum Teil fortgeleitet in die Mandibula und das Okziput. Hyposensibilität und Parästhesien am Okziput möglich. Radikuläre Schmerzen und Schmerzen bei Anteversion des Kopfs. Zeichen einer *zervikalen Myelopathie* oder einer *vertebrobasilären Insuffizienz* können auftreten. Durch rheumatisches Krankheitsbild überlagert.
- **Untersuchung:** Typische Untersuchungsbefunde der Rheumatoidarthritis. Die Rotation aus der Anteflexion ist eingeschränkt (knackende Geräusche). Befunde einer *chronischen zervikalen Myelopathie* können vorhanden sein.

> Die klinische Untersuchung muss sehr sorgfältig vorgenommen werden, um keine iatrogenen Schäden zu verursachen.

- **Diagnostik:** Röntgen der HWS in 2 Ebenen, Funktionsaufnahmen in Extension und Flexion.

Traumatische Erkrankungen

Bei den traumatischen Erkrankungen der Halswirbelsäule wird zwischen Weichteilverletzungen, Subluxationen und Luxationen sowie Frakturen mit und ohne Rückenmarksbeteiligung unterschieden.

- Weichteilverletzungen und Frakturen

Weichteilverletzungen im Bereich der HWS stellen den Großteil der HWS-Verletzungen. Die einfache Zerrung der Weichteile der HWS wird als Distorsion bezeichnet. Grundsätzlich muss der Verletzungsmechanismus sorgfältig geklärt werden, auch bei Patienten, die sich verzögert vorstellen. Die verschiedenen Verletzungsmechanismen der HWS sind in der aktuellen Literatur beschrieben.

Die Diagnostik von **Frakturen** der HWS orientiert sich sehr stark an der Anamnese (der Unfallhergang legt den Verdacht auf eine Verletzung der HWS nahe) und am Röntgenbild. Es werden Verletzungen des Dens, des Atlas und der unteren HWS unterschieden. Bei Letzteren gibt es Frakturen der Wirbelkörper (Kompressions- und Berstungsfrakturen), Zerreißungen des hinteren ligamentären Komplexes, ein- und beidseitige Facettenluxationen, Luxationsfrakturen sowie Abrissfrakturen der Dornfortsätze (Schipperfraktur). Man unterteilt stabile und instabile Frakturen.

Bedeutendste Frakturen sind die Jefferson-Fraktur (Atlasfraktur), die Hangman-Fraktur (Fraktur des Axis), die Densfraktur und die „teardrop contusion" (Abriss einer Vorder- oder Hinterkante des Wirbelkörpers). Die Beschreibung dieser Frakturen geht über den Rahmen dieses Buchs hinaus und muss an entsprechender Stelle nachgelesen werden.
- **Ätiologie:** Axiale Kompression des Kopfes auf den Nacken, z. B. Beschleunigungsverletzungen, Polytrauma.
- **Untersuchung:** Bei der ersten orientierenden klinischen **Untersuchung** können eine Fehlstellung des Kopfes und Achsenabweichungen der

HWS auffallen. Es finden sich Klopf-, Druck- und Stauchungsschmerz. Eine Beweglichkeitsprüfung sollte bei Verdacht auf eine Fraktur unterbleiben, bis sie ausgeschlossen ist. Sensible und motorische Ausfälle können in unterschiedlicher Art und Ausprägung vorliegen.

> Ganz wesentlich bei der Diagnostik von Frakturen der HWS sind die komplette, wiederholte neurologische Untersuchung (Dokumentation!), das Röntgenbild und das CT.

Tumoröse Erkrankungen

- Pancoast-Tumor

Sonderform des peripheren Bronchialkarzinoms, das meist apikal liegt und frühzeitig die Thoraxwand infiltriert.

— **Anamnese:** Ausstrahlende Schmerzen in den Arm (Zervikobrachialsyndrom), aber auch ein Tietze-Syndrom (▶ Abschn. 1.3.3) können erstes Symptom sein. Armschwellung möglich.
— **Untersuchung:** Verspannung der Schulter-Nacken-Muskulatur. Paravertebraler Druckschmerz. Einschränkung der Rotation (◘ Abb. 1.4) bzw. Seitneigung (◘ Abb. 1.3). Bei Irritation der Wurzeln von C8 und D1 liegt eine Horner-Trias – Ptosis, Miosis, Enophthalmus – vor (relativ typisch, ◘ Abb. 1.7). Dysästhesien möglich; keine motorischen Ausfälle (allerdings gibt es auch umschriebene Radikulopathien von C8, ◘ Abb. 1.11).
— **Diagnostik:** Röntgen der HWS in 2 Ebenen und halbschräg, Röntgen-Thorax. Gegebenenfalls MRT oder CT zum Nachweis des Tumors und seiner Ausdehnung.

1.3 BWS und LWS

1.3.1 Systematische Untersuchung

Die systematische Untersuchung der BWS und LWS umfassen den Lokalbefund (◘ Tab. 1.9), neurologische Untersuchungen (◘ Tab. 1.10) sowie die Durchblutung (◘ Tab. 1.11).

◘ **Tab. 1.9** Lokalbefund

Gangbild	Unauffällig/rechts-/linkshinkend	Schmerzhinken/Verkürzungshinken/Schonhinken/Versteifungshinken
Lot (C7 über S1)	Steil/Überhang (◘ Abb. 1.14)	Rechts/links
Kyphose (BWS)	Im Stand/in Päckchenstellung (◘ Abb. 1.15, ◘ Abb. 1.16, ◘ Abb. 1.17, ◘ Abb. 1.18)	Normal/abgeflacht/vermehrt/Gibbus (aktiv aufrichtbar/fixiert)
Lordose (LWS)	Normal/abgeflacht/vermehrt (◘ Abb. 1.19)	Tannenbaumphänomen
Skoliose	Keine; wenn ja:	Rechts-/linkskonvex (◘ Abb. 1.20) Rippenbuckel (rechts/links) (◘ Abb. 1.21) Lendenwulst (rechts/links) Taillendreiecke (gleichmäßig/verstrichen/rechts/links) fixiert/aktiv aufrichtbar (vollständig/unvollständig)
Sternum	Kielbrust/Trichterbrust (◘ Abb. 1.22, ◘ Abb. 1.23)	Ja/nein
Skapula	Unauffällig/Protraktion/Scapula alata (◘ Abb. 1.24)	Rechts/links
Schulterstand	Schultergleichstand/Schulterhochstand (◘ Abb. 2.1)	Rechts/links
Beckenstand	Beckengeradstand/Beckenschiefstand bei Verkürzungsausgleich	Rechts/links (-- cm)

◘ **Tab. 1.9** (*Fortsetzung*)

Stufenbildung über Dornfortsätzen	Keine; wenn ja:	Etage
Schwellung/Rötung/Hyperthermie	Keine; wenn ja:	Lokalisation/Ausdehnung/Umfänge/Konsistenz (weich/derb/verschieblich)
Hämatom/Abschürfung/offene Wunde/Schorf	Keine; wenn ja:	Lokalisation/Ausdehnung/Umfänge
Narben	Keine; wenn ja:	Lokalisation/Ausdehnung/Konsistenz (weich/derb/verschieblich)
Muskulatur	Paravertebrale Muskulatur M. pectoralis (BWS) Bauchmuskulatur (LWS)	Kräftig/abgeschwächt/verkürzt Atrophie (deutliche/geringe) weich/Myogelosen/verspannt/Hartspann
Matthiaß-Test	Haltungsschwäche/Haltungsverfall (◘ Abb. 1.25)	Negativ/positiv
Atembreite (Höhe Th9)	Umfang Höhe Th10 bei Inspiration/Expiration (◘ Abb. 1.26)	-- cm/-- cm (Differenz -- cm)
Beweglichkeit	Fingerspitzen-Boden-Abstand (◘ Abb. 1.27)	-- cm
	Schober-Zeichen (◘ Abb. 1.28)	--/-- cm
	Ott-Zeichen (◘ Abb. 1.29)	--/-- cm
	Reklination (◘ Abb. 1.30)	-- Grad
	Seitneigung (◘ Abb. 1.31)	--/--/-- Grad (nach rechts oberhalb L--, nach links oberhalb L--)
	Rotation (im Sitzen) (◘ Abb. 1.32)	--/--/-- Grad
Bewegungsschmerz	Keiner; wenn ja:	Richtung, kontinuierlich/endgradig
Druckschmerz	Keiner; wenn ja:	Dornfortsätze/interspinal/paravertebral (Etage;rechts/links) Beckenkämme (Lokalisation) Iliosakralgelenk (rechts/links)
Klopfschmerz	Keiner; wenn ja:	Dornfortsätze/interspinal (Etage)
Thoraxkompressionsschmerz	Keiner/positiv	
Fersenfallschmerz	Keiner/positiv (◘ Abb. 1.33)	
Pseudo-Lasègue-Zeichen	Negativ/positiv	
Iliosakralgelenke	Druckschmerz (◘ Abb. 1.34) Mennell-Zeichen (◘ Abb. 1.35) Viererzeichen (◘ Abb. 1.36)	Negativ/positiv (rechts/links)

1.3 · BWS und LWS

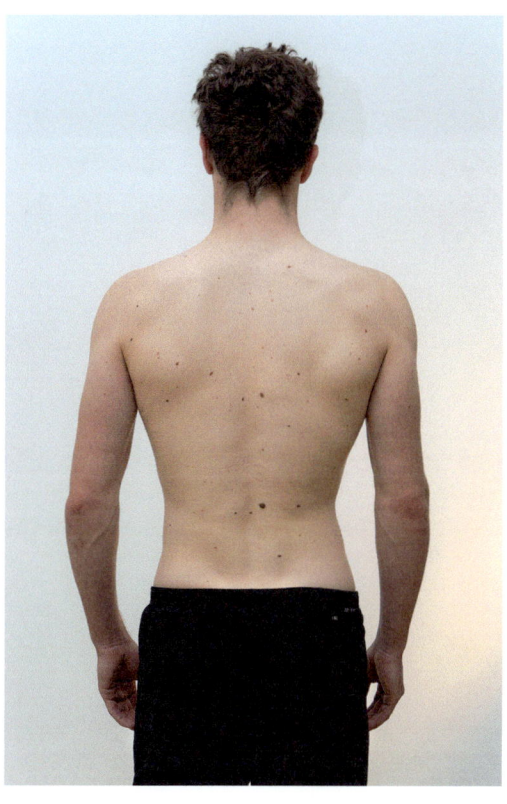

Abb. 1.14 Das Lot der Wirbelsäule wird beurteilt. Dabei wird auf die paravertebrale Muskulatur geachtet. Hier Steilstellung der Wirbelsäule

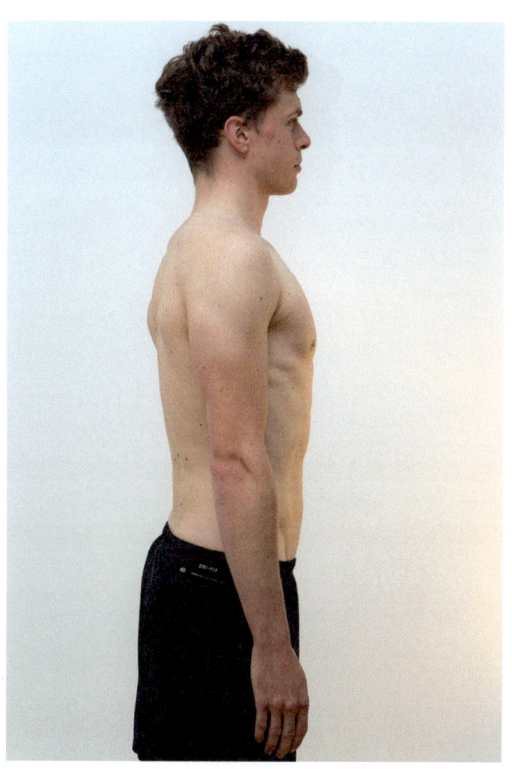

Abb. 1.15 Normale Kyphose der BWS und Lordose der LWS

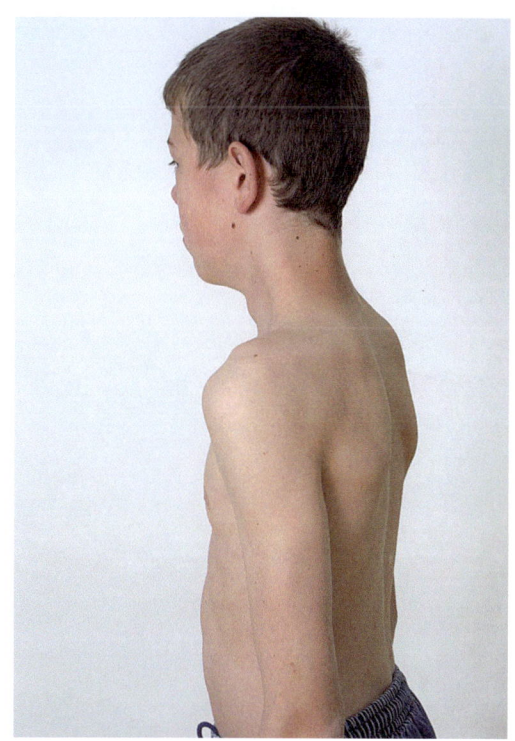

Abb. 1.16 Abgeflachte Kyphose der BWS und Lordose der LWS.

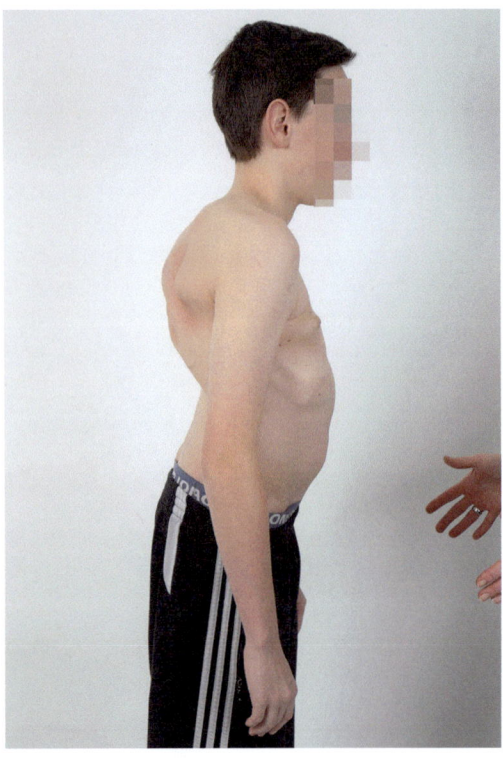

◘ **Abb. 1.17** Vermehrte Kyphose der BWS und Lordose der LWS (hier sog. Adoleszentenkyphose). Weniger ausgeprägte Befunde können dem normalen Haltungsspektrum entsprechen

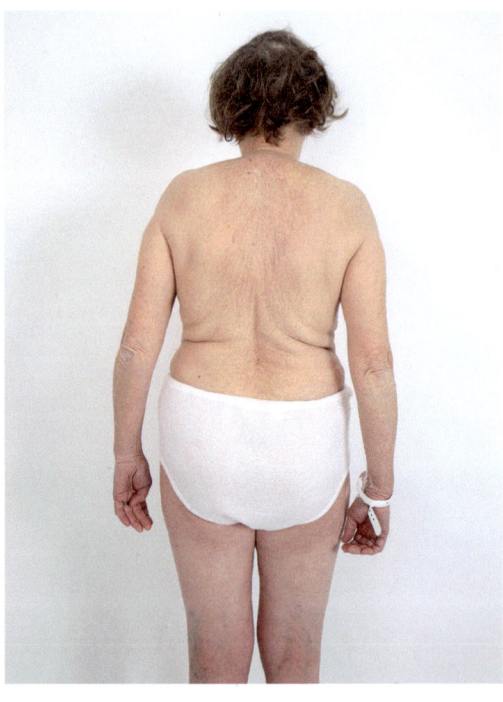

◘ **Abb. 1.19** Tannenbaumphänomen: Durch Sinterung der osteoporotischen Wirbelsäule „reiten" die unteren Rippenbögen fast auf den Beckenkämmen. Die Fältelung der Haut erinnert an einen Tannenbaum

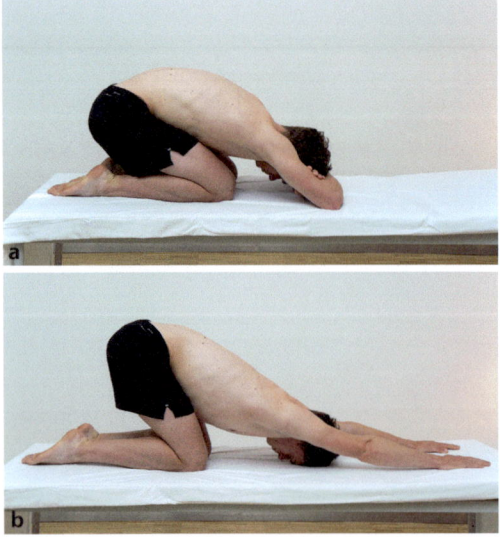

◘ **Abb. 1.18a,b** Prüfung der BWS-Kyphose beim aktiven Übergang aus der Päckchenstellung (**a**) in die Rutschhalte (**b**). Fixierte Kyphosen bleiben bestehen und werden sichtbar, da sie nicht ausgeglichen werden

1.3 · BWS und LWS

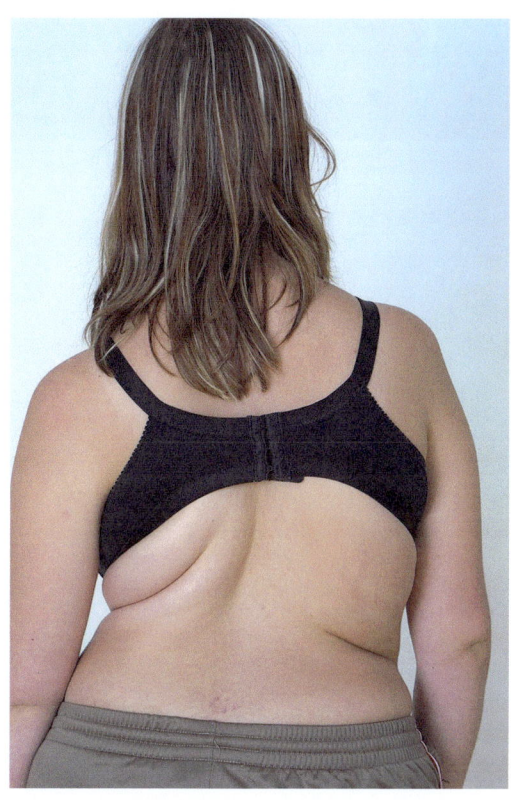

◨ **Abb. 1.20** S-förmige strukturelle Skoliose, rechtskonvex thorakal, linkskonvex lumbal. Schulterhochstand rechts, Taillendreieck häufig dann links verstrichen

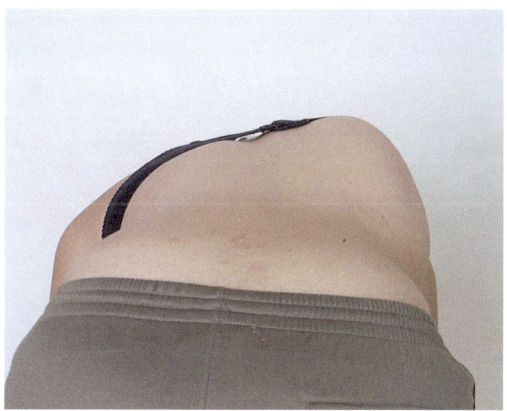

◨ **Abb. 1.21** Rippenbuckel rechts und angedeuteter Lendenwulst links bei struktureller Skoliose

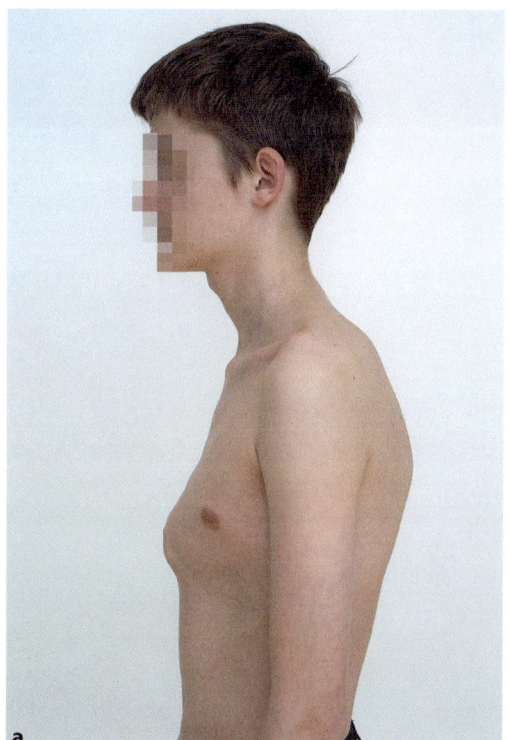

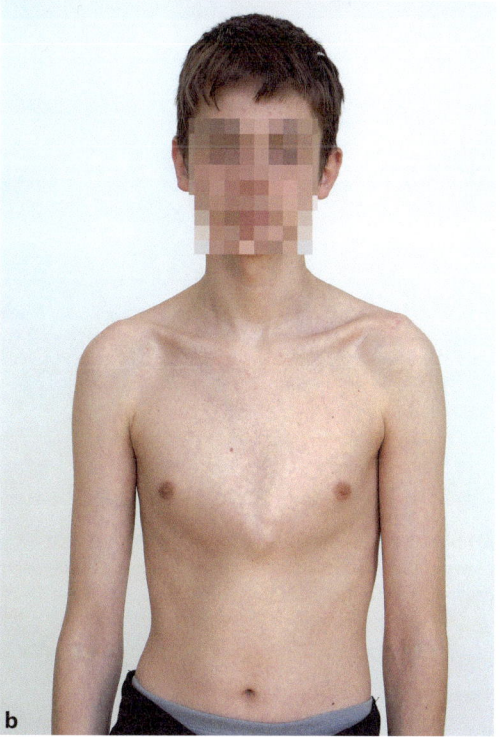

◨ **Abb. 1.22a,b** Kielbrust seitlich (**a**) und von vorn (**b**)

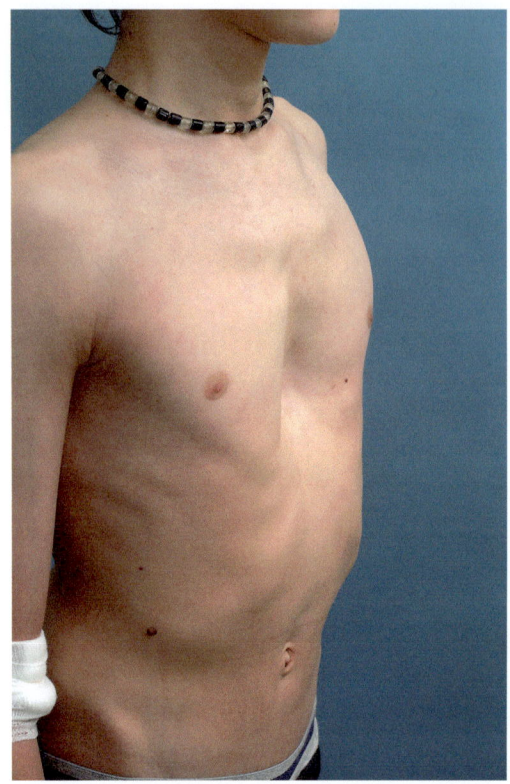

Abb. 1.23 Trichterbrust

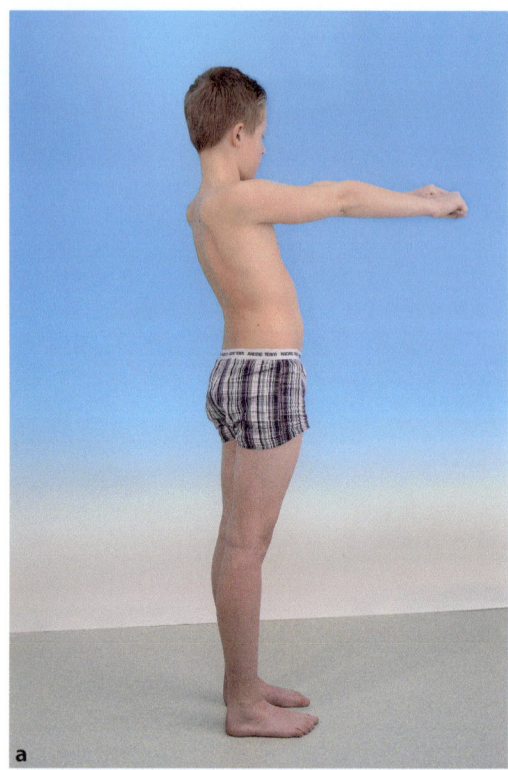

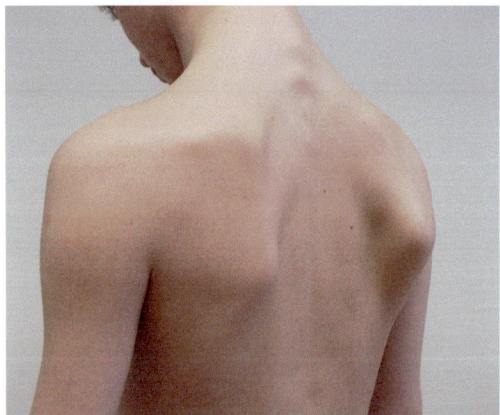

Abb. 1.24 Scapula alata rechts. Die Abweichung wird noch deutlicher, wenn beide Arme nach vorn angehoben und gegen eine Wand gestemmt werden

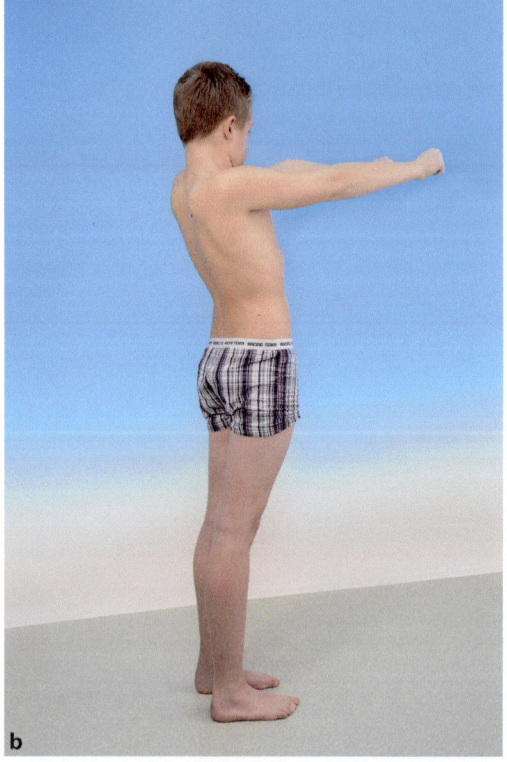

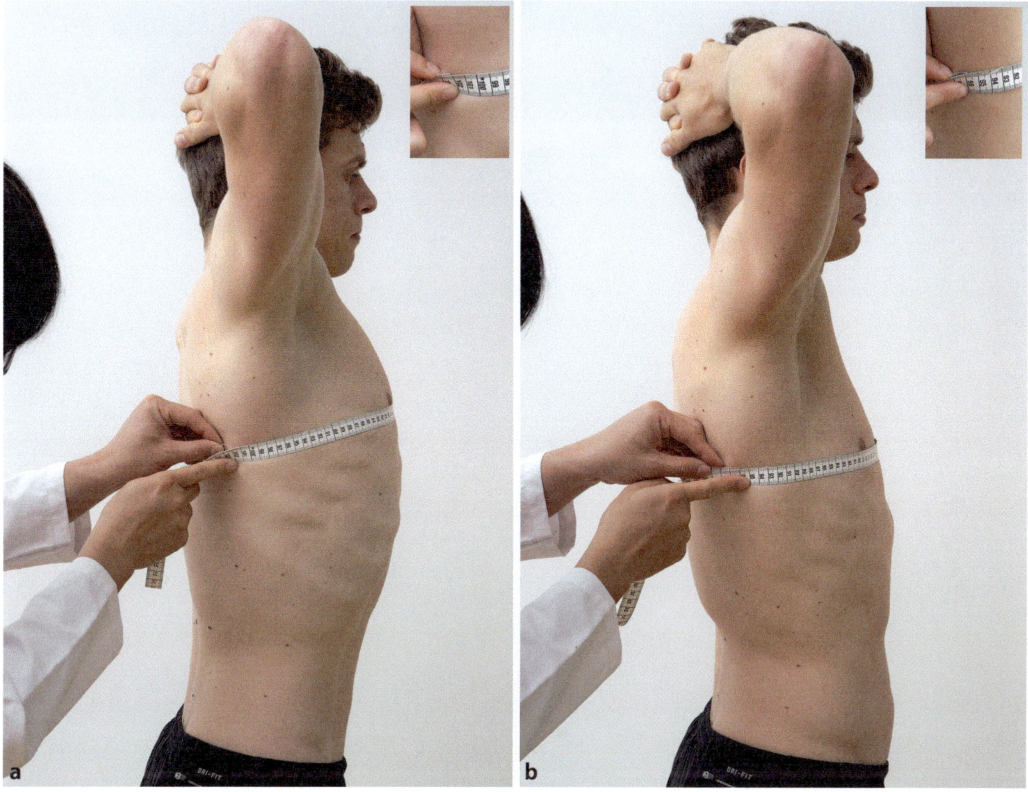

1.3 • BWS und LWS

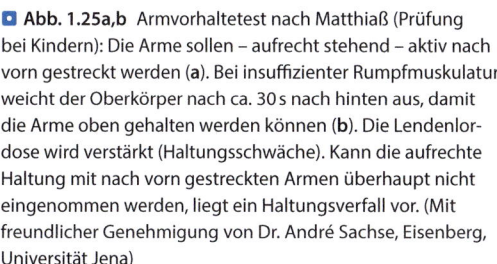

◘ **Abb. 1.26a,b** Atembreite: Gemessen wird der Umfang des Thorax in Höhe Th4–5 bei Inspiration (**a**) und bei Exspiration (**b**). Angabe der Differenz in cm

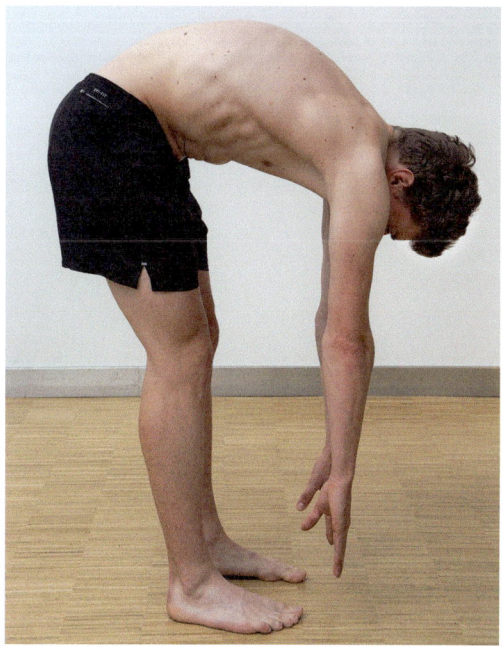

◘ **Abb. 1.27** Messung des Fingerspitzen-Boden-Abstands: Abstand zwischen Fingerspitzen und Fußboden bei maximaler Anteflexion des Rumpfs. Normwerte: 0–20 cm

◘ **Abb. 1.25a,b** Armvorhaltetest nach Matthiaß (Prüfung bei Kindern): Die Arme sollen – aufrecht stehend – aktiv nach vorn gestreckt werden (**a**). Bei insuffizienter Rumpfmuskulatur weicht der Oberkörper nach ca. 30 s nach hinten aus, damit die Arme oben gehalten werden können (**b**). Die Lendenlordose wird verstärkt (Haltungsschwäche). Kann die aufrechte Haltung mit nach vorn gestreckten Armen überhaupt nicht eingenommen werden, liegt ein Haltungsverfall vor. (Mit freundlicher Genehmigung von Dr. André Sachse, Eisenberg, Universität Jena)

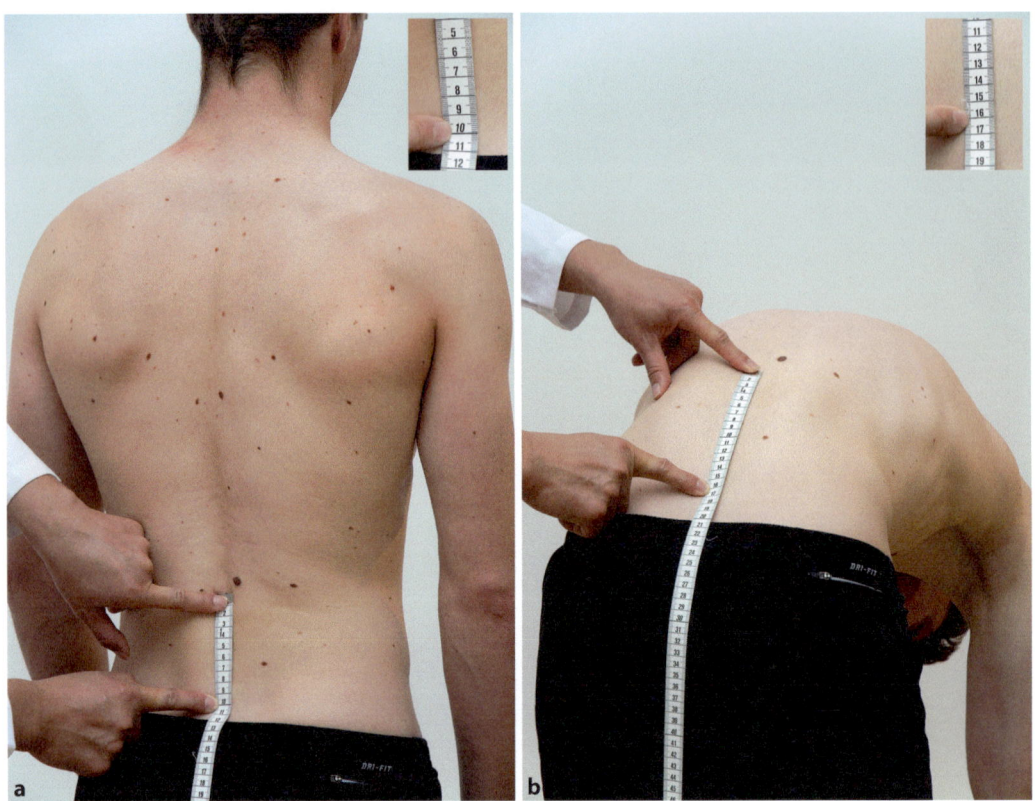

Abb. 1.28a,b Schober-Zeichen. **a** Markieren von S1 sowie 10 cm oberhalb davon in Neutral-Null-Stellung. **b** Der Abstand der Markierungen erweitert sich und beträgt bei maximaler Beugung des Rumpfs normal ca. 14–16 cm

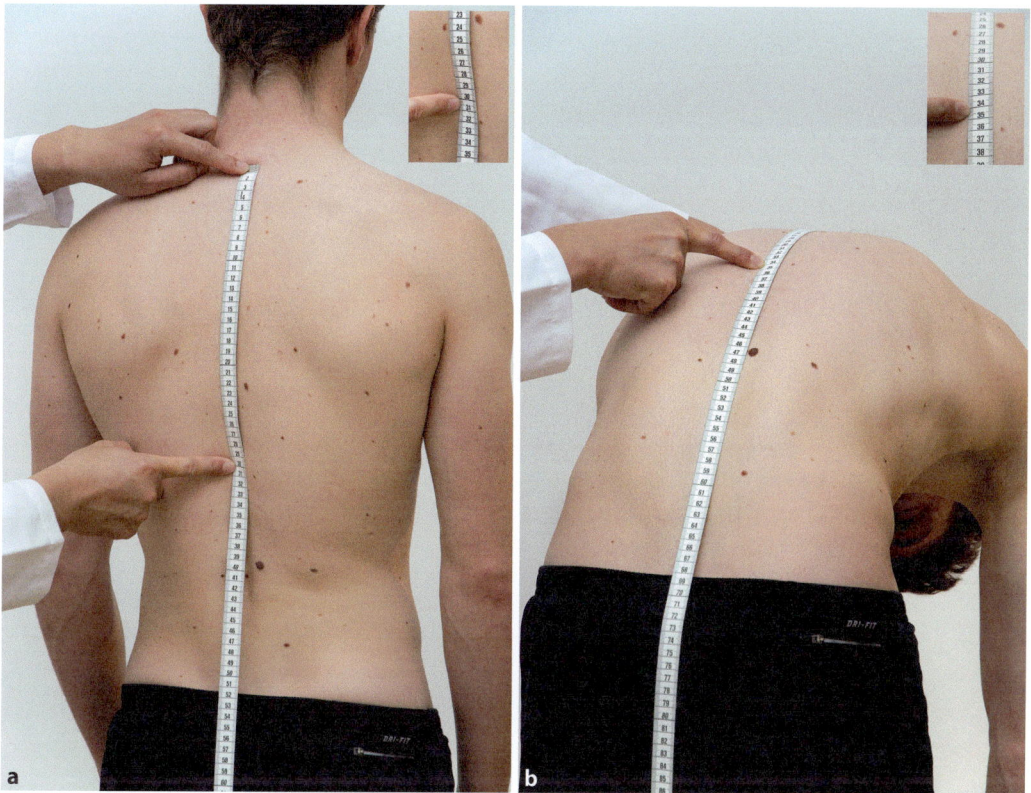

◘ **Abb. 1.29a,b** Ott-Zeichen. **a** Markieren von C7 sowie 30 cm unterhalb davon. **b** Der Abstand der Markierungen beträgt bei maximaler Beugung des Rumpfs normal ca. 35 cm

Kapitel 1 · Wirbelsäule

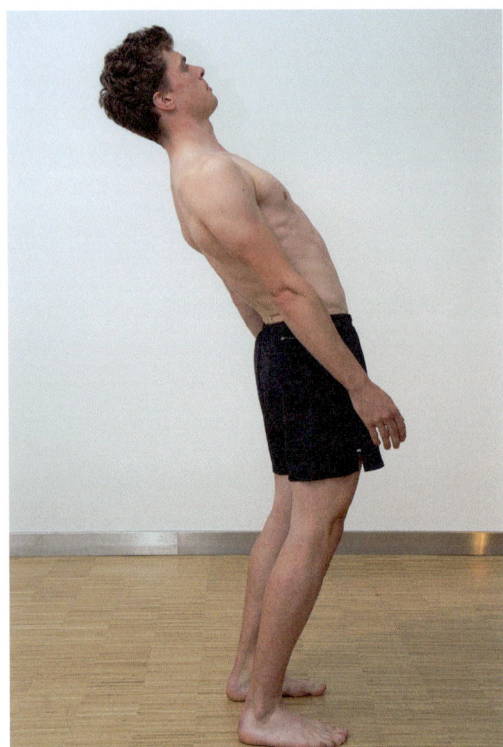

■ **Abb. 1.30** Prüfung der LWS-Reklination. Normwert: bis 30°

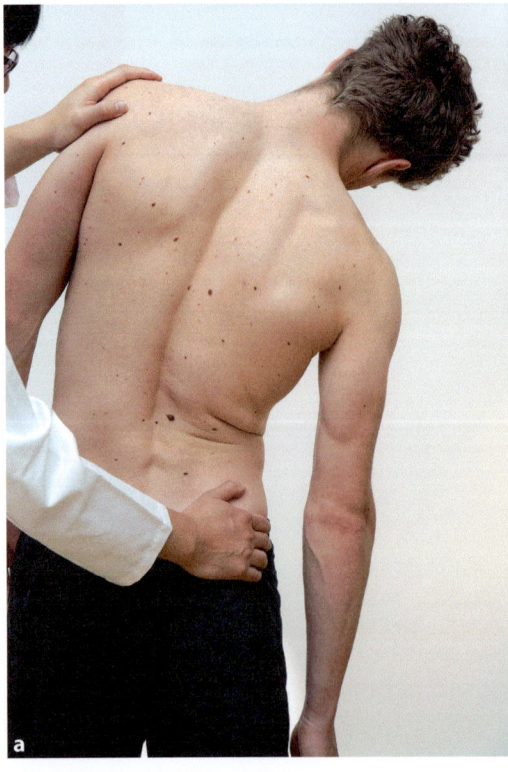
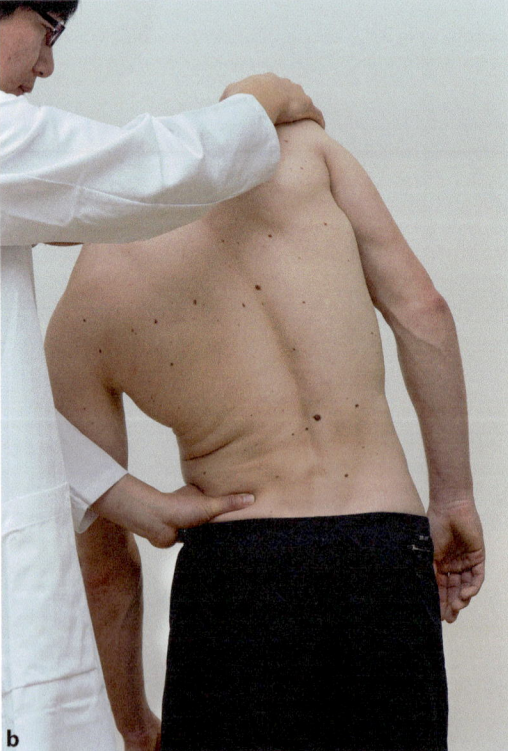

1.3 · BWS und LWS

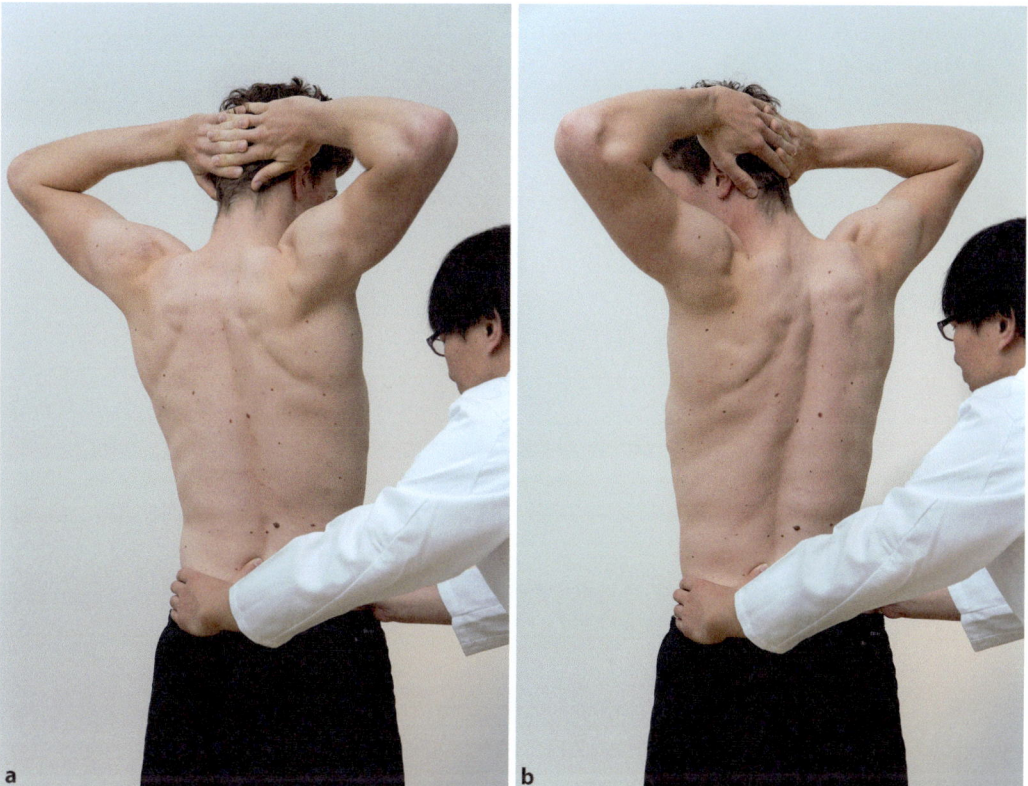

Abb. 1.32a,b Prüfung der LWS-Rotation nach rechts (**a**) und nach links (**b**). Dabei wird das Becken fixiert, wodurch die Messung erleichtert wird. Normwerte rechts/links: 30–40/0/30–40°

Abb. 1.31a,b Prüfung der LWS-Seitneigung. Dabei ist nicht nur der Neigungswinkel, sondern auch eine eventuelle Blockierung der LWS zu beachten, z. B. nach rechts oberhalb L4 (**a**), nach links oberhalb L5 (**b**). Normwerte rechts/links: 30–40/0/30–40°

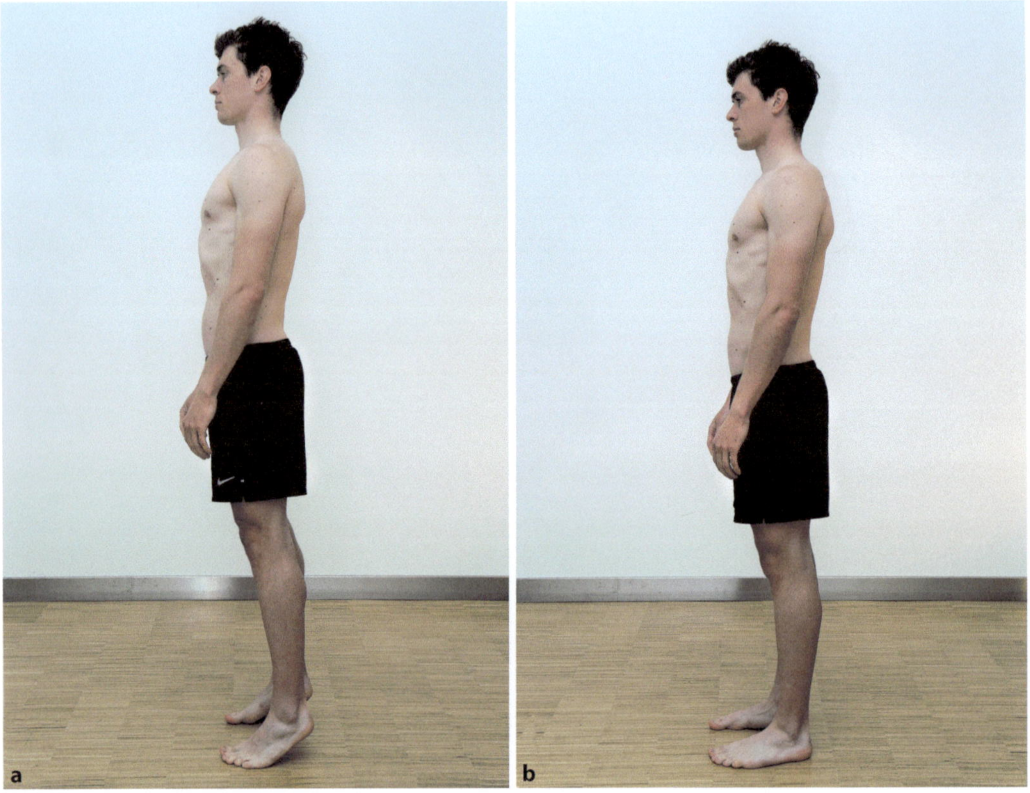

Abb. 1.33a,b Fersenfallschmerz. Der Patient stellt sich auf die Zehenspitzen (**a**) und lässt sich dann fallen (**b**). Der Test ist positiv, wenn dadurch Schmerzen in der LWS ausgelöst werden. Er kann Hinweis auf entzündliche Veränderungen der LWS sein

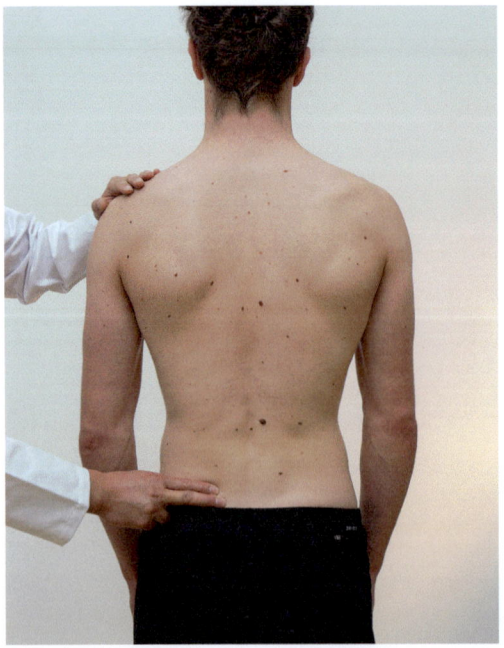

Abb. 1.34 Prüfung auf Druckschmerz am linksseitigen ISG

1.3 • BWS und LWS

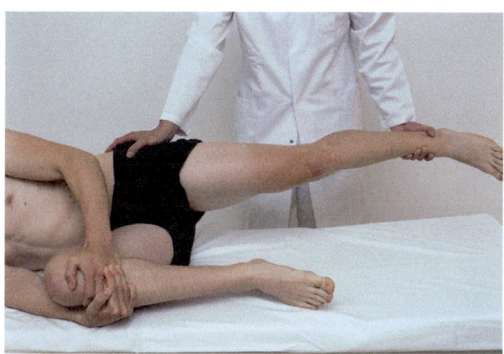

Abb. 1.35 Mennell-Zeichen: Zur Prüfung einer Iliosakralgelenkirritation kann das Mennell-Zeichen angewendet werden. Der Patient liegt dabei in Bauch- oder in Seitlage. Das betroffene Iliosakralgelenk und die hintere Beckenkammpartie werden mit einer Hand fixiert. Die andere Hand bringt das gestreckte Bein in vermehrte Extension. Bei Irritation des Iliosakralgelenks kommt es hier zu Schmerzen

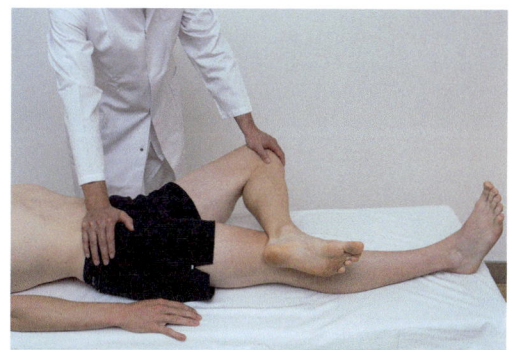

Abb. 1.36 Viererzeichen: Der Patient liegt auf dem Rücken und winkelt das Bein der zu untersuchenden Seite. Es erfolgt eine Beugung des Unterschenkels und Überschlagen auf den gegenseitigen Oberschenkel, sodass die Beine eine Vier bilden. Der Untersucher fixiert die gegenseitige Hüfte und drückt das Knie der betroffenen Seite nach unten. Bei Druck auf das gebeugte Kniegelenk unter gleichzeitiger Fixation der gegenseitigen Spina iliaca anterior superior kommt es bei Irritation des Iliosakralgelenks auf der Seite des gebeugten Beins zu Schmerzen

Tab. 1.10 Neurologie

Nervendehnungsschmerz	Lasègue-Zeichen (Abb. 1.37)	Negativ/positiv (rechts/links) bei -- Grad
	Gekreuztes Lasègue-Zeichen Bragard-Zeichen (Abb. 1.38) Femoralisdehnungsschmerz (Abb. 1.39) Valleix-Zeichen (Abb. 1.40)	Negativ/positiv (rechts/links)
Reflexe	Patellarsehne (L4) (Abb. 1.41) Tibialis posterior (L5) Achillessehne (S1) (Abb. 1.42)	Lebhaft/abgeschwächt/nicht auslösbar/gesteigert/Kloni (rechts/links)
	Bauchhaut Babinski (Abb. 1.43) Gordon (Abb. 1.44) Oppenheimer (Abb. 1.45)	Negativ/positiv (rechts/links)
Sensibilität	Dermatom (segmental zuzuordnen/nicht genau zuzuordnen) (Abb. 1.46)	Hypästhesie/Parästhesie/Dysästhesie (rechts/links) Reithosenanästhesie
Motorik	Kniebeugung/Hüftadduktion (L3) Kniestreckung/Hüftabduktion (L4) Hackenstand (Fuß-/Großzehenheber; L5) (Abb. 1.47) Zehenstand (Fußsenker; S1) (Abb. 1.47)	Intakt/abgeschwächt (M5–M0) (rechts/links)
	Analsphinktertonus	Kräftig/herabgesetzt/schlaff

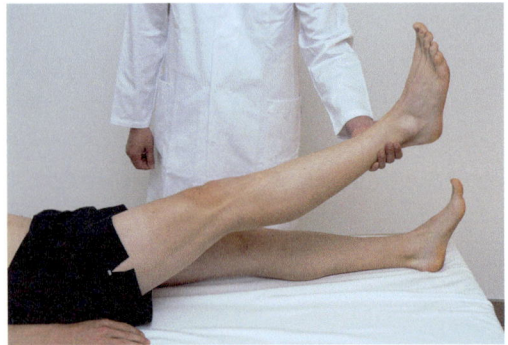

Abb. 1.37 Lasègue-Test: Der Patient liegt auf dem Rücken. Der Test ist positiv, wenn der Untersucher das entspannte Bein anhebt und dadurch ab einem bestimmten Winkel (hier bei ca. 20°) Schmerzen im Gesäß auslöst

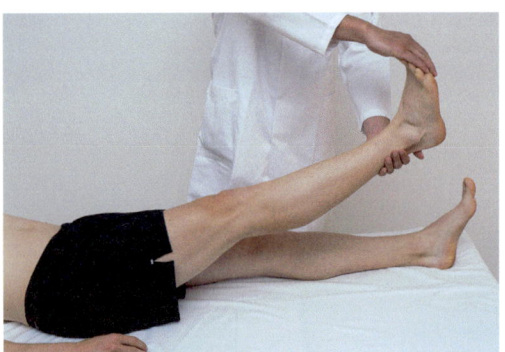

Abb. 1.38 Bragard-Test: Ist der Lasègue-Test bei einem bestimmten Winkel positiv, dann führt die passive Dorsalextension des Fußes zur Schmerzverstärkung

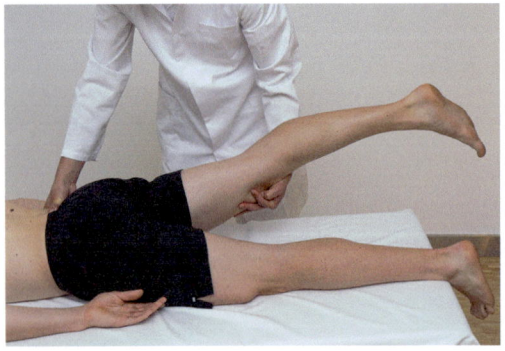

Abb. 1.39 Femoralisdehnungsschmerz (umgekehrter Lasègue-Test): Der Patient liegt auf dem Bauch. Der Untersucher löst durch das Anheben des gestreckten Beins Schmerzen im Gesäß aus

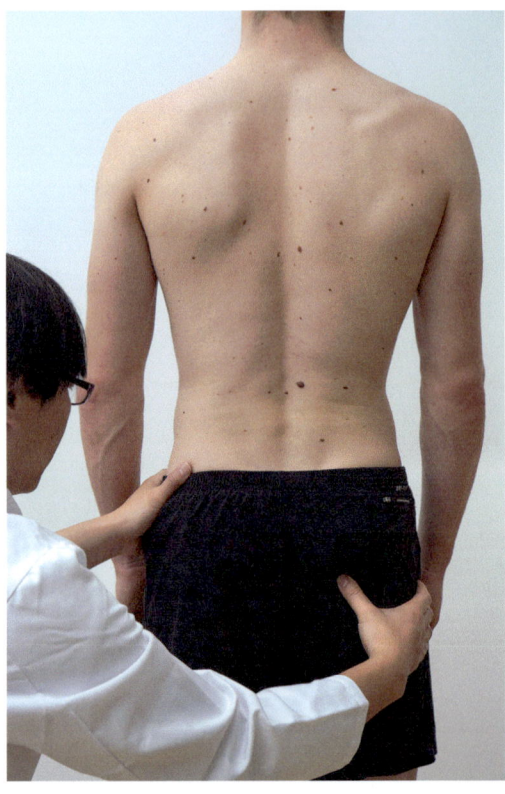

Abb. 1.40 Valleix-Test: Druckschmerz am Gesäß im Verlauf des N. ischiadicus

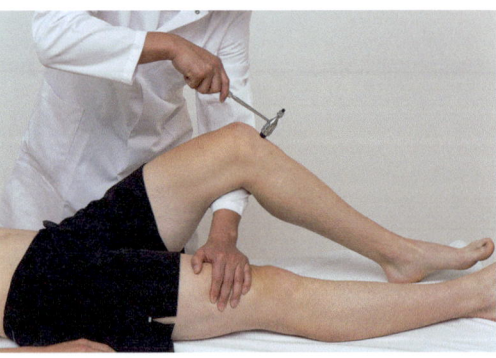

Abb. 1.41 Patellarsehnenreflex: Dazu ist das Kniegelenk leicht gebeugt und die Muskulatur entspannt. Mit dem Reflexhammer wird auf die Patellarsehne geklopft

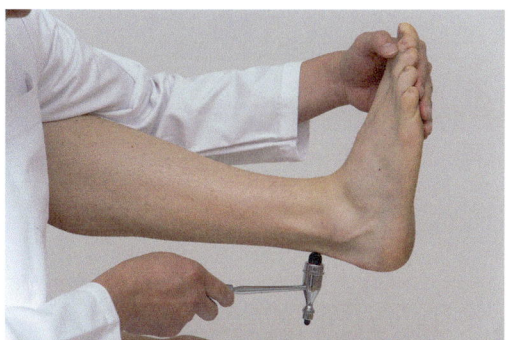

Abb. 1.42 Achillessehnenreflex: Es existieren mehrere Möglichkeiten. Klassisch wird der Unterschenkel bei Beugung des Kniegelenks mit einem Arm fixiert und dabei der Vorfuß gehalten. Mit der anderen Hand wird mittels Reflexhammer der Reflex an der Achillessehne ausgelöst. Alternativ werden die Handflächen auf die distale Fußfläche aufgelegt, und es wird auf die mittleren Finger in Höhe der Metatarsalia geschlagen

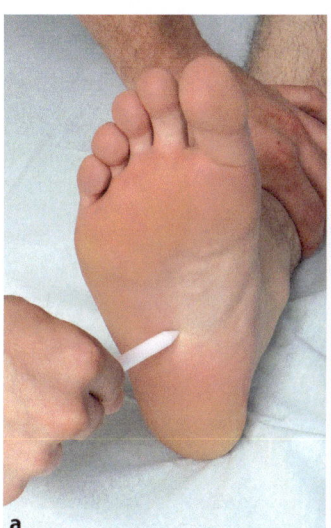
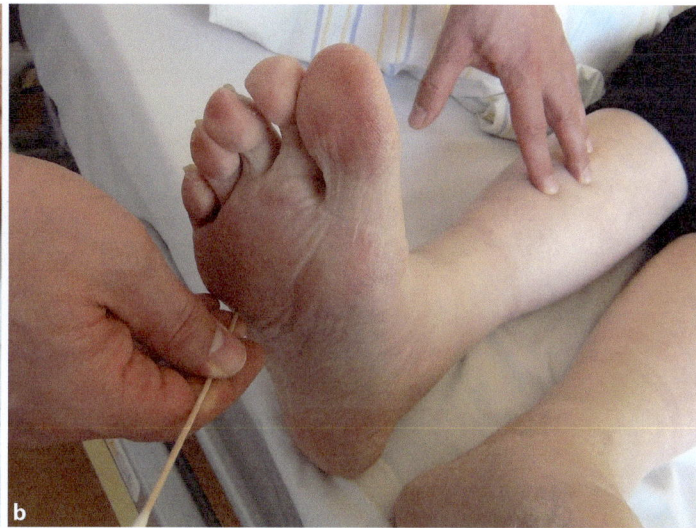

Abb. 1.43a,b Babinski-Reflex. **a** Negativer Reflex beim Gesunden, **b** positiver Reflex: Beim Bestreichen der Fußsohle wird die Großzehe reflektorisch dorsalextendiert. (Mit freundlicher Genehmigung von Prof. Joseph Claßen, Universität Leipzig)

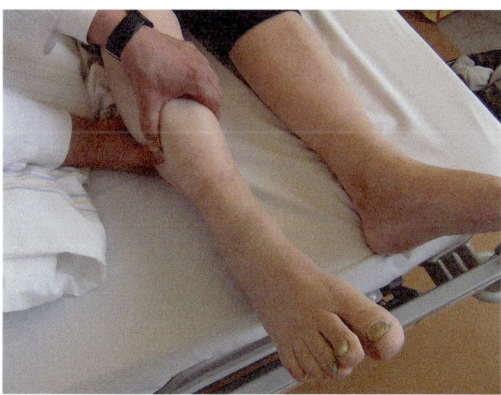
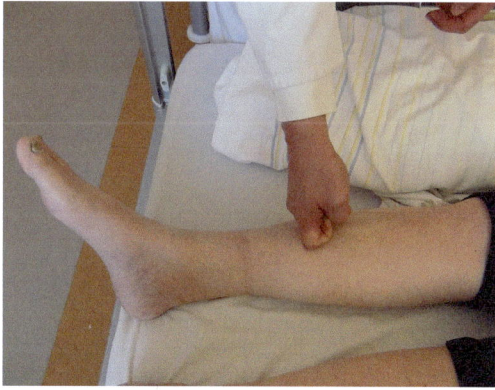

Abb. 1.44 Gordon-Reflex: Beim Kneten der Wade wird die Großzehe wie beim positiven Babinski-Reflex reflektorisch dorsalextendiert. Im Bild ist der Test negativ. (Mit freundlicher Genehmigung von Prof. Joseph Claßen, Universität Leipzig)

Abb. 1.45 Oppenheimer-Reflex: Beim Bestreichen der Tibiavorderkante wird die Großzehe wie beim positiven Babinski-Reflex reflektorisch dorsalextendiert. Im Bild ist der Test negativ. (Mit freundlicher Genehmigung von Prof. Joseph Claßen, Universität Leipzig)

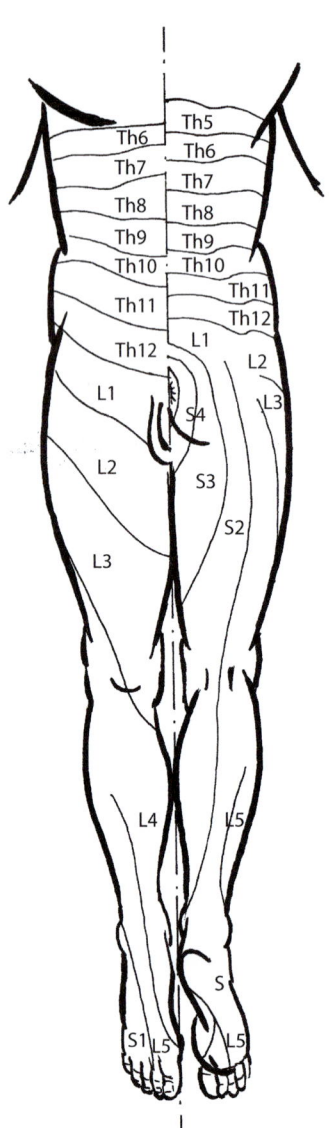

Abb. 1.46 Segmentale sensible Innervation an den unteren Extremitäten und am Rumpf (Vorder- und Rückansicht)

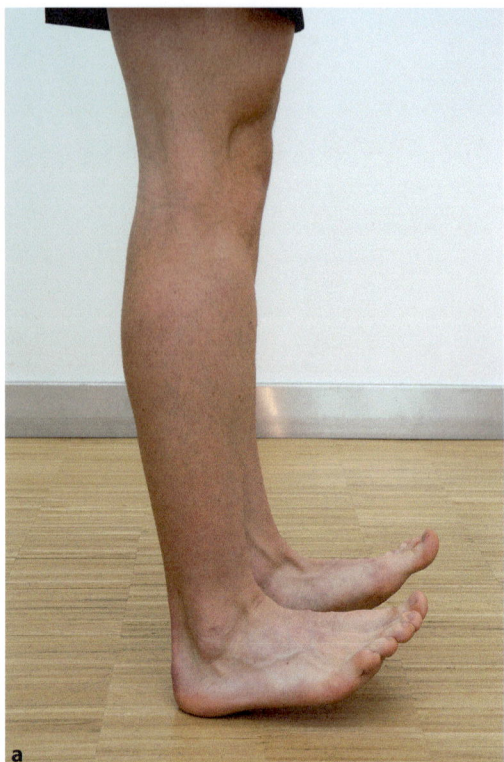

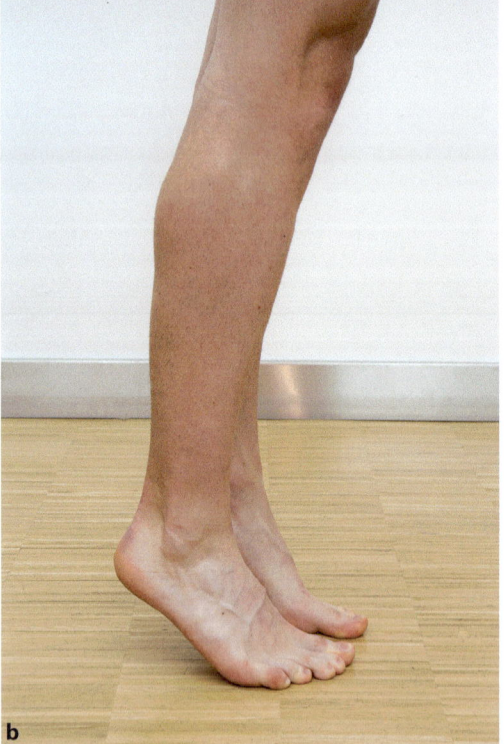

Abb. 1.47a,b Prüfung der Funktion der Fußheber (L5, **a**) und der Fußsenker (S1, **b**)

1.3.2 Leitsymptome

Die Leitsymptome von Erkrankungen der BWS und der LWS sind in ◘ Tab. 1.12 zusammengefasst.

◘ Tab. 1.11 Durchblutung

Arterien	A. femoralis A. poplitea A. dorsalis pedis A. tibialis posterior	Kräftig-/ schwach-/ nicht tastbar (rechts/links)
Venen	Varicosis cruris venöse Stauung Hyperpigmentierung	Keine/ vorhanden (rechts/links)
Kapillarpuls	Zehenkuppen	Sichtbar/ nicht sichtbar

◘ Tab. 1.12 Leitsymptome der BWS und LWS

Anamnese	Schmerz	Lokalbefund, Funktionstests	Sensible Störung	Motorische Störung	Spricht für
Dorsalgien möglich, sonst eher uncharakteristisch	Lokale Schmerzen, am kostosternalen Übergang Höhe 2.–4. Rippe	Lokale Schwellung am kostosternalen Übergang Höhe 2.–4. Rippe, lokaler DS, DS am entsprechenden kostovertebralen Gelenk	Keine	Keine	Tietze-Syndrom DD: Erkrankungen innerer Organe, Engpasssyndrome, Thrombose V. axillaris, Pancoast-Tumor
Lumbago, Lumboischialgie, schleichend beginnende Lumbalgie	Diffuse, tief sitzende Schmerzen, z.T. ausstrahlend, nicht segmental zuzuordnen	Seitneige einseitig eingeschränkt, DS am hinteren Beckenkamm, bei Anteflexion weiter vorn, Pseudo-Lasègue positiv	Dysästhesien an Gesäß, lateraler Oberschenkel, nicht segmental zuzuordnen	Keine	Pseudoradikulärsyndrom, (degenerative Erkrankung der LWS, DD: Rezessusstenose)
Lumbago, Lumboischialgie	Ausstrahlende stechende Schmerzen, segmental zuzuordnen, HNP-Schmerz	Überhang der LWS meist auf die gesunde Seite, Valleix und Lasègue positiv, Bragard positiv	Möglich, immer segmental, Fußrücken und Großzehe (L5), lateraler Fußrand und Kleinzehe (S1)	Möglich, Fuß- und Großzehenheberschwäche (L5), Fußsenkerschwäche (S1)	Radikuläres Syndrom DD: Rezessusstenose
Operative Versorgung eines Bandscheibenvorfalls	Unveränderte oder sogar verstärkte Schmerzen im Vergleich zum Vorbefund	Eingeschränkte Beweglichkeit, Lasègue oder Pseudo-Lasègue positiv	Möglich, segmental	Möglich, segmental	Postnukleotomiesyndrom DD: Rezidivvorfall

◻ **Tab. 1.12** (*Fortsetzung*)

Anamnese	Schmerz	Lokalbefund, Funktionstests	Sensible Störung	Motorische Störung	Spricht für
Lumbalgie, Lumboischialgie	Brennende Schmerzen, belastungsabhängig	Rasche Schmerzlinderung durch Vorbeugen und Hinlegen	Kaum	Kaum	Claudicatio spinalis (Spinalkanalstenose)
Lumbago, Lumboischialgie, Leistungssportler	Lokale Schmerzen, selten radikulär ausstrahlend, belastungsabhängig	Hyperlordose der LWS oder Stufenbildung der Dornfortsätze, bei Kindern teilweise Hüftlendenstrecksteife	Nicht immer, manchmal belastungsabhängig	Kaum	Spondylolisthesis
Lumbalgie, Dorsalgie, bakterieller Infekt, Bandscheiben-OP, schweres Krankheitsgefühl, Fieber Müdigkeit, Gewichtsverlust	Dumpfe, teilweise stechende Schmerzen, Nachtschmerz	Schonhaltung, LWS entlordosiert, lokaler DS, Fersenfallschmerz	Möglich	Möglich, auch Miktionsstörungen möglich	Spondylodiszitis/ Spondylitis
Dorsalgie, Lumbalgie, alter Primärinfekt der Lunge, Kontakt zu Tbc-Erkranktem, Leistungsabfall, Nachtschweiß	Lokale Schmerzen, auch ausstrahlend, Nachtschmerz	Teils Hyperkyphose oder Gibbus der BWS/LWS, lokaler DS und KS, Hartspann, eingeschränkte Beweglichkeit	Bei Einengung des Spinalkanals	Frühlähmung möglich, bei langen Verläufen auch Spätlähmung	Spondylitis tuberculosa
Lumbago, Lumbalgie, Dorsalgie, evtl. Iridozyklitis	Lokale Schmerzen, stechend, teilweise dumpf, frühmorgendliche Schmerzen „treiben" den Patienten aus dem Bett!	Zu Beginn oft positive ISG-Symptomatik, HNP-Schmerz, später verstärkte Hyperkyphose der BWS und geringere Atembreite	Keine	Keine	Spondylitis ankylosans
Akute Dorsalgie, Lumbago, geringes oder kein Unfallereignis, Hyperkyphose BWS	Lokale Schmerzen, stechend, (BWS oder obere LWS), atemabhängig	Evtl. vermehrte Kyphose, manchmal Tannenbaumphänomen, Beweglichkeit eingeschränkt, lokaler DS/KS	Keine	Keine	Kompressions-/ Keilwirbelfraktur (Osteoporose, DD: Tumor/ Metastase)

Tab. 1.12 (Fortsetzung)

Anamnese	Schmerz	Lokalbefund, Funktionstests	Sensible Störung	Motorische Störung	Spricht für
Auffällige seitliche Ausbiegung der Wirbelsäule beim Säugling	Keine	C- oder S-förmige seitliche Ausbiegung der Wirbelsäule, passiv und aktiv nicht korrigierbar	Keine	Keine	Säuglingsskoliose
Seitliche Ausbiegung der Wirbelsäule, akute Lumboischialgie oder Beinverkürzung	Evtl. ausstrahlende Schmerzen ins Bein	Seitliche Ausbiegung vollständig aufrichtbar bei Gabe von Analgetika bzw. Ausgleich der Beinverkürzung	Bei Bandscheibenvorfall möglich	Bei Bandscheibenvorfall möglich	Funktionelle Skoliose
Seitliche Ausbiegung der Wirbelsäule, meist Kinder oder Jugendliche, selten neurologische oder myopathische Erkrankungen	Oft keine Schmerzen, später lokal, im Alter auch ausstrahlend	C- oder S-förmige Krümmung der WS, nicht vollständig aufrichtbar, Rippenbuckel bzw. Lendenwulst auf der konkaven Seite	Dysästhesien oder leicht segmentale Schäden bei schweren Befunden (selten!)	Leichte Schädigungen möglich bei schweren Befunden (selten!)	Strukturelle Skoliose
Lumbago oder Lumbalgie, Appetitlosigkeit, Gewichtsverlust, Nachtschweiß, bekanntes Tumorleiden	Oft uncharakteristische, lokale/diffuse Schmerzen, aber auch ausstrahlend, segmental zuzuordnen, Nachtschmerz	Lokaler DS und KS	Möglich	Im Verlauf möglich	Primäre Tumoren der WS und Metastasen

1.3.3 Erkrankungen

Klinische Krankheitsbilder

- Tietze-Syndrom

Beschreibt Schmerzen im Bereich des kostosternalen Übergangs in Höhe der 2.–4. Rippe.
- **Ätiologie:** Nicht einheitlich. Einfache Blockierungen der entsprechenden Rippen, projizierte segmentale Schmerzen innerer Organe, Engpasssyndrome des Plexus brachialis, Entzündungen im Bereich des oberen Armplexus, Thrombose der V. axillaris, retrosternale Tumoren (Pancoast-Tumor).
- **Anamnese:** Schmerzen über dem betroffenen kostosternalen Bereich, Schmerzen in Ruhe, können bei tiefer Inspiration, Husten und Pressen zunehmen.
- **Untersuchung:** Lokaler Druckschmerz (außerdem oft über dem der Höhe entsprechenden kostovertebralen Gelenk, manchmal auch eher diffus, nicht genau lokalisierbar!), lokale Schwellung möglich.
- **Diagnostik:** Bei therapieresistenten Schmerzen Röntgen der BWS in 2 Ebenen, ggf. Ausschlussdiagnostik bezüglich der Ätiologie **(DD)**.

- Haltungsschwäche

Aktiv oder passiv voll ausgleichbare Abweichung von der normalen Haltung der Wirbelsäule in der

Sagittalebene. Zu beachten ist, dass es unterschiedliche Haltungstypen gibt, die mit einer mehr oder weniger starken Betonung der Wirbelsäulenkrümmungen einhergehen.
- **Ätiologie:** Relative Schwäche von Bauch- und Rückenmuskulatur, v. a. in Zeiträumen des stärkeren Wachstums.
- **Anamnese:** Auffälliger Rundrücken, herabhängende Schultern, vorgewölbter Bauch.
- **Untersuchung:** Vermehrte Brustkyphose (Abb. 1.17), aktiv aufrichtbar. Matthiaß-Test (Abb. 1.25) positiv (Armvorhaltetest: aufrechtes Stehen, Arme nach vorn gestreckt, bei insuffizienter Rumpfmuskulatur weicht der Oberkörper nach ca. 30 s nach hinten aus, um die Arme weiter oben zu halten, die Lendenlordose wird verstärkt). Vermehrte LWS-Lordose (Abb. 1.17). Im Vierfüßergang auf Knien werden beim Übergang von der „Päckchenstellung" in die „Rutschhalte" kyphotisch fixierte Wirbelsäulenabschnitte sichtbar (Abb. 1.18).
- **Diagnostik:** Röntgen der BWS und LWS in 2 Ebenen falls Verdacht auf Morbus Scheuermann (DD).
- **DD:** Morbus Scheuermann.

Funktionelle Skoliose
Nicht fixierte, voll ausgleichbare Seitausbiegung der Wirbelsäule.
- **Ätiologie:** Tritt auf bei Lumboischialgie und Beckenschiefstand.
- **Untersuchung:** Seitliche Ausbiegung der Wirbelsäule, bei Beckenschiefstand aktiv aufrichtbar durch Ausgleich der Beinlängendifferenz. Bei Lumboischialgie reicht oft die Gabe von Analgetika aus.
- **Diagnostik:** Röntgen der BWS und LWS in 2 Ebenen, falls Verdacht auf strukturelle Skoliose (DD).
- **DD:** (Strukturelle) Skoliose.

Säuglingsskoliose
Teilfixiert, meist C-förmige seitliche Verbiegung der Wirbelsäule beim Säugling ohne Torsion. Es bestehen keine strukturellen Veränderungen.
- **Ätiologie:** Gestörte neuromuskuläre Entwicklung, die zur einseitigen Kontraktur der Muskulatur am Körperstamm führt.
- **Anamnese:** Seitliche Ausbiegung der Wirbelsäule.
- **Untersuchung:** Meistens C-, selten auch S-förmige Biegung der Wirbelsäule. Lässt sich weder passiv noch aktiv korrigieren.
- **Diagnostik:** Röntgen der Wirbelsäule a.-p. zum Ausschluss von Anomalien der Wirbelsäule (z. B. Halbwirbel).
- **DD:** Infantile Skoliose (während der ersten 3 Lebensjahre), angeborene Skoliosen (in Kombination mit anderen Anomalien).

Strukturelle Skoliose
Fixierte Seitausbiegung der Wirbelsäule mit Torsion.
- **Ätiologie:** Überwiegend idiopathisch, seltener sind neurologische und myopathische Erkrankungen die Ursache. Auch primäre und sekundäre Erkrankungen des Knochens sowie Hautschädigungen kommen infrage.
- **Anamnese:** Im Kindesalter und jungem Erwachsenenalter in der Regel kaum Beschwerden (oft Zufallsbefund im Alter von 10–12 Jahren); mit zunehmenden Alter lokale Schmerzen, später auch ausstrahlend. Sensible Störungen, manchmal auch leichte motorische Schäden können später auftreten. Die Anamnese wird bei schweren oder progredienten Befunden auch durch die mechanische Störung der Funktion innerer Organe (v. a. Herz und Lunge) bestimmt.
- **Untersuchung:** Meist C- oder S-förmige seitliche Krümmungsform der Wirbelsäule (thorakal, thorakolumbal, lumbal, kombiniert; rechts-, linkskonvex, Abb. 1.20). Einseitiger Schulterhochstand (Abb. 1.20 und Abb. 2.1) und Verkürzungsausgleich von 1–1,5 cm. Das Lot von C7 über S1 weicht meist zu einer Seite ab. Taillendreieck auf der konvexen Seite der Krümmung verstrichen. Kyphose der BWS abgeflacht (manchmal auch vermehrt). Lendenlordose abgeflacht. Beim Vornüberbeugen Rippenbuckel bzw. Lendenwulst auf der konvexen Seite der Krümmung (Abb. 1.21). In Abhängigkeit von der Fixation lässt sich die Skoliose durch aktives Aufrichten mehr oder weniger ausgleichen. Dies findet auch seinen Ausdruck bei Überprüfung

der Seitneigung beidseits (Abb. 1.31). Zur Beurteilung der Progredienz des klinischen Befunds ist die Erfassung von Körpergröße und Armspanne wichtig.
- **Diagnostik:** Röntgen Wirbelsäulenganzaufnahme a.-p. im Stehen (mit Beckenkamm): Bestimmung der Krümmung (Höhe und Seite), Grad der Achsenabweichung (nach Cobb), Rotation (nach Nash und Moe), Wachstumspotenz (Stadium der Verknöcherung der Beckenkammapophyse nach Risser). Seitliche Röntgenaufnahmen von BWS und LWS zur Bestimmung der Krümmungen in der Sagittalebene. Bei ausgeprägten Befunden Lungenfunktionsprüfung veranlassen.
- **DD:** Funktionelle Skoliose.

■ Lumbago und Lumbalgie

Die Lumbago beschreibt einen akuten, die Lumbalgie den chronischen Kreuzschmerz.
- **Ätiologie:** Alle Differenzialdiagnosen der degenerativen Erkrankungen der LWS. Aus diesem Grunde sollten beide Begriffe nicht eigenständig, sondern in Verbindung mit der jeweiligen Diagnose verwendet werden, welche das jeweilige Krankheitsbild besser beschreibt.
- **DD:** Treten häufig beim *Pseudoradikulärsyndrom* auf. Sind aber auch für das *radikuläre Schmerzsyndrom* und das *Wurzelkompressionssyndrom* typisch.

■ Lumboischialgie und Ischialgie

Die Lumboischialgie beschreibt den Kreuzschmerz, der in das Bein ausstrahlt. Die Ischialgie bezeichnet einen reinen Beinschmerz im Verlauf des N. ischiadicus. Ätiologie und Verwendung dieser Begriffe wie bei Lumbago und Lumbalgie.

■ Kokzygodynie

Schmerzen im Bereich des Steißbeins.
- **Ätiologie:** Traumata, gynäkologische Erkrankungen, Erkrankungen der Bandscheiben, Entzündungen, Tumoren.
- **Anamnese:** Schmerzen besonders beim Sitzen, Pressen (Defäkation) und Koitus. Meist Frauen betroffen.
- **Untersuchung:** Lokaler Druckschmerz über dem Steißbein, rektaler Druckschmerz.
- **Diagnostik:** Röntgen des Steißbeins in 2 Ebenen und Beckenübersicht. Ausschlussdiagnostik bezüglich der Ätiologie **(DD)**. Gynäkologisches Konsil, MRT oder CT, Szintigraphie.

■ Pseudoradikulärsyndrom

Das Pseudoradikulärsyndrom ist durch lokale oder ausstrahlende Schmerzen von der Wirbelsäule ohne neurologische Ausfälle gekennzeichnet. Es liegt keine Wurzelbeteiligung vor. Stehen als Ursache die kleinen Wirbelgelenke im Vordergrund, wird auch vom Facettensyndrom gesprochen. Strahlen die Schmerzen nicht aus, wird dies auch als vertebrales oder Lokalsyndrom der LWS bezeichnet.
- **Ätiologie:** Blockierungen und degenerative Veränderungen im Bereich der Bandscheiben und besonders der kleinen Zwischenwirbelgelenke, die mit einer segmentalen Instabilität einhergehen. Entsteht auch auf der Basis anderer degenerativer Erkrankungen der Wirbelsäule (Postnukleotomiesyndrom, Osteoporose und Spondylolisthesis, Osteochondrose, Spondylose, Spondylarthrose, Retrolisthesis, Pseudospondylolisthesis, Drehgleiten, Bandscheibenprotrusion).
- **Anamnese:** Häufig Lumbago oder Lumboischialgie. Diffuser, tiefsitzender Rückenschmerz. Schmerzen können in das Gesäß, die Leiste und die unteren Extremitäten ausstrahlen.
- **Untersuchung:** Häufig Abweichung vom Lot (Abb. 1.1) zur gesunden Seite. Lokaler Druckschmerz im Bereich der Dornfortsätze und paravertebral. Oft findet sich ein Druckschmerz über den Beckenkämmen nahe der Wirbelsäule, der bei Vorbeugung weiter vorn (in Richtung Spina iliaca anterior superior) gefunden wird. ISG-Symptomatik meist positiv (lokaler Druckschmerz [Abb. 1.34]; Federungstest: keine Federung zwischen Beckenschaufel und Os sacrum; Mennell-Zeichen [Abb. 1.35] und Viererzeichen [Abb. 1.36]). Bei positivem Lasègue-Test (Abb. 1.37) kann durch distalen Zug am gestreckten Bein weiter in der Hüfte gebeugt werden, wobei die Schmerzen nachlassen (Pseudo-Lasègue-Zeichen). Die Entlordosierung der LWS bringt eine Schmerzlinderung.

- **Sensible** Störungen finden sich in Form von kreisförmigen bis ovalen Arealen mit Dysästhesien, meist am Gesäß und am lateralen Oberschenkel. Eine segmentale Zuordnung ist nicht möglich.
- Keine **motorischen** Ausfälle.
- **Reflexstatus** unauffällig.
- **Diagnostik:** Röntgen der LWS in 2 Ebenen.
- **DD:** Alle ätiologisch bedeutsamen Erkrankungen.

- Radikuläres Schmerzsyndrom und motorisches, sensibles sowie sensomotorisches Radikulärsyndrom (Wurzelkompressionssyndrom)

Das radikuläre Schmerzsyndrom ist durch eine segmentale Schmerzausbreitung entsprechend dem sensiblen Dermatom gekennzeichnet. In Abhängigkeit davon, ob sensible, motorische oder sensomotorische Ausfälle bestehen, wird vom jeweiligen Radikulär- bzw. Wurzelkompressionssyndrom gesprochen.
- **Ätiologie:** Mechanische Einengung der Spinalnerven, meist durch Bandscheibenprolaps, seltener durch -protrusion.
- **Anamnese:** Plötzlicher Schmerz an der LWS (Lumbago) oder ins Bein ausstrahlend (Lumboischialgie). Husten-, Nieß- und Pressschmerz. Gegebenenfalls segmentale Gefühlsstörungen. Segmentale Muskelschwäche möglich.

> Bei Reithosenanästhesie und bei Blasen-Mastdarm-Störungen besteht der Verdacht auf eine Kaudakompression durch den Prolaps (Konus-Kauda-Syndrom)! Dieses stellt einen Notfall dar, der innerhalb von Stunden operiert werden muss, da sonst irreversible Schäden bleiben können.

- **Untersuchung:** Häufig Überhang der LWS in Richtung der nicht betroffenen Seite (Zwangshaltung, Ischiasskoliose bzw. funktionelle Skoliose infolge einer Beinverkürzung). Druck- und Klopfschmerz über der LWS. Valleix-Druckpunkte (Abb. 1.40) auf der betroffenen Seite schmerzhaft. Paravertebraler Muskelhartspann bis zur Lendenstreckteife (beim Hochheben beider gestreckter Beine an den Füßen aus der Rückenlage hebt sich das Gesäß mit an). Die Beweglichkeit ist schmerzhaft eingeschränkt. Aufrichtung bei der Prüfung des Finger-Boden-Abstands über ein Ausweichen aus der Sagittalebene auf die nicht betroffene Seite. Eine Seitneigung ist unterhalb des entsprechenden Segments auf die schmerzhafte Seite nicht oder nur stark eingeschränkt möglich (Abb. 1.31). Lasègue-Zeichen (Abb. 1.37, Anheben des gestreckten Beins aus der Rückenlage ist bei 10–60° Beugung in der Hüfte schmerzhaft) auf der schmerzhaften Seite positiv, wenn die Wurzeln von L4, L5 oder S1 betroffen sind. Das Bragard-Zeichen ist ebenfalls positiv (Abb. 1.38, Lasègue-Test und zusätzliche Dorsalextension im oberen Sprunggelenk lösen ausstrahlende Schmerzen aus). Bei Befall von L3 ist das umgekehrte Lasègue-Zeichen positiv (Abb. 1.39, Anheben des gestreckten Beins aus der Bauchlage). Bei zentralem Vorfall kann ein gekreuztes Lasègue-Zeichen vorliegen.
  - **Sensible Ausfälle** (Abb. 1.46) finden sich in den von der jeweiligen Wurzel versorgten Dermatomen. Der Fußrücken und die Großzehe weisen auf eine Läsion von L5, der Fußaußenrand und die Kleinzehe auf eine Läsion von S1 hin.
  - **Motorische Ausfälle** in Form einer Fuß- und Großzehenheberschwäche treten bei einer Schädigung von L5, eine Fußsenkerschwäche bei S1-Schädigung auf.
  - **Reflexe** können fehlen oder abgeschwächt sein. Dies kann auch der einzige neurologische Hinweis auf eine Wurzelschädigung sein. Der Achillessehnenreflex (Abb. 1.42) entspricht S1, der Tibialis-posterior-Reflex L5 und der Patellarsehnenreflex L4 (Abb. 1.41).
- **Diagnostik:** Röntgen der LWS in 2 Ebenen (Ausschluss von Erkrankungen des Knochens). CT, MRT (Lokalisation und Ausmaß: Etage, mediolateral, lateral, medial, intraforaminal. DD), neurologisches Konsil.
- **DD:** Rezessusstenose (selten neurologische Ausfälle), Borreliose, Spondylolisthesis, Pseudospondylolisthesis, Spinalkanalstenose, Entzündungen, Tumoren.

- **Postnukleotomiesyndrom/„failed back-surgery syndrome" (FBSS)**

Anhaltende Schmerzen nach Bandscheibenoperation (Postnukleotomiesyndrom). Wird auch als „failed back-surgery syndrome" bezeichnet, wobei dieser Begriff auch Schmerzen nach anderen operativen Eingriffen an der Wirbelsäule einschließt.
- **Ätiologie:** Unzureichende Dekompression, übersehene Rezessusstenose, falsche Etage operiert, Osteosynthese nicht korrekt, falsche Ursache der Schmerzen, Instabilität, Narbenzug, Rezidivvorfall, Hämatom, Infekt, Liquorfistel. Psychische Faktoren sollen eine nicht unwesentliche Rolle spielen.
- **Anamnese:** Postoperativ unveränderte oder verstärkte Schmerzen, ähnlich wie beim Pseudoradikulär- und beim Radikulärsyndrom, auch gemischt.
- **Untersuchung:** Je nachdem, welche Ursache der Erkrankung zugrunde liegt, werden positive orthopädische Befunde gefunden. Ganz wesentlich ist die genaue Anamnese.
- **Diagnostik:** Röntgen der LWS in 2 Ebenen und seitliche Funktionsaufnahmen (Instabilitäten). Eventuell Funktionsmyelogramm (Pendelprolaps), MRT (ggf. mit Gadolinium, Darstellung von Narben) und CT (Rezessusstenose), Szintigraphie (bei Verdacht auf entzündlichen Prozess).
- **DD:** Es müssen alle ätiologisch bedeutsamen Erkrankungen ausgeschlossen werden.

- **Claudicatio spinalis**

Schmerzen, Sensibilitätsstörungen und (selten) motorische Ausfälle, die beim Laufen verstärkt und durch Ruhepausen sowie Vornüberbeugen deutlich gelindert werden. Betrifft überwiegend die LWS, seltener die BWS und HWS (dort als chronische vertebragene zervikale Myelopathie).
- **Ätiologie:** Einengung des Spinalkanals, meist durch degenerative Veränderungen. Sehr selten sind angeborene Stenosen.
- **Anamnese:** Chronische Lumbalgien und Lumboischialgien. Manchmal Brennen und Schwächegefühl in den Beinen. Beschwerden verstärken sich durch Lordosierung und beim Laufen. Typisch ist die rasche Linderung der Beschwerden durch Vorbeugen, Hinsetzen und Hinlegen (Entlordosierung der LWS).
- **Untersuchung:** Paravertebrale Muskulatur verspannt. Lokaler Druck- und Klopfschmerz über der LWS, Druckschmerz über den ISG und den Beckenkämmen. Lasègue- und Valleix-Zeichen negativ (Abb. 1.37, Abb. 1.40). Eingeschränkte Beweglichkeit der LWS (Abb. 1.27, Abb. 1.28, Abb. 1.29, Abb. 1.30, Abb. 1.31, Abb. 1.32). Neurologische Ausfälle eher selten und gering ausgeprägt. Periphere Pulse am Fuß sind tastbar. Positiver Fahrradtest: Schmerzzunahme nach ca. 10 min auf dem Fahrradergometer, rasche Linderung durch Vornüberbeugen trotz weiterer Belastung.
- **Diagnostik:** Röntgen der LWS in 2 Ebenen (Spinalkanal im seitlichen Bild normal >12 mm), MRT oder CT (z. B. Protrusion/Prolaps), Funktionsmyelographie (zunehmende Einengung bei Extension), ggf. neurologisches Konsil (Bestimmung der betroffenen Etagen).
- **DD:** Polyneuropathie, Bandscheibenprolaps oder -protrusion, Entzündungen, Tumoren, Koxarthrose u. a.

Angeborene Fehlbildungen und Stoffwechseldefekte

- **Kielbrust (Hühnerbrust, Pectus carinatum)**

Kielförmige Vorwölbung des Brustbeins.
- **Ätiologie:** Übermäßiges Wachstum des Knorpels an den Rippen und konsekutive Vorwölbung des Brustbeins. Familiäre Häufung beschrieben, der genaue Vererbungsmodus ist nicht bekannt. Tritt auch bei Mukopolysaccharidose, Marfan-Syndrom und thorakalem Emphysem auf.
- **Anamnese:** Asymmetrische Vorwölbung des Brustbeins oder von Teilen davon. Damit sind keine Funktionsstörungen von Herz oder Lunge verbunden.
- **Untersuchung:** Vorwölbung der vorderen Thoraxwand bzw. des Sternums (Abb. 1.22).
- **Diagnostik:** Röntgen-Thorax a.-p. und seitlich, Fotodokumentation.

- **Trichterbrust**

Trichterförmige Einziehung der vorderen Thoraxwand.
- **Ätiologie:** Kongenital.
- **Anamnese:** Die Trichterbrust entwickelt sich in den ersten Lebensjahren. Jungen sind häufiger betroffen. Nur in schweren Fällen wird die Funktion von Lunge und Herz beeinträchtigt. Tritt auch beim Marfan-Syndrom, Poland-Syndrom und fetalen Alkoholsyndrom auf.
- **Untersuchung:** Einziehung der vorderen Thoraxwand bzw. des Sternums (Abb. 1.23).
- **Diagnostik:** Röntgen-Thorax a.-p. und seitlich, Lungenfunktionstest, Belastungs-EKG, Fotodokumentation.

- **Spondylolisthesis**

Ventralverschiebung eines Wirbelkörpers über dem darunter gelegenen, wobei die kranialen Gelenk- und die Querfortsätze der normalen Anatomie entsprechend mit dem betroffenen Wirbelkörper verbunden sind. An der Interartikularportion besteht eine Defektbildung (Spondylolyse).
- **Ätiologie:** Kongenital.
- **Anamnese:** Meist asymptomatisch. Je nach Grad des Abrutschens können leichte Lumbalgien, zum Teil mit Dysästhesien (häufiger), bis hin zu Lumboischialgien mit sensiblen und motorischen Ausfällen (seltener) auftreten. Oft bei Leistungssportlern.
- **Untersuchung:** Lokaler Druckschmerz über den Dornfortsätzen der unteren LWS. Paravertebrale Muskulatur verspannt. Tastbare Stufenbildung in Abhängigkeit vom Grad des Gleitens. Bei Kindern Hüftlendenstrecksteife möglich (beim Hochheben beider gestreckter Beine an den Füßen aus der Rückenlage hebt sich das Gesäß mit an).
- **Diagnostik:** Röntgen der LWS in 2 Ebenen: seitlich zur Beurteilung der Verschiebung nach Mayerding (Grad I–IV; vollständiges Abrutschen: Spondyloptose) und halbschräg (Spondylolyse).

- **Ostitis deformans Paget**

Mono- oder polyostotisch umschriebene Knochenerkrankung, die mit einer gesteigerten, unkoordinierten Aktivität der Osteoklasten und Osteoblasten einhergeht. Dabei wird minderwertiges Knochengewebe gebildet, das unzureichend mechanisch belastbar ist. Meist Befall von Becken und LWS, aber auch von Femur, Tibia und Schädel.
- **Ätiologie:** Unbekannt.
- **Anamnese:** Oft ohne Symptome. Je nach Befall treten lokal oder diffus Knochenschmerzen auf. Neurologische Ausfälle bei LWS-Befall möglich, aber selten. Verplumpung und Verbiegung von Extremitäten, Vergrößerung des Kopfes möglich. Zunehmende Taubheit durch Einengung des 8. Hirnnervs kann auftreten.
- **Untersuchung:** Meist uncharakteristisch. Lokaler Druck- und Klopfschmerz. Verspannung der paravertebralen Muskulatur. Neurologische Ausfälle selten. Verbiegung der Beine („Säbelscheidentibia") bei Befall der Extremitäten. Dort auch lokale Überwärmung der Haut. Facies leontiasis des Gesichts (Löwenhaupt) bei Beteiligung des Schädels.
- **Diagnostik:** Röntgen der LWS (bzw. der betroffenen Extremität) in 2 Ebenen, Labor (erhöhte Werte für die alkalische Phosphatase im Serum sowie Hydroxyprolin und „crosslinks" im Urin).

Degenerative Erkrankungen
- **Osteochondrose**

Verschleiß der Bandscheibe mit Befall der angrenzenden Grund- und Deckplatten. Führt zu einer Instabilität des Bewegungssegments. Dadurch kommt es zu einer vermehrten subchondralen Sklerosierung der Grund- und Deckplatten sowie zur Ausbildung randständiger Spondylophyten (Spondylose).

- **Spondylose**

Durch Instabilität bilden sich an den Wirbelkörperrändern knöcherne Randzacken. In ausgeprägten Fällen kommt es zur Fusion dieser Spondylophyten, die dann überbrückende Spangen bilden.

- **Spondylarthrose**

Arthrose der kleinen Zwischenwirbelgelenke.

- **Retrolisthesis**

Gleiten eines Wirbelkörpers über einen anderen nach dorsal.

- **Pseudospondylolisthesis**
Gleiten eines Wirbels über einen anderen nach ventral, ohne vorbestehende Spondylolyse.

- **Drehgleiten**
Geht mit einer seitlichen Verschiebung der Wirbelkörper gegeneinander einher.

- **Bandscheibenprotrusion**
Vorwölbung der Bandscheibe in den Wirbelkanal.
  - **Klinisch** imponiert diese Erkrankung als Lumbago oder auch als chronisch rezidivierende Lumbalgie/Lumboischialgie.
  - **Untersuchung:** Je nach Lokalisation finden sich druckschmerzhafte Punkte an der Brust- oder Lendenwirbelsäule und den Iliosakralgelenken (Abb. 1.34) sowie im Bereich der paravertebralen Muskulatur. Dort treten Myogelosen auf. Es ist auch ein Hartspann der Muskulatur möglich; die Beweglichkeit ist eingeschränkt. Die Seitneigung ist zum Teil (oft einseitig) nur in den oberen Etagen der LWS möglich, wobei die darunter gelegenen Segmente bei der Prüfung steil stehen bleiben (Abb. 1.31). Häufig findet sich ein Rotationsschmerz.
  - **Sensibilität:** Segmentale Ausfälle sind selten. Häufiger Dysästhesien, die segmental nicht zuzuordnen sind.
  - **Motorik:** Keine Ausfälle.
  - **Diagnostik:** Röntgen der LWS in 2 Ebenen. Bei Therapieresistenz MRT oder CT.
  - **DD:** Bandscheibenprolaps, Borreliose, Entzündungen, Tumoren u. a.

- **Bandscheibenprolaps**
Beim Bandscheibenvorfall tritt Bandscheibengewebe durch einen Riss im Anulus fibrosus und dem hinteren Längsband in den Wirbelkanal. Der Prolaps kann median, mediolateral und lateral gelegen sein. Verlässt er komplett den Bandscheibenraum, spricht man von einem sequestrierten Bandscheibenvorfall. Steht nicht ausreichend Reserveraum zur Verfügung, so kommt es zu einer Einengung der neuralen Strukturen. **Anamnese** und **Untersuchung** entsprechen dem Bild eines *radikulären Schmerz- oder Wurzelkompressionssyndroms*.

- **Morbus Scheuermann**
Wachstumsstörung der Grund- und Deckplatten im Jugendalter. Betrifft meist die BWS, seltener auch die LWS.
  - **Ätiologie:** Unbekannt.
  - **Anamnese:** Nicht immer Schmerzen. Vermehrte Kyphosierung der BWS (Rundrücken, Hohlrundrücken; Abb. 1.17) oder abgeflachte Lordose der LWS (Flachrücken; Abb. 1.16). Dorsalgien bzw. Lumbalgien besonders bei Belastung.
  - **Untersuchung:** Klopfschmerz über der BWS bzw. LWS. Paravertebrale Muskulatur schwach ausgebildet. Fixierte Kyphose der BWS (Abb. 1.17). Beim Übergang von der „Päckchenstellung" in die „Rutschhalte" wird die segmentale Fixation der Kyphose bzw. der Entlordosierung sichtbar (Abb. 1.18).
  - **Diagnostik:** Röntgen der BWS bzw. LWS in 2 Ebenen (Schmorl-Knötchen in den betroffenen Grund- und Deckplatten, mindestens 3 Keilwirbel).
  - **DD:** Haltungsschwäche.

- **Spondylosis hyperostotica (Morbus Forestier)**
Durch hyperostotische Spondylophyten hervorgerufene versteifende Erkrankung der Wirbelsäule, wobei meist die BWS betroffen ist. Geht einher mit Fibroostosen an Band- und Sehneninsertionen an Becken und Fersenbein. Auch als osteoplastische Diathese bezeichnet. In erster Linie handelt es sich um eine radiologische Diagnose.
  - **Ätiologie:** Nicht sicher bekannt. Geht signifikant häufig mit latentem oder klinisch manifestem Diabetes mellitus einher. Auch Hyperlipidämien, Gicht, Arteriosklerose, Hypertonie.
  - **Anamnese:** Meist männliche Patienten, älter als 60 Jahre. Oft fixierte Hyperkyphose der BWS. Lokale oder ausstrahlende Schmerzen. Oft kombinierte Schmerzsyndrome der gesamten Wirbelsäule.
  - **Untersuchung:** Vermehrte (fixierte) Brustkyphose möglich (Abb. 1.17, Abb. 1.18). Lokaler Druckschmerz. Des Weiteren Einschränkung der Atembreite (Abb. 1.26), dabei ist aber die Beweglichkeit der HWS und LWS oft

frei. Dysästhesien, lokal nicht zuzuordnen. Keine motorischen Ausfälle.
- **Diagnostik:** Röntgen der LWS und BWS in 2 Ebenen (ausgeprägte Spondylophyten zwischen den Wirbelkörpern).
- **DD:** Morbus Bechterew, „alter" Morbus Scheuermann.

- Osteoarthrosis interspinosa (Morbus Baastrup)

Lokal isoliertes Schmerzsyndrom der LWS durch direkten Kontakt benachbarter Dornfortsätze.
- **Ätiologie:** Hyperlordose und vergrößerte Dornfortsätze, Verschmälerung der Bandscheibenzwischenräume, Hypermobilität.
- **Anamnese:** Lokaler Schmerz in Höhe der Dornfortsätze der LWS. Schmerz bei Belastung. Ruheschmerz möglich.
- **Untersuchung:** Lokaler interspinaler Druckschmerz. Reklination (Lordosierung) führt zur lokalen Schmerzverstärkung.
- **Diagnose:** Röntgen der LWS in 2 Ebenen („kissing spine"), evtl. seitliche Funktionsaufnahmen (bei Reklination Kontakt sichtbar).

- Enger Spinalkanal

Einengung des Spinalkanals, in der Regel durch degenerative Veränderungen, meist in Höhe der LWS.
- **Klinisch** liegt das relativ charakteristische Bild einer *Claudicatio spinalis* vor.

- Rezessusstenose

Irritation der Nervenwurzel im Foramen intervertebrale.
- **Ätiologie:** Degenerative Veränderungen der kleinen Zwischenwirbelgelenke (Spondylarthrose).

> Die Rezessusstenose tritt oft in Begleitung mit einer Bandscheibenprotrusion oder einem Bandscheibenvorfall auf. Meist überwiegen in diesen Fällen die entsprechenden Befunde.

- **Anamnese:** Lumboischialgie, meist segmental zuzuordnen. Schmerzen nehmen unter Belastung zu. Parästhesien.
- **Untersuchung:** Verspannte paravertebrale Muskulatur. Lokaler Druckschmerz über der LWS, den ISG (Abb. 1.34) und den Beckenkämmen. Lasègue-Zeichen negativ. Keine segmentalen sensiblen und motorischen Ausfälle.
- **Diagnostik:** Röntgen der LWS in 2 Ebenen.
- **DD:** Polyneuropathie, Bandscheibenprolaps oder –protrusion, Pseudoradikulärsyndrom, Entzündungen, Tumoren, Koxarthrose u. a.

- Osteoporose

Systemische Skeletterkrankung, charakterisiert durch eine Verminderung der Knochenmasse und Verschlechterung der Mikroarchitektur des Knochengewebes mit entsprechend reduzierter Festigkeit und erhöhter Frakturneigung. Es werden primäre und sekundäre Osteoporosen unterschieden. Bei den primären Osteoporosen treten Typ I (postmenopausal, präsenil) und Typ II (senil) am häufigsten auf.

Sekundäre Osteoporosen sind meist eigenständige Krankheitsbilder, sie sollen an dieser Stelle nur erwähnt werden. Beispiele sind Inaktivitätsosteoporose, Morbus Sudeck, transitorische Osteoporose am Hüftgelenk, Osteoporosen bei Rheumatoidarthritis, Diabetes mellitus, Malabsorption, Mangelernährung, Hyperthyreose, Heparindauermedikation.
- **Ätiologie:** Typ I – Östrogenmangel; Typ II – biologische Alterung, Bewegungsmangel, Kalzium- und Vitamin-D-Mangel. Inzwischen sind sehr viel mehr Risikofaktoren identifiziert, die zu einer Osteoporose führen können (Osteoporose-Leitlinien: ▶ www.dv-osteologie.de und ▶ www.awmf.de).
- **Anamnese:** Lokale Rückenschmerzen, manchmal ausstrahlend in die unteren Extremitäten oder in die Leistenregion. Heftiger, plötzlicher Schmerz bei osteoporotischen Wirbelkörperfrakturen, meist an der unteren BWS, ohne adäquates Trauma. Größenabnahme und zunehmender Rundrücken. Entsprechende Anamnese bei Radius- oder Schenkelhalsfraktur. Andere Vorerkrankungen s. oben.
- **Untersuchung:** Klassisches Bild mit Rundrücken, Kugelbauch und Tannenbaumphänomen (Abb. 1.19) heute selten als Erstvorstellung. Verminderte Körpergröße (Armspanne größer). Schwach ausgebildete paravertebrale

Muskulatur. Häufiger sind eher uncharakteristische Befunde wie Klopf- und Stauchungsschmerz über der BWS bzw. LWS. Starker lokaler Druck- und Klopfschmerz bei frischer Fraktur eines Wirbelkörpers. Keine sensiblen und motorischen Ausfälle.
- **Diagnostik:** Röntgen der BWS und LWS in 2 Ebenen (seitliche Aufnahmen: Betonung der Längstrabekel, Rahmenwirbel, evtl. Keilwirbel). Densitometrie von LWS, Schenkelhals, Radius (verminderte Knochendichte). Labor: Blutbild, BSG, CRP, Kalzium, Phosphat im Serum, (knochenspezifische) alkalische Phosphatase, γ-Glutamyltransferase, Serum-Eiweiß-Elektrophorese, Kreatinin-Clearance, TSH (thyreoideastimulierendes Hormon) basal, als Einzelfallentscheidung 25-OH-Vitamin D_3, „cross-links" oder „cross-laps".

Entzündliche Erkrankungen

- Unspezifische Entzündungen: Spondylodiszitis, Spondylitis

Unspezifische bakterielle oder aseptische Entzündung der Bandscheibe mit Befall der angrenzenden Wirbelkörper (Spondylodiszitis) oder Osteomyelitis eines Wirbelkörpers (Spondylitis). Akute (häufiger) und chronische Form.
- **Ätiologie:** Sekundäre bakterielle Infektion durch hämatogene Streuung. Exogene bakterielle Infektion (offene oder endoskopische Bandscheibenoperation, Diskographie, Chemonukleolyse) und aseptische Entzündung durch Laserdekompression.
- **Anamnese:** Oft bakterieller Infekt oder operativer Eingriff an der Bandscheibe in der Anamnese. Müdigkeit, Gewichtsverlust, subfebrile Temperaturen (chronische Form) bis zu schwerem Krankheitsgefühl und septischen Temperaturen (akute Form). Dumpfer, manchmal starker, stechender Rückenschmerz, Nachtschmerz.
- **Untersuchung:** Schonhaltung, Entlordosierung der LWS, paravertebrale Muskulatur verspannt. Lokaler Druckschmerz, Fersenfallschmerz (Abb. 1.33). Neurologische Ausfälle können auftreten.
- **Diagnostik:** Labor (BSG und CRP erhöht, Leukozytose). Im Fieberschub Blutkultur.
Röntgen der LWS/BWS in 2 Ebenen (seitliche Aufnahmen: Bandscheibenerniedrigung beim Kind, Spondylitis, Osteolysen an Grund- und Deckplatten, Spondylodiszitis). CT, MRT, Szintigraphie (Mehrspeicherung).
- **DD:** Spezifische Spondylitis, Morbus Bechterew, chronische Polyarthritis bei Kindern, Tumoren u. a.

- Spezifische Entzündungen: Spondylitis tuberculosa

Spezifische Entzündung im Bereich eines oder mehrerer Wirbelkörper (meist BWS und LWS) durch Mycobacterium tuberculosis.
- **Ätiologie:** Oft hämatogene Streuung eines alten Primärinfekts der Lunge (Mycobacterium tuberculosis).
- **Anamnese:** Häufig Tuberkulose, insbesondere der Lunge, oder bekannter Kontakt mit einem Tuberkulosekranken. Lokale Rückenschmerzen, v. a. nachts. Auch ausstrahlende Schmerzen. Leistungsabfall, Nachtschmerz und Nachtschweiß. Schleichender Verlauf.
- **Untersuchung:** Manchmal Kyphose oder sogar Gibbusbildung der BWS/LWS. Muskelhartspann. Lokaler Druck- und Klopfschmerz. Eingeschränkte Beweglichkeit der LWS. Neurologische Ausfälle können auftreten.
- **Diagnostik:** Röntgen der BWS und LWS in 2 Ebenen (paravertebraler Senkungsabszess, Psoasschatten). Szintigraphie, CT/MRT, Tine-Test, Gastroskopie (säurefeste Stäbchen). Labor (BSG etwas erhöht).
- **DD:** Unspezifische Spondylitis, Morbus Bechterew, Frakturen, Tumoren u. a.

- Rheumatische Entzündungen: Spondylitis ankylosans (Morbus Bechterew)

Chronisch entzündliche seronegative Systemerkrankung von Achsenskelett und Gelenken. Neben destruierenden laufen auch proliferative Vorgänge ab, welche die Iliosakralgelenke und die Wirbelsäule betreffen und zu Ankylosen führen.
- **Ätiologie:** Mikrobielle Antigene werden diskutiert. Genetische Beziehung zum Histokombatibilitätsantigen HLA-B27.
- **Anamnese:** Im Initialstadium Schwäche und Krankheitsgefühl. Schmerzen an anderen Ge-

lenken und an der Ferse. Iridozyklitis möglich. Anhaltender, tiefsitzender Rückenschmerz, teilweise ischialgiform mit Ausstrahlung in die Wade. Besserung durch Bewegung.

> Die Schmerzen wecken den Patienten in der Nacht oder in den frühen Morgenstunden und treiben ihn aus dem Bett.

- Später dann zunehmende Einsteifung der Wirbelsäule, Steilstellung der LWS, Kyphosierung der BWS. Periphere Gelenkbeteiligung.
- **Untersuchung:** Je nach Stadium Entlordosierung der LWS, Hyperkyphose der BWS. Lokaler Druck- und Klopfschmerz über der Wirbelsäule und den ISG. ISG-Federungstest negativ (keine Federung zwischen Beckenschaufel und Os sacrum möglich). Einschränkung der Beweglichkeit der Wirbelsäule (v. a. der Reklination der HWS, ◘ Abb. 1.2). Atembreite erniedrigt (◘ Abb. 1.26).
- **Diagnostik:** Labor (BSG erhöht, HLA-B27 positiv), Röntgen der ISG (evtl. Schichtaufnahme; u. a. Perlschnurphänomen, später knöcherner Durchbau) sowie der BWS und LWS (Syndesmophyten, später Bambusstabform).
- **DD:** Seronegative Spondarthritiden (Arthritis psoriatica, Morbus Reiter), enteropathische Arthritiden (bei Morbus Crohn, Morbus Whipple, Colitis ulcerosa und reaktiven Arthritiden auf Enteritiserreger).

Traumatische Erkrankungen

Verletzungen der Brust- und Lendenwirbelsäule werden bei polytraumatisierten Patienten leicht übersehen. Es gibt stabile und instabile Frakturen. Frakturen der Brustwirbelsäule zwischen Th1 und Th10 sind relativ stabil. An der BWS werden Kompressionsfrakturen, Berstungsfrakturen und Luxationsfrakturen unterschieden. An der LWS werden Kompressions- oder Keilwirbelfrakturen, Luxationsfrakturen und Frakturen der Processus transversi unterschieden.

▪ Kompressions- und Keilwirbelfrakturen

Vorwiegend Kompression des Wirbelkörpers im Bereich seiner Vorderkante. Dadurch Abschrägung zur Vorderkante. Bei pathologischen Frakturen ist die Hinterkante betroffen, bei osteoporotischen Frakturen praktisch nie. Osteoporotische Frakturen sind deshalb stabil.

- **Ätiologie:** Meist Osteoporose, auch pathologische Frakturen (Kompressions- und Keilwirbelfrakturen der BWS und der LWS) mit oder ohne einhergehendes geringes Trauma. Bei einem adäquaten Trauma werden Frakturen der BWS und LWS durch eine starke Gewalteinwirkung (Sturz aus großer Höhe, z. B. bei jüngeren Patienten) verursacht und sind oft mit neurologischen Ausfällen verbunden (dann auch Berstungsfrakturen).
- **Anamnese:** Bei osteoporotischen Keilwirbelfrakturen treten akut Schmerzen in der BWS, seltener in der LWS auf. Kein adäquates Trauma. Auch chronisch schleichende Schmerzverläufe sind möglich.
- **Untersuchung:** *Osteoporotische oder pathologische Fraktur* mit häufiger eher uncharakteristischen Befunden wie Klopf- und Stauchungsschmerz über der BWS bzw. LWS. Schwach ausgebildete paravertebrale Muskulatur. Keine sensiblen und motorischen Ausfälle. Starker lokaler Druck- und Klopfschmerz bei frischer Fraktur eines Wirbelkörpers. Bei *Fraktur infolge eines adäquaten Traumas* sind auch neurologische Ausfälle möglich (wiederholte Untersuchung und Dokumentation!).
- **Diagnostik:** Röntgen der BWS/LWS in 2 Ebenen zum Nachweis der Fraktur, ggf. neurologisches Konsil bei Verdacht auf sensible oder motorische Ausfälle.

▪ Luxationsfrakturen

Schwere Verletzungen der Wirbelkörper, meist in Kombination mit anderen Begleitverletzungen. An der BWS fast immer mit einer Paraplegie verbunden. Prognose an der LWS besser, da eher die Cauda equina betroffen ist als das Rückenmark.

▪ Processus-transversus-Frakturen, Rippenfrakturen

Im Rahmen der orthopädischen Befundung selten und dann nur als Spätzustand. Klinisch kaum auffällig. Ohne therapeutische Konsequenzen.

Tumoröse Erkrankungen

- **Osteoidosteom**

An der Wirbelsäule selten (bevorzugt die langen Röhrenknochen). Meist bei Jugendlichen und jungen Erwachsenen. Benigner Knochentumor, Durchmesser ca. 1 cm. Zentraler Nidus (Osteoid mit Spindelzellen) mit umgebender Sklerose (Osteoblasten).
  - **Anamnese:** Typisch ist ein starker Nachtschmerz (hier Lumbalgie oder Dorsalgie). Bei Gabe von Salizylaten lassen die Schmerzen deutlich nach.
  - **Untersuchung:** Uncharakteristisch.
  - **Diagnostik:** Röntgen der LWS/BWS in 2 Ebenen, Szintigraphie, MRT/CT.
  - **DD:** Osteoblastom.

- **Osteoblastom**

Tritt vor dem 40. Lebensjahr auf. Benigner Knochentumor, befällt meist die Wirbelsäule und die langen Röhrenknochen.
  - **Anamnese:** Nachtschmerz nicht typisch. Salizylate bringen keine Schmerzlinderung.
  - **Untersuchung:** Uncharakteristisch. Bei Befall eines Wirbelbogens oft skoliotische Fehlhaltung.
  - **Diagnostik:** Röntgen der LWS/BWS in 2 Ebenen, Szintigraphie, MRT/CT.
  - **DD:** Aneurysmatische Knochenzyste, hochdifferenziertes Osteosarkom, Riesenzelltumor.

- **Plasmozytom**

Häufigster primärer maligner Knochentumor der Wirbelsäule. Altersgipfel oberhalb des 50. Lebensjahrs. Befällt hauptsächlich den Wirbelkörper. Charakterisiert durch Auftreten abnormer Plasmazellen.
  - **Anamnese:** Lumbalgien. Bei Frakturen Lumbago.
  - **Untersuchung:** Kein charakteristischer klinischer Untersuchungsbefund.
  - **Diagnostik:** Röntgen der LWS/BWS in 2 Ebenen, Röntgen des Schädels in 2 Ebenen, Szintigraphie, MRT/CT. Labor (BSG stark beschleunigt, Bence-Jones-Proteine im Urin), ggf. Biopsie.

- **Metastasen**

Häufigste in das Stammskelett absiedelnde Tumoren sind das Nierenzellkarzinom, das Mammakarzinom, das Schilddrüsenkarzinom, das Prostatakarzinom und das Bronchialkarzinom.
  - **Anamnese:** Abhängig vom Befall. Als erstes Zeichen kann eine pathologische Wirbelkörperfraktur auftreten. Diese geht mit plötzlichen stechenden oder auch diffusen Schmerzen in der betroffenen Region einher. Auch ausstrahlende Schmerzen. Appetitlosigkeit, Nachtschweiß und Gewichtsverlust geben zusätzliche Hinweise auf die Erkrankung.
  - **Untersuchung:** Lokaler Druck- und Klopfschmerz, Stauchungsschmerz.
  - **Diagnostik:** Röntgen der BWS/LWS in 2 Ebenen, Szintigraphie, CT/MRT. Ausschlussdiagnostik der 5 wichtigsten Primärtumoren.

Obere Extremität

Andreas Roth

2.1 Anamnese – 48

2.2 Schulter – 49
2.2.1 Systematische Untersuchung – 49
2.2.2 Leitsymptome – 59
2.2.3 Erkrankungen – 60

2.3 Ellenbogen – 75
2.3.1 Systematische Untersuchung – 75
2.3.2 Leitsymptome – 81
2.3.3 Erkrankungen – 82

2.4 Hand – 89
2.4.1 Systematische Untersuchung – 89
2.4.2 Leitsymptome – 97
2.4.3 Erkrankungen – 100

2.1 Anamnese

Lokalisation und Art der Beschwerden an den oberen Extremitäten sind in ◘ Tab. 2.1 dargestellt, die zeitlichen Zusammenhänge zeigt ◘ Tab. 2.2. Eine Übersicht über die Begleitumstände findet sich in ◘ Tab. 2.3 und der bisherigen Behandlung in ◘ Tab. 2.4.

◘ **Tab. 2.1** Lokalisation und Art der Beschwerden

Schmerz	Lokalisation	Umschrieben/ausstrahlend
	Charakter	Dumpf/stechend/bohrend/hämmernd/brennend/krampfartig
	Umstände	Bei bestimmten Bewegungen und Tätigkeiten/bei Belastung/in Ruhe/Nachtschmerz
Schwellung	Lokalisation/Ausdehnung	
Deformität	Lokalisation/Art	Fehlhaltung, Fehlstellung
Bewegungsstörung	Lokalisation/Richtung	Einschränkung/Blockierung/Steifigkeit/Morgensteifigkeit
Sensible Störung	Lokalisation/Art	Taubheit/Gefühlsminderung/Kribbeln/pelziges Gefühl
Motorische Störung	Lokalisation/Ausmaß (Umfänge)	Muskelatrophie
	Lokalisation/Ausmaß (M5–M0)	Schwäche/Kraftlosigkeit/Lähmung/Spastik Schulter/Ellenbogen/Handgelenk/Finger Beugung/Streckung/Abspreizen/-Anspreizen

◘ **Tab. 2.2** Zeitliche Zusammenhänge

Beginn und Verlauf	Angeboren/erworben (Alter, Zeitpunkt) akut/chronisch schleichend/gleichmäßig zunehmend schubweise mit bzw. ohne beschwerdefreie Intervalle tags/nachts

◘ **Tab. 2.3** Begleitumstände

Mechanismus/ggf. Unfallhergang	Art	Sturz/Anheben einer Last/schweres Tragen/Verkehrsunfall
	Auslösendes Ereignis	Kein auslösendes Ereignis; wenn ja: Höhe/Gewichte/Lasten/Geschwindigkeiten/beteiligte Personen
	Verkehrsunfall	Heckkollision/Aufprallwinkel/Kopfanprall/Gurt/Kopfstütze/Fahrzeugtypen/Fahrtrichtung/seitliche, Frontal- oder Heckkollision/Aufprallwinkel/Gurt
Ort	Freizeit/Arbeit	

Tab. 2.3 (Fortsetzung)

Vorerkrankungen	Familiäre Belastung	
	Degenerativ/bakteriell/rheumatisch-entzündlich	Nein; wenn ja: lokal/systemisch
	Bakterielle Infektion/Virusinfekt	Nein; wenn ja: lokal/systemisch
	Traumatisch/tumorös	
	Fehlbildungen	
Allgemeine Symptome	Fieber, Gewichtsverlust, Leistungsabfall, Nachtschweiß	Ja/nein

Tab. 2.4 Bisherige Behandlungen

Medikamente	Präparat/Dosierung/Dauer	Lokal/systemisch
	Linderung	Ja/nein
Physiotherapie	Anwendung	Formen/Dauer/Häufigkeit
	Linderung	Ja/nein
Orthopädische Hilfsmittel	Gehstock/Unterarmgehstützen Bandage/Orthese/Gips	
Operationen	Zeitpunkt/Lokalisation/Art/Erfolg	

2.2 Schulter

2.2.1 Systematische Untersuchung

Die systematische Untersuchung der Schulter umfasst den Lokalbefund (Tab. 2.5), neurologische Untersuchungen (Tab. 2.6) sowie die Durchblutung (Tab. 2.7).

Tab. 2.5 Lokalbefund

Schulterstand/-relief	Schultergleichstand/Schulterhochstand (Abb. 2.1) Protraktion der Skapula Prominenz des Akromioklavikulargelenks/Sternoklavikulargelenks	Physiologisch/pathologisch (rechts/links)
Schwellung/Rötung/Hyperthermie	Keine; wenn ja:	Lokalisation/Ausdehnung/Umfänge/Konsistenz (weich/derb/verschieblich)
Hämatom/Abschürfung/offene Wunde/Schorf	Keine; wenn ja:	Lokalisation/Ausdehnung/Umfänge
Narben	Keine; wenn ja:	Lokalisation/Ausdehnung/Konsistenz (weich/derb/verschieblich)

◘ **Tab. 2.5** *(Fortsetzung)*

Muskulatur	M. supraspinatus/M. infraspinatus/M. deltoideus/M. pectoralis/M. biceps (◘ Abb. 2.2)	Kräftig/abgeschwächt/verkürzt/prominent Atrophie (deutliche/geringe) weich/verspannt (rechts/links)
Beweglichkeit der Schulter	Nacken- und Schürzengriff (◘ Abb. 2.3) Anteversion/Retroversion (◘ Abb. 2.4) Abduktion/Adduktion (◘ Abb. 2.5) Außenrotation/Innenrotation (in Neutral-Null-Stellung, bei 90° Abduktion) (◘ Abb. 2.6)	--/--/-- Grad (passiv/aktiv, rechts/links)
Krepitation	Keine; wenn ja:	Fein/grob (rechts/links)
Schulterschmerz	Bewegungsschmerz (aktiv/passiv) Impingementtest nach Neer (◘ Abb. 2.7) Druckschmerz subakromial, Tuberculum majus, Sulcus intertubercularis, Processus coracoideus (◘ Abb. 2.8)	Negativ/positiv (rechts/links)
Rotatorenmanschette	„Painful arc" (◘ Abb. 2.9) Jobe-Test (◘ Abb. 2.10) Schmerz bei Bewegung gegen Widerstand (Außenrotation/Innenrotation/Abduktion/Adduktion) (◘ Abb. 2.11) Außenrotations-Lag-Zeichen (◘ Abb. 2.12) Innenrotations-Lag-Zeichen (◘ Abb. 2.13) Belly-Press-Test (◘ Abb. 2.14)	Schmerzen nein/ja (rechts/links)
Bizepssehne	Yergason-Test (◘ Abb. 2.15) Palm-up-Test (◘ Abb. 2.16)	Schmerzen nein/ja (rechts/links)
Glenohumerale Führung	Apprehensiontest (◘ Abb. 2.17) hinterer Apprehensiontest (◘ Abb. 2.18) „sulcus-sign" (◘ Abb. 2.19)	Negativ/positiv (rechts/links)
Klavikula/Akromioklavikulargelenk	Cross-Body-Test (Horizontalverschieblichkeit) (◘ Abb. 2.20) Fingerzeigetest (◘ Abb. 2.21) Klaviertastenphänomen (◘ Abb. 2.22) a.-p.-Verschieblichkeit (◘ Abb. 2.23)	Schmerzen nein/ja (rechts/links)
Armlänge	Lateraler Akromionrand bis Processus styloideus ulnae	-- cm (rechts/links)
Amputationsstumpflänge	Lateraler Akromionrand bis Stumpfende	-- cm (rechts/links)

2.2 · Schulter

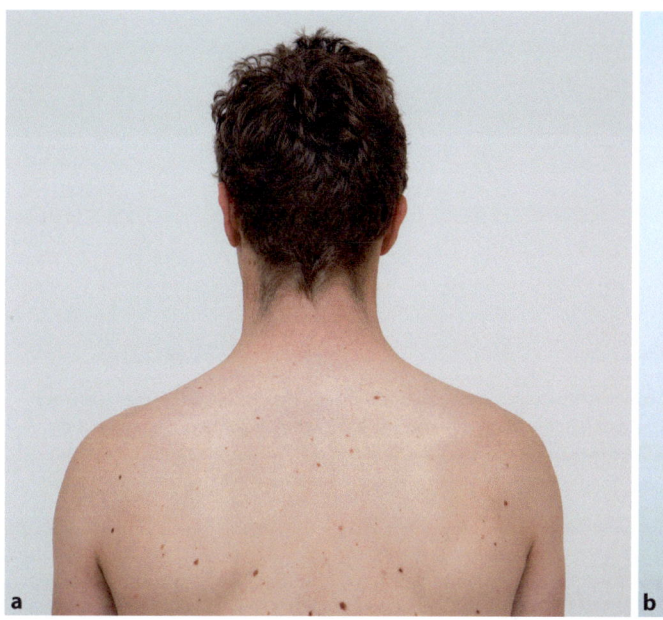
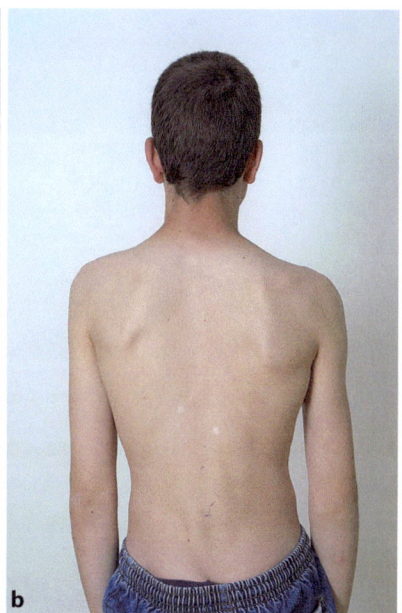

Abb. 2.1a,b Schulterstand. **a** Schultergleichstand, **b** Schulterhochstand

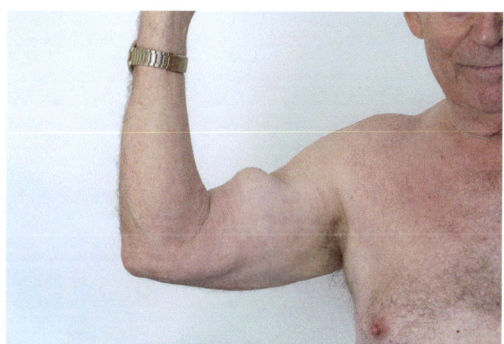

Abb. 2.2 Bizepssehnenruptur (lange Sehne): Durch aktive Flexion des Arms im Ellenbogen z. B. gegen den Widerstand des Untersuchers wird bei Ruptur der langen Bizepssehne eine Distalisierung des Muskelbauchs vom M. biceps brachii sichtbar

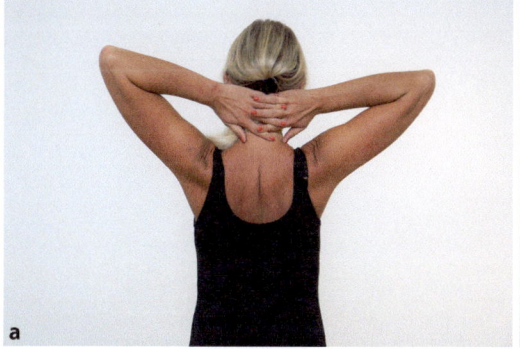
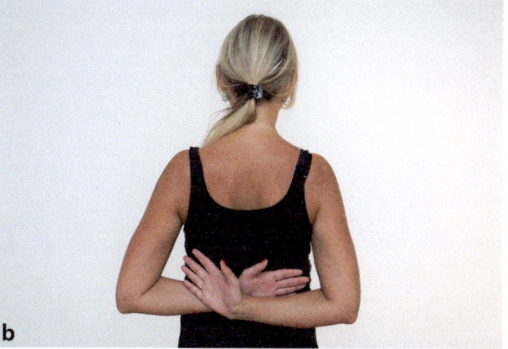

Abb. 2.3a,b Pauschal kann die Schulterfunktion durch den Nacken- und Schürzengriff überprüft werden. Dabei handelt es sich um Kombinationsbewegungen. **a** Der Nackengriff prüft die Abduktion und Außenrotation. Bei voll erhaltener Abduktion wird der Ellenbogen seitlich vom Körper oberhalb des Kopfes gehalten. Ist die Abduktion eingeschränkt, wird der Ellenbogen häufig vor dem Körper unterhalb des Kopfes geführt. **b** Der Schürzengriff überprüft die Retroversion und Innenrotation

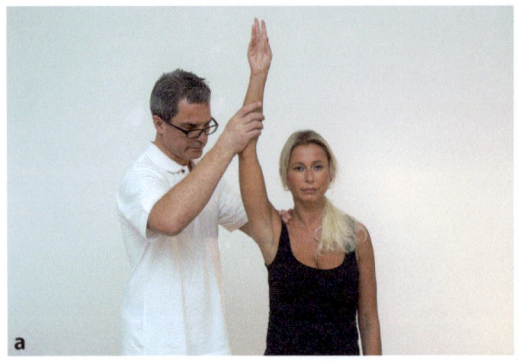 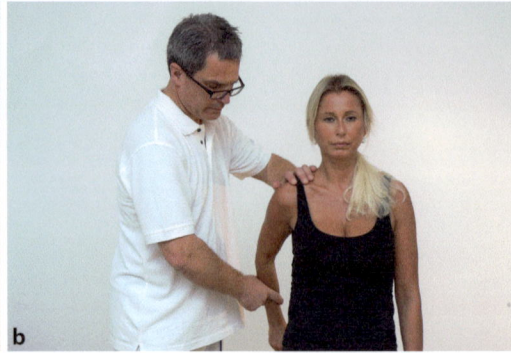

Abb. 2.4a,b Bewegungsumfang Schulter: Um eine Mitbewegung der Skapula zu vermeiden, wird das Schultergelenk zur Bestimmung der Bewegungsumfänge fixiert. Es werden Abduktion/Adduktion, Anteversion/Retroversion sowie Innenrotation/Außenrotation der Schulter durchgeführt. Die Bewegung kann sowohl aktiv durch den Patienten als auch passiv vom Untersucher durchgeführt werden. Dargestellt ist die Prüfung der Anteversion (**a**) und der Retroversion (**b**) im Schultergelenk. Normwerte: 150–170/0/40°

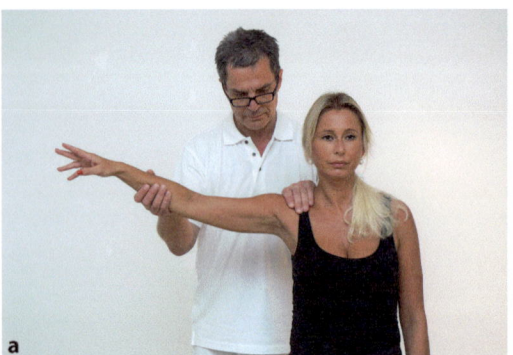 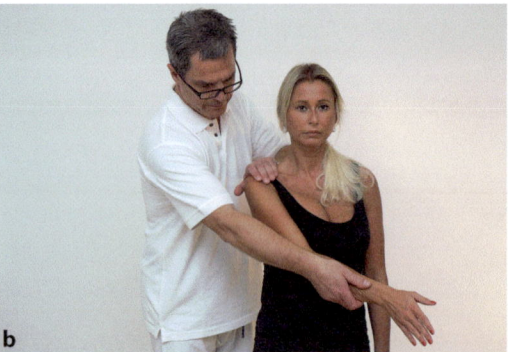

Abb. 2.5a,b Prüfung der Abduktion (**a**) und Adduktion (**b**) im Schultergelenk. Normwerte: 90/0/40°. Manche Untersucher rechnen die Abduktion ab 90° unter Mitbewegung der Skapula unter gleichzeitiger Außenrotation des Armes mit (Normwert dann bis 180°)

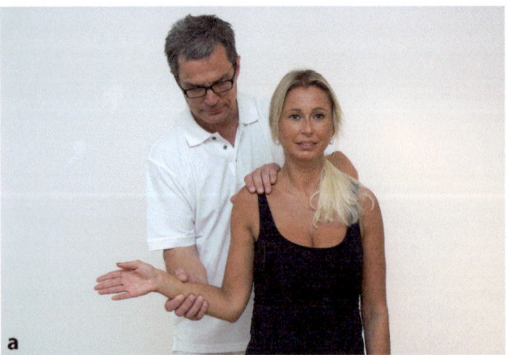 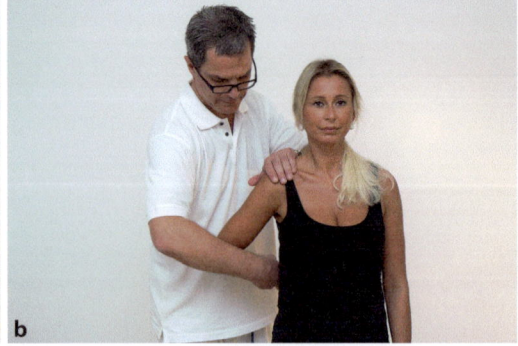

Abb. 2.6a,b Prüfung der Außenrotation (**a**) und der Innenrotation (**b**) im Schultergelenk aus der Neutral-Null-Stellung. Manche Untersucher bestimmen die Rotation zusätzlich aus 90° Abduktion

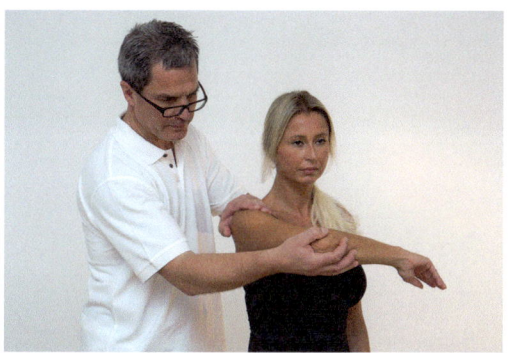

Abb. 2.7 Impingementtest nach Neer: Mit diesem Test wird eine schmerzhafte subakromiale Enge überprüft. Die Skapula wird mit der einen Hand fixiert, während der Untersucher mit der anderen Hand den Arm eleviert, adduziert und innenrotiert. Dadurch kommt es zu einem Anstoßen des Tuberculum majus gegen das Akromion. Bei entzündlicher Reaktion subakromial ist der Test schmerzhaft

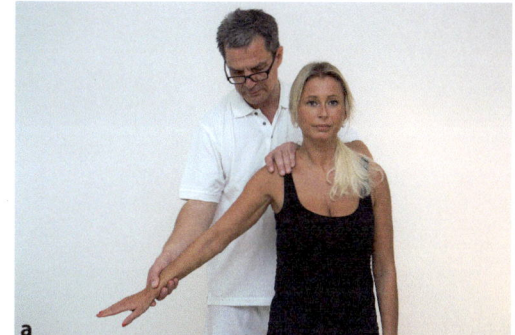

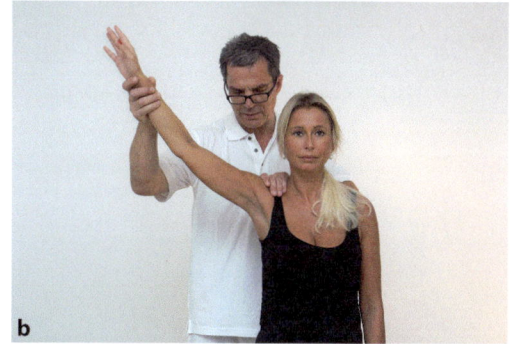

Abb. 2.9a,b Prüfung des „painful arc" im Schultergelenk: Zur Feststellung einer subakromialen Enge, v. a. bei einer Supraspinatussehnenruptur sowie einer Rotatorenmanschettenmassenruptur, wird der Arm abduziert. Der Test ist positiv, wenn bei einer aktiven Abduktion bzw. Adduktion Schmerzen im Winkel zwischen 40° (**a**) und 120° (**b**) angegeben werden. Bei weiterer Abduktion über 120° nimmt die Schmerzsymptomatik ab, da das Tuberculum majus unter dem Akromiondach hindurchgewandert ist. Treten Schmerzen ab 120° Abduktion und mit Verstärkung bei weiterer Abduktion auf, spricht dies für eine Schädigung des Akromioklavikulargelenks

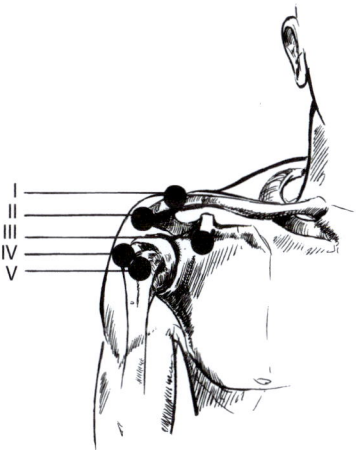

Abb. 2.8 Prüfung druckschmerzhafter Punkte am Schultergelenk: Akromioklavikulargelenk (I), subakromial (II), Processus coracoideus (III), Tuberculum majus (IV), Sulcus intertubercularis (V)

Abb. 2.10 Jobe-Test: Dieser Test prüft die Haltefunktion und ein Impingement der Supraspinatussehne. Der Patient hält den Arm aktiv in 90° Abduktion und 30° Anteversion. Der Ellenbogen ist gestreckt. Der Arm wird anfangs in eine Innenrotationsstellung gebracht, sodass der Daumen zum Boden zeigt. Nun wird der Patient gebeten, den Arm gegen Widerstand des Untersuchers weiter im Schultergelenk zu abduzieren. Bei Schmerzprovokation und Kraftminderung im Vergleich zur Gegenseite ist der Test positiv. Dies deutet auf eine Läsion der posterosuperioren Anteile der Supraspinatussehne hin. Ist der Test in Außenrotation des Arms schmerzhaft, spricht dies für eine Läsion der ventralen Anteile der Supraspinatussehne

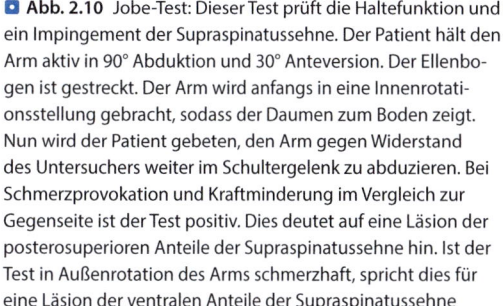

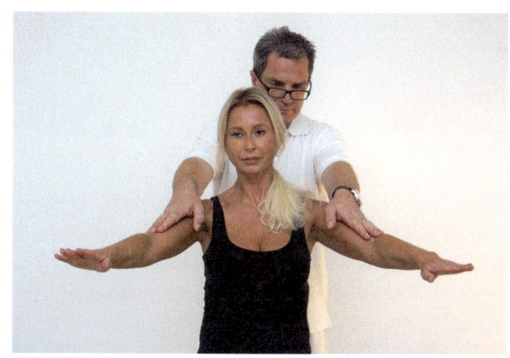

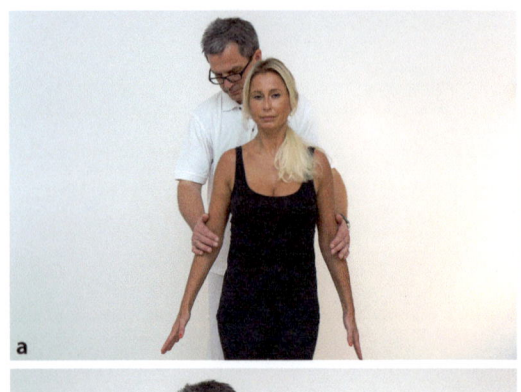
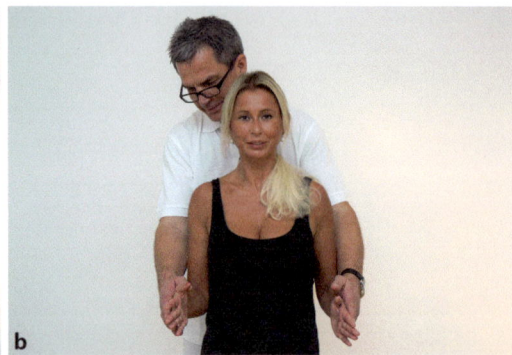
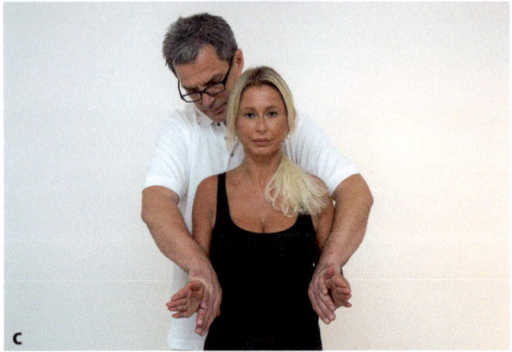

Abb. 2.11a–c Prüfung der aktiven Bewegung gegen Widerstand: Schmerzen sind möglich bei Abduktion, Außenrotation und Innenrotation. Der M. supraspinatus dient als Starter der Abduktion des Schultergelenks aus der 0°-Position heraus. **a** Zur Prüfung der 0°-Abduktion abduziert der Patient das Schultergelenk gegen Widerstand des Untersuchers aus der 0°-Position heraus. Ist dies nicht möglich oder im Vergleich zur Gegenseite abgeschwächt, spricht der Befund für eine Supraspinatussehnenläsion. Ab ca. 40° Abduktion beginnt der M. deltoideus, an der Abduktion mitzuwirken. **b** Schmerzen bei Außenrotation gegen Widerstand sprechen für eine Läsion der Außenrotatoren (Mm. infraspinatus und teres minor). Bei anliegendem Oberarm und 90° flektiertem Ellenbogengelenk wird hier eine Außenrotation der Schulter gegen Widerstand des Untersuchers durchgeführt. Um den Deltoideusmuskel auszuschalten, kann die Außenrotation bei 90° abduziertem und 30° horizontalflektiertem Schultergelenk geprüft werden. **c** Schmerzen bei Innenrotation gegen Widerstand sprechen für eine Läsion der Innenrotatoren (M. subscapularis und M. pectoralis major – diese sind nicht Anteil der Rotatorenmanschette). Bei anliegendem Oberarm und 90° flektiertem Ellenbogengelenk wird eine Innenrotation der Schulter gegen Widerstand des Untersuchers durchgeführt. Kommt es hierbei zu einer Schmerzsymptomatik, spricht dies für eine Subscapularisläsion

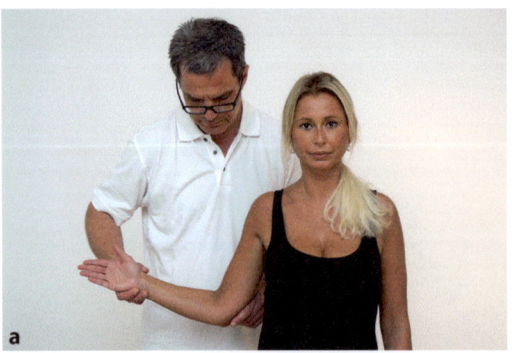
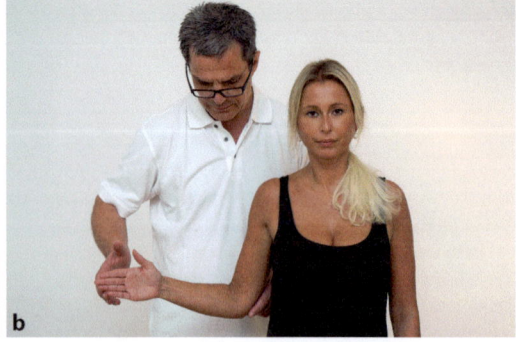

Abb. 2.12a,b Außenrotations-Lag-Zeichen: Hierbei wird das Schultergelenk bei angelegtem Arm und flektiertem Ellenbogengelenk durch den Untersucher maximal außenrotiert und der Patient gebeten, diese Position zu halten (**a**). Bei positivem Außenrotations-Lag-Zeichen aufgrund einer Infraspinatus-/Teres-minor-Läsion kann der Patient diese Position nicht halten. Es kommt beim Loslassen des Untersuchers zu einem spontanen Zurückschwingen des Arms nach innen (**b**)

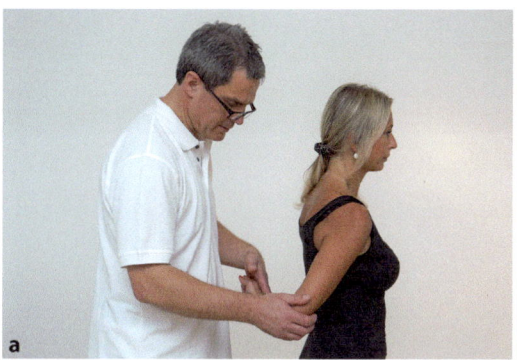
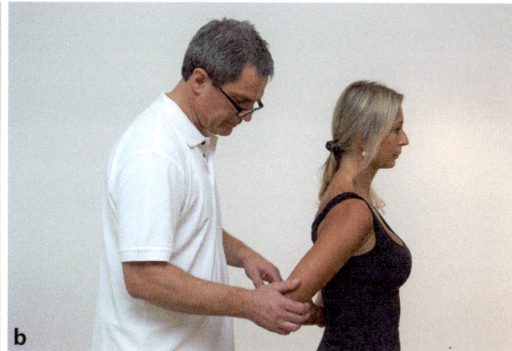

Abb. 2.13a,b Innenrotations-Lag-Zeichen: Dabei wird die Hand des Patienten hinter den Rücken geführt und vom Rücken abgehoben, sodass die Schulter maximal innenrotiert ist. Der Patient wird aufgefordert, diese Position zu halten (**a**). Bei einer Läsion des M. subscapularis kommt es beim Loslassen der Hand zu einem spontanen Zurückschwingen (Außenrotieren) des Arms, und die Hand sinkt gegen den Rücken (**b**)

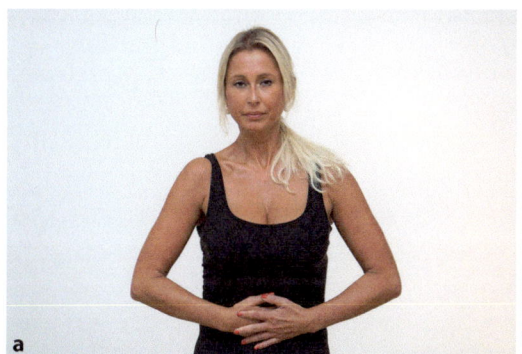
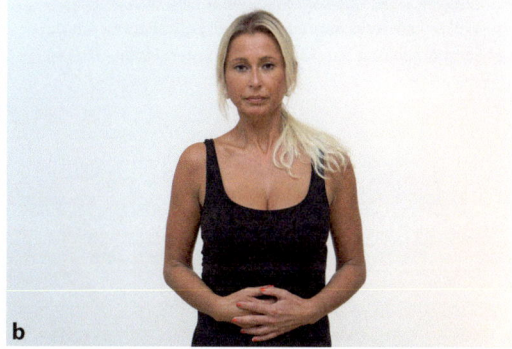

Abb. 2.14a,b Belly-Press-Test (Napoleon-Zeichen): Der Patient drückt den im Ellenbogengelenk gebeugten Unterarm bei geradem Handgelenk gegen den Bauch und versucht dabei, den Ellenbogen in Körperebene zu halten (**a**). Liegt eine Ruptur der Subscapularissehne vor, so kommt es zu einem Absinken des Ellenbogengelenks nach dorsal und zu einer Flexion im Handgelenk (**b**). Bei unauffälligem Test kann dennoch eine Subscapularisruptur vorliegen

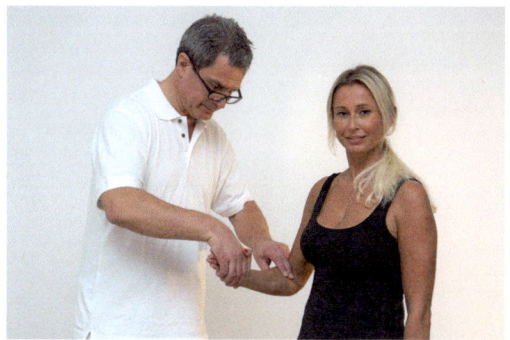
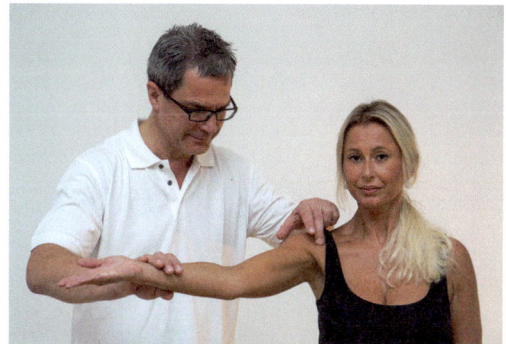

Abb. 2.15 Yergason-Test: Der Patient beugt den Ellenbogen rechtwinklig und proniert den Unterarm. Gegen den Widerstand des Untersuchers versucht er, den Unterarm zu supinieren und im Ellenbogen weiter zu beugen. Der Test ist positiv, wenn dadurch Schmerzen im Bereich des Sulcus intertubercularis ausgelöst werden (lange Bizepssehne)

Abb. 2.16 Palm-up-Test: Anheben des Arms gegen Widerstand. Bei 90° Elevation mit Supination des gestreckten Ellenbogens ist der Test positiv, wenn Schmerzen im Sulcus intertubercularis auftreten. Dies spricht für eine Tendopathie der langen Bicepssehne.

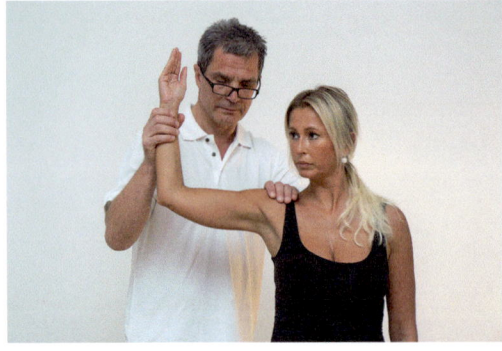
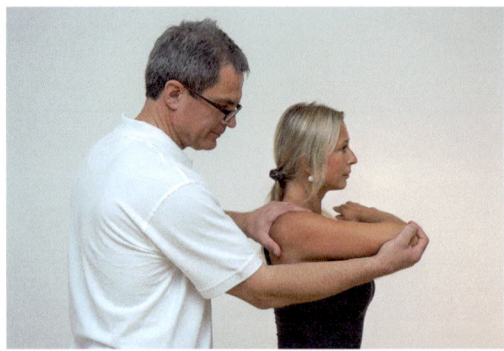

Abb. 2.17 Vorderer Apprehensiontest: Nach stattgehabter vorderer Schulterluxation kann eine vordere Gelenkinstabilität bestehen. Der Untersucher abduziert den Arm 90°, beugt ihn im Ellenbogengelenk 90° und rotiert ihn nach außen. Gleichzeitig drückt er mit dem Daumen von hinten auf den Humeruskopf. Bei ventraler Instabilität wird dadurch eine muskuläre Abwehrspannung ausgelöst. Der Patient empfindet Schmerzen und hat Angst, die Schulter würde luxieren

Abb. 2.18 Hinterer Apprehensiontest: Die hintere Schultergelenkstabilität kann bei 90° antevertiertem Schultergelenk durch Druck auf den Oberarm nach dorsal bei gleichzeitig fixierter Skapula überprüft werden. Eine Schmerzangabe und Luxationstendenz sprechen für eine hintere Schulterinstabilität, der hintere Apprehensiontest ist dann positiv

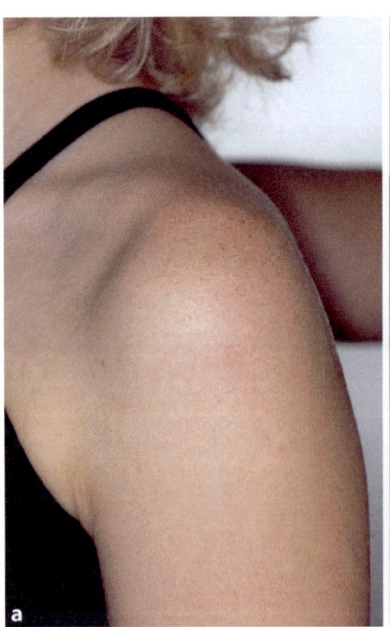
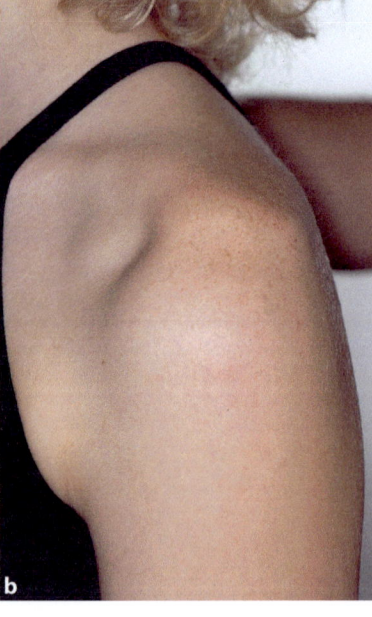

Abb. 2.19a,b „Sulcus sign": Der Untersucher zieht den locker hängenden Arm des Patienten nach kaudal. Bei unteren Instabilitäten wird unterhalb des lateralen Akromions eine Delle sichtbar

2.2 · Schulter

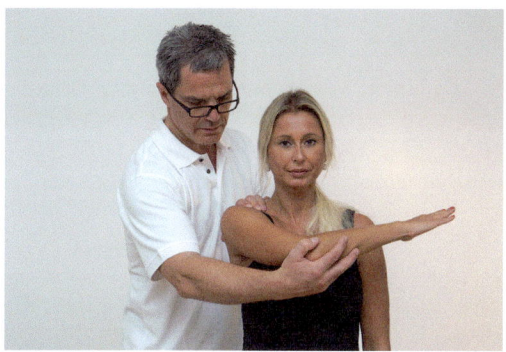

Abb. 2.20 Horizontaladduktionstest (Cross-Body-Test): Bei Pathologien im Schultereckgelenk (z. B. Arthrose) kann eine Schmerzsymptomatik im Schultereckgelenk durch Adduktion des 90° antevertierten Oberarms provoziert werden

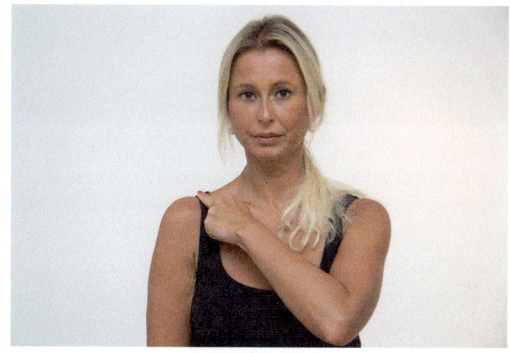

Abb. 2.21 Fingerzeigetest: Der Patient wird nach der Schmerzlokalisation gefragt. Bei Schmerzen im Schultereckgelenk wird er einen punktförmigen Schmerz angeben und mit dem Finger auf das Schultereckgelenk zeigen (positiver Fingerzeigetest)

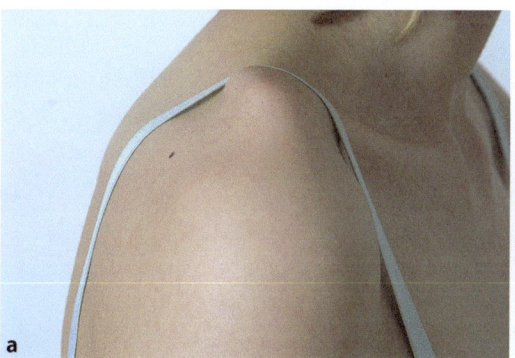
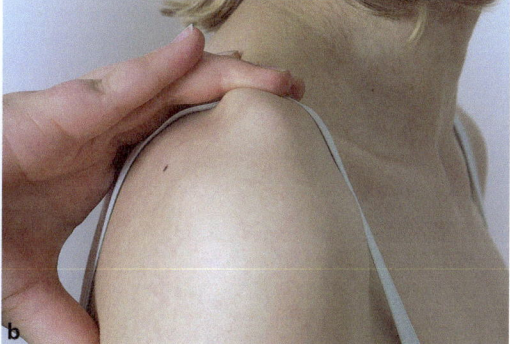

Abb. 2.22a,b Klaviertastenphänomen: Bei Instabilitäten der Klavikula kann diese wie eine Klaviertaste nach unten gedrückt werden

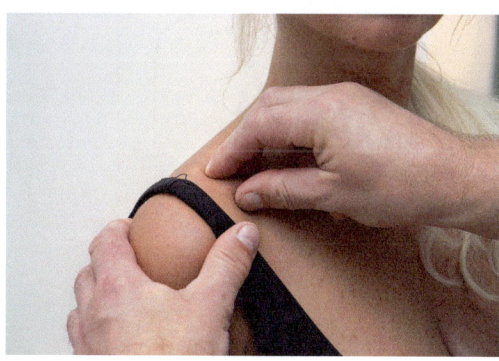

Abb. 2.23 Prüfung der a.-p.-Verschieblichkeit der Klavikula im Akromioklavikulargelenk

Tab. 2.6 Neurologie		
Reflexe	Bizepssehne (C5) Trizepssehne (C7) Radiusperiost (C6)	Lebhaft/abgeschwächt/nicht auslösbar/gesteigert (rechts/links)
Sensibilität	Dermatom (segmental bzw. einem Nerven zuzuordnen/nicht genau zuzuordnen) (Abb. 2.24)	Hypästhesie/Parästhesie/Dysästhesie (rechts/links)
Motorik	Schulterheben (C3–5) Schulterabduktion (C5/6) Ellenbogenbeugung (C5/6) Ellenbogenstreckung (C7) Pronation (C6–Th1) Supination (C5/6) Handbeugung (C6–Th1) Handstreckung (C6/7) Fallhand (N. radialis) (Abb. 2.55) Schwurhand (N. medianus) (Abb. 2.56) Krallhand (N. ulnaris) (Abb. 2.57)	Intakt/abgeschwächt (M5–M0, rechts/links)

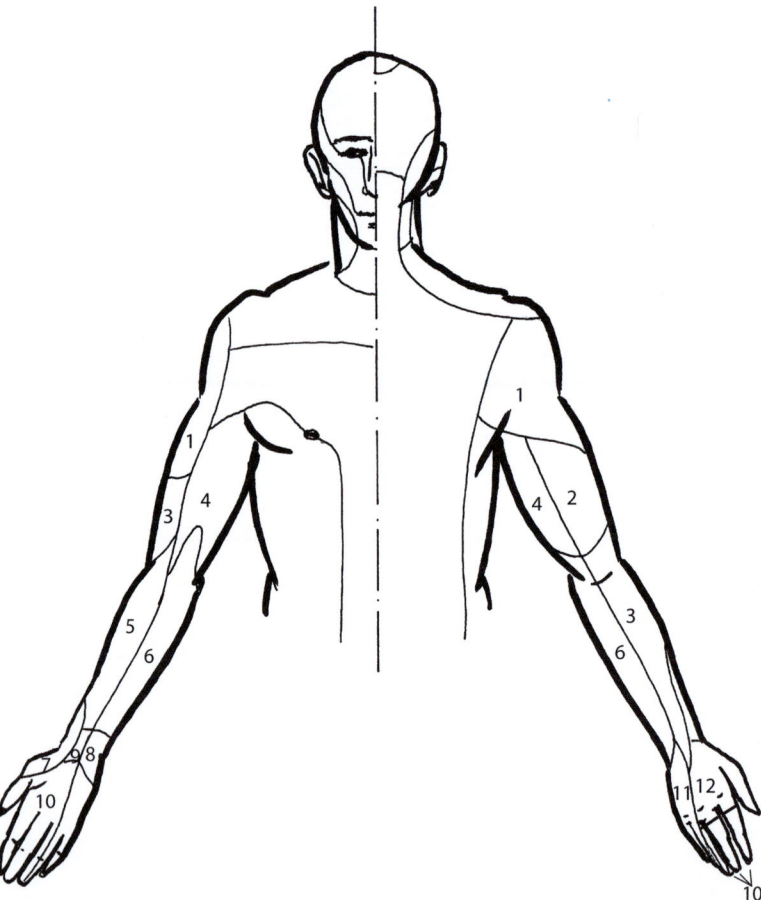

Abb. 2.24 Periphere sensible Innervation des Rumpfes und der oberen Extremitäten (Vorder- und Rückansicht). 1 N. cutaneus brachii lateralis (N. axillaris); 2 N. cutaneus brachii posterior (N. radialis); 3 N. cutaneus antebrachii posterior (N. radialis); 4 N. cutaneus brachii medialis; 5 N. cutaneus antebrachii lateralis (N. musculocutaneus); 6 N. cutaneus antebrachii medialis (Plexus brachialis); 7 Ramus superficialis n. radialis; 8 Ramus superficialis n. ulnaris; 9 R. palmaris n. mediani; 10 N. medianus; 11 N. ulnaris; 12 N. radialis

Tab. 2.7 Durchblutung

Arterien	A. axillaris A. radialis	Kräftig/schwach/nicht tastbar (rechts/links)
Venen	Venöse Stauung	Keine/vorhanden (rechts/links)
Kapillarpuls	Fingerkuppen	Sichtbar/nicht sichtbar

2.2.2 Leitsymptome

Die Leitsymptome der Schulter zeigt ◘ Tab. 2.8.

Tab. 2.8 Leitsymptome der Schulter

Anamnese	Schmerz	Lokalbefund, Funktionstests	Sensible Störung	Motorische Störung	Spricht für
Patienten meist älter als 40 Jahre, akute oder subakute Funktionsstörung	Nach Anheben einer Last oder Sturz plötzlich Schulterschmerzen oder spontane Schmerzen nachts, zunehmend auch tags	Schwächung der Rotation und Abduktion (bis hin zur Pseudoparalyse), positiver „painful arc", lokaler Druckschmerz, schmerzhafte Bewegungen gegen Widerstand	Keine	Keine	Rotatorenmanschettenruptur
Meist Frauen mittleren Alters, chronisch bis subakute Schulterschmerzen	Schmerzen am proximalen Oberarm	Lokaler Druckschmerz am proximalen Oberarm, evtl. Einschränkung der Beweglichkeit	Keine	Keine	Tendinitis calcarea
Rotatorenmanschetten- oder Bizepssehnenläsion, Tendinitis calcarea (oft primär nicht bekannt), Funktionsstörung	(Schmerzbedingte) Schonhaltung	Einschränkung von Abduktion, Außenrotation und Nackengriff, lokaler Druckschmerz	Keine	Keine	Sekundäre Schultersteife
Meist Frauen (40–60 Jahre), phasenhafter Verlauf von Schmerz und Bewegungseinschränkung	Relativ akute Schmerzen, v. a. nachts, lassen nach, während die Beweglichkeit abnimmt	Endgradig schmerzhafte Einschränkung der Beweglichkeit (stetig zunehmend)	Keine	Keine	Primäre Schultersteife (Stadium I–II)

◘ **Tab. 2.8** *(Fortsetzung)*

Anamnese	Schmerz	Lokalbefund, Funktionstests	Sensible Störung	Motorische Störung	Spricht für
Rezidivierende Schulterluxationen nach primär traumatischer Schulterluxation	Schmerzen bei Luxation, können mit häufiger auftretenden Luxationen geringer werden	Positiver vorderer Apprehensiontest, positives „sulcus sign", evtl. positiver hinterer Gerber-Test	Keine	Keine	Posttraumatisch rezidivierende Schulterluxation
Oberarmfraktur, Druckschädigung am Oberarm	Nur bei Trauma	Kraftlosigkeit beim Zufassen	Nur an der Hand: Hypästhesie an Thenar, Hohlhand und palmarer Seite der radialen 3½ Finger	Schwurhand	Schädigung des N. medianus am Oberarm
Humerusschaftfraktur, Achselstütze, Schlafen auf einer Parkbank, Kraftlosigkeit von Arm und Hand	Nur bei Trauma	Freie passive Beweglichkeit, aktive Dorsalextension im Handgelenk nicht möglich	Hypästhesie radial/dorsal an 2½ Fingern	Fallhand	Schädigung des N. radialis am Oberarm
Meist als Kind erste Vorstellung wegen auffälligem Schulterrelief, hypoplastischem Gesichtsschädel und Progenie	Keine	Schultern können vor der Brust regelrecht zusammengeklappt werden	Keine	Keine	Dysostosis cleidocranialis

2.2.3 Erkrankungen

Klinische Krankheitsbilder

- Habituelle Schulterluxation

Glenohumerale Instabilität, die mit wiederholten atraumatischen Luxationen der Schulter einhergeht. Nach der Richtung der Instabilität werden vordere und untere (am häufigsten) sowie hintere Luxationen unterschieden. Die untere Luxation ist meist mit einer vorderen oder hinteren kombiniert. Luxationen in eine Richtung werden als unidirektional, in mehrere Richtungen als multidirektional bezeichnet. Den Luxationen gehen häufig Subluxationen voraus oder sie begleiten diese. Es werden außerdem willkürliche und paralytische Luxationen unterschieden.

- **Ätiologie:** Atraumatische Genese (ohne Unfallereignis). Allgemeine Kapsel- und Bänderlaxizität. Angeborene Fehlbildungen von Humeruskopf, Gelenkpfanne und Bändern. Paralytische Luxationen treten bei Lähmungen der Schultermuskulatur auf.
- **Anamnese:** Die habituelle Schulterluxation wird fast immer anamnestisch beschrieben. Subluxationen oft schon im Kindesalter, die nicht immer bewusst erlebt werden. Luxationen oder Subluxationen im Jugendalter ohne Trauma, meist beim Sport. Relativ leicht

reponierbar. Beide Schultern können betroffen sein. Häufige Rezidivluxationen. Die willkürliche Luxation tritt bereits im Kindesalter auf (dann aber meist nach dorsal). Hier öfter auffällige Psyche.
- **Untersuchung:** In der Regel stellen sich die Patienten mit nicht luxierter Schulter vor. Eine laterale Delle im Schulterrelief und eine Zwangshaltung des Arms sind bei vorliegender Luxation nicht immer augenfällig. Je nach Richtung der Luxation ist der entsprechende Stabilitätstest positiv (vorderer Apprehensiontest ◘ Abb. 2.17, „sulcus sign" ◘ Abb. 2.19, positiver hinterer Apprehensiontest ◘ Abb. 2.18). Ein tastbares Schnappen kann auftreten. Oft Hypermobilität auch der anderen Gelenke.
- **Diagnostik:** Röntgen der Schulter in 2 Ebenen und spezielle Zielaufnahmen (Beurteilung der knöchernen Verhältnisse). CT (mit Arthrographie), MRT, Sonographie (Beurteilung von Muskulatur, Sehnen, Labrum).
- **DD:** Deutlich abzugrenzen von der traumatischen und der posttraumatisch rezidivierenden Schulterluxation.

- **Neuralgische Schultermyatrophie (Plexusneuritis)**

Akute, intensive Schulterschmerzen in der Schulter-Arm-Region. Es folgen motorische und seltener auch sensible Ausfälle überwiegend in den oberen Armplexusanteilen (C5/C6).
- **Ätiologie:** Unbekannt.
- **Anamnese:** Anfallsartige, intensive Schmerzen in der Schulter mit Ausstrahlung in den Arm. Charakter eher diffus. Nach wenigen Tagen hängt der Arm schlaff und in Innenrotation herab. Den Paresen folgen Atrophien der Muskulatur.
- **Untersuchung:** Beweglichkeit der HWS ist frei! Lähmung der Abduktion (◘ Abb. 2.5) und Außenrotation (◘ Abb. 2.6) in der Schulter. Oft Scapula alata (◘ Abb. 1.24). Sensible Ausfälle über dem M. deltoideus und dem radialen Unterarm treten seltener auf (◘ Abb. 1.11).
- **Diagnostik:** Röntgen der HWS in 2 Ebenen und halbschräg (Ausschluss degenerativer Veränderungen, knöcherner Destruktionen) sowie der Schulter in 2 Ebenen, neurologisches Konsil.
- **DD:** Radikuläres zervikales Kompressionssyndrom, Karpaltunnelsyndrom, Kompression des N. ulnaris, Engpasssyndrom, Rucksacklähmung.

- **Scapula alata**

Einseitiges Abstehen der Skapula von der Thoraxwand.
- **Ätiologie:** Schädigung des N. thoracicus longus und daraus resultierende Schwäche des M. serratus anterior. Selten komplette Parese. Meist idiopathisch, auch durch Druck („Rucksacklähmung") oder Trauma oder als Lagerungsschaden bei Narkosen und Gipsimmobilisation. Ebenfalls bei neuralgischer Schultermyatrophie, Infektionen und progressiver Muskeldystrophie.
- **Anamnese:** Flügelartiges Abstehen der Skapula, in erster Linie als kosmetisches Problem. (Bei der neuralgischen Schultermyatrophie vorangegangene anfallsartige Schulterschmerzen; siehe oben).
- **Untersuchung:** Beim Abstützen mit beiden Händen nach vorn gegen die Wand oder beim Liegestütz wird die Tendenz der Skapula abzustehen sofort sichtbar (◘ Abb. 1.24).
- **Diagnostik:** Röntgen der Schulter in 2 Ebenen (Ausschluss pathologischer knöcherner Veränderungen).
- **DD:** Sprengel-Deformität, Exostose, Parese des N. accessorius (hier ist die Skapula lateralisiert, Schultertiefstellung), Dystrophia musculorum progressiva (fazioskapulohumeraler Typ), neuralgische Schultermyatrophie (Plexusneuritis).

- **Schulterblattkrachen (skapulothorakales Syndrom)**

Schnappen oder „Krachen" bei Bewegungen der Skapula.
- **Ätiologie:** Haltungsfehler, Verspannungen der Muskulatur, Bursitis, Rippenbuckel bei Skoliose, Formveränderungen der Skapula (Kallus, Exostosen), Tumoren.
- **Anamnese:** Schnappen hinter der Skapula, auch willkürlich auslösbar. Manchmal schmerzhaft.
- **Untersuchung:** Palpation der Skapula mit der Handfläche. Bei Bewegung ist das Schnappen

tastbar, manchmal auch hörbar. Druckschmerz und Muskelhartspann am medialen Skapularand.
- **Diagnostik:** Röntgen der Schulter in 2 Ebenen (Ausschluss pathologischer knöcherner Veränderungen).
- **DD:** Alle ätiologisch bedeutsamen Erkrankungen.

- Subscapularistendopathie

Degenerative Veränderung der Sehne des M. subscapularis, deren Gleitgewebe und der Ansatzstelle.
- **Ätiologie:** Multifaktoriell: u. a. Ernährungsstörungen, paradoxe arterielle Ischämie bei Sportlern durch erhöhten Stoffwechsel unter Belastung (z. B. durch unphysiologisches Trainingsprogramm), degenerativ.
- **Anamnese:** Meist junge Patienten. Schmerzen bei plötzlicher Anspannung des vorgedehnten Muskels (Tennis, Speerwurf). Auch als Belastungsschmerz bei Frauen zwischen dem 40. und 60. Lebensjahr.
- **Untersuchung:** Druckschmerz über dem Tuberculum minus. Positiver „painful arc" (◘ Abb. 2.9), positiver Jobe-Test (◘ Abb. 2.10) und positiver Impingementtest nach Neer (◘ Abb. 2.7). Schmerzen bei Innenrotation gegen Widerstand (◘ Abb. 2.11).
- **Diagnostik:** Röntgen der Schulter in 2 Ebenen (Ausschluss pathologischer knöcherner Veränderungen), Sonographie (Ausschluss einer Rotatorenmanschettenruptur und einer Bizepssehnenläsion).
- **DD:** Primäres und sekundäres Impingementsyndrom.

- Primäre Schultersteife

Reversible und in 3 charakteristischen Stadien ablaufende Schultersteife. Geht mit einer passageren, ausgeprägten Schrumpfung der Kapsel einher, die sich zum Ende der Erkrankung langsam spontan wieder zurückbildet. Die Dauer jedes Stadiums beträgt 4–6 Monate, der gesamte Krankheitsverlauf 12–18 Monate. Tritt seltener als die sekundäre Schultersteife auf.
- **Ätiologie:** Nicht geklärt. Lokale Immunreaktion mit genetischer Disposition wird diskutiert. In der Anamnese oft Zervikalsyndrom, Herzinfarkt, Mastektomie, Hemiplegie, Pancoast-Tumor, Medikamente (Barbiturate).
- **Anamnese:** Prädilektionsalter 40.–60. Lebensjahr, besonders Frauen betroffen. Oft ist der nicht dominante Arm betroffen. *Stadium I (Schmerzphase):* Zunehmende Schmerzen, v. a. nachts und bei Überkopfarbeiten. Liegen auf der betroffenen Schulter nicht möglich. Kaum bemerkte, geringe Funktionsstörung. *Stadium II (Einsteifungsphase):* Nachlassen der Schmerzen (nur noch bei ruckartigen Bewegungen). Zunehmende Einsteifung des Schultergelenks. Deutliche Funktionsbehinderung in Alltag und Beruf. *Stadium III (Reparationsphase):* Weiterer Rückgang der Schmerzen. Ohne spezielle Behandlung tritt eine langsame Verbesserung der Beweglichkeit ein.
- **Untersuchung:** *Stadium I:* Beweglichkeit zunächst nicht eingeschränkt. Schmerz anfangs nur bei einzelnen Bewegungen. *Stadium II:* Deutliche Muskelatrophie. Abduktion nur noch durch Außenrotation der Skapula. Endgradige Bewegungsschmerzen bei passiver Prüfung der (stark eingeschränkten) Beweglichkeit (Kapselmuster). *Stadium III:* Zunehmend wird ein fast physiologisches Bewegungsausmaß erreicht (◘ Abb. 2.4, ◘ Abb. 2.5, ◘ Abb. 2.6).
- **Diagnostik:** Röntgen der Schulter in 2 Ebenen (Ausschluss pathologischer knöcherner Veränderungen, Tendinitis calcarea), Sonographie (Ausschluss einer Bursitis subacromialis), Arthrographie (Nachweis der Kapselschrumpfung).
- **DD:** Sekundäre Schultersteife, Trauma, obere Armplexusparese.

- Sekundäre Schultersteife

Schmerzhafte Bewegungseinschränkung der Schulter, die durch ein äußeres Ereignis oder eine andere Erkrankung der Schulter ausgelöst wird. Im Gegensatz zur primären Schultersteife spielt die Schrumpfung der kompletten Kapsel hier eine untergeordnete Rolle. Tritt deutlich häufiger auf als die primäre Schultersteife.
- **Ätiologie:** Primäres oder sekundäres Impingementsyndrom (Rotatorenmanschetten-

läsionen, Tendinitis calcarea, Bizepssehnenläsionen). Degenerative und entzündliche Erkrankungen der Gelenke des Schultergürtels. Folge auch von zervikal oder abdominal fortgeleiteten Schmerzen, Frakturen, Luxationen.
- **Anamnese:** Schmerzbedingte Schonhaltung des Arms führt zur Einschränkung der Außenrotation (◘ Abb. 2.6) und Abduktion (◘ Abb. 2.5). Bei diesen Bewegungen (z. B. Kämmen) wird typischerweise die Schulter hochgezogen. Kein phasenhafter Verlauf von Schmerz und Bewegungseinschränkung.
- **Untersuchung:** In Abhängigkeit vom primären Schädigungsort können lokale Druckschmerzen z. B. subakromial, am Tuberculum majus oder minus bzw. über dem Sulcus intertubercularis bestehen. Die Beweglichkeit (v. a. Abduktion [◘ Abb. 2.5] und Außenrotation [◘ Abb. 2.6], Nackengriff [◘ Abb. 2.3]) ist eingeschränkt.
- **Diagnostik:** Röntgen der Schulter in 2 Ebenen (Ausschluss pathologischer knöcherner Veränderungen). Sonographie, evtl. (Arthropneumo-)CT, MRT (Nachweis von pathologischen Veränderungen der Rotatorenmanschette, Bizepssehne und Bursa subacromialis).
- **DD:** Alle ätiologisch bedeutsamen Erkrankungen, primäre Schultersteife.

- **Klavikulapseudarthrose (erworbene)**
Falschgelenkbildung der Klavikula
- **Ätiologie:** Ungenügende Reposition bzw. Fixation bei konservativer Behandlung einer Klavikulafraktur (selten) oder unzureichende operative Stabilisierung (z. B. mittels Kirschner-Drähten, häufiger).
- **Anamnese:** Verdacht auf Pseudarthrose bei mehr als 8 Wochen persistierenden Schmerzen nach Klavikulafraktur. Ruhe- und besonders Belastungsschmerz. Kraftlosigkeit, Parästhesien. Durchblutungsstörungen möglich.
- **Untersuchung:** Veränderung des Oberflächenreliefs möglich, lokaler Druckschmerz, tastbare Stufe oder auch Auftreibung. Abnorme Beweglichkeit möglich, evtl. positiver Adson-Test (◘ Abb. 1.13), evtl. Klaviertastenphänomen (◘ Abb. 2.22).
- **Diagnostik:** Röntgen der Klavikula a.-p. (Nachweis der Pseudarthrose).
- **DD:** Kostoklavikuläres Syndrom.

- **Sternoklavikuläre Hyperostose**
Versteifung des Sternoklavikulargelenks durch Verknöcherung der sternokostoklavikulären Bänder und massive Knochenbildung zwischen Sternum, Klavikula und erster Rippe.
- **Ätiologie:** Nicht bekannt.
- **Anamnese:** Meist bilateral im Alter von 30–50 Jahren. Schmerzen im Akromioklavikulargelenk.
- **Untersuchung:** Lokale Schwellung und tastbare Auftreibung des medialen Klavikulaendes. Später lokaler Druckschmerz am Akromioklavikulargelenk.
- **Diagnostik:** Röntgen der Klavikula a.-p. (Beurteilung der knöchernen Konfiguration der Klavikula).
- **DD:** Tietze-Syndrom, Sternoklavikulargelenkarthritis, Sternoklavikulargelenksubluxation.

- **Impingementsyndrom (Supraspinatussehnensyndrom)**
Schmerzhafte Funktionsstörung der Schulter, die durch ein Anstoßen der subakromialen Weichteile am Vorderrand des Schulterdachs und/oder des Akromions entsteht, insbesondere beim Abspreizen des Arms. Daraus folgende Impingementläsionen können die Rotatorenmanschette, die Bursa subacromialis und die lange Bizepssehne betreffen.
  Primäres Impingement (Outlet-Impingement): Mechanische Einengung im Bereich der Artikulationsfläche der Supraspinatussehne zwischen Akromioklavikulargelenk, vorderem Akromion, Lig. coracoacromiale und Processus coracoideus (Supraspinatus-Outlet). **Sekundäres Impingement** (Non-Outlet-Impingement): Funktionelle Einengung des subakromialen Raums. Subakromiale Konfliktsituation durch Volumenzunahme der subakromialen Weichteile und Hochstand des Humerus.
- **Ätiologie:**
  - **Primäres Impingement:** Angeborene Formveränderungen des vorderen Akromiondrittels, kaudale Osteophyten am Akromioklavikulargelenk und posttrauma-

tische Lageveränderungen des Processus coracoideus.
- **Sekundäres Impingement:** Chronische Bursitis subacromialis, Tendinitis calcarea, Rupturen der Rotatorenmanschette oder der langen Bizepssehne, glenohumerale Instabilität (habituelle und traumatische Schulterluxation), Schultersteife, Pseudarthrose des Tuberculum majus, zu tief implantierte Prothese.
- **Anamnese:**
  - **Primäres Impingement:** *Stadium I* (Ödem und Einblutung): Schmerzen bei Überkopftätigkeiten, bevorzugt bei jungen, Sport treibenden Patienten unter 25 Jahren. Symptome reversibel. *Stadium II* (Fibrosierung der Bursa und Tendinitis): Schmerzen nach Belastung, typischerweise an der Außenseite des proximalen Oberarms. Tritt bevorzugt im Alter von 25–40 Jahren auf. Die Symptome sind meist reversibel. *Stadium III* (Ruptur der Rotatorenmanschette): Bewegungsabhängiger chronischer Schulterschmerz, nächtlicher Ruheschmerz, Pseudoparalyse, Symptome nicht reversibel. Die Stadien sind klinisch nicht immer sicher zu differenzieren. Wichtig ist die Abgrenzung gegenüber anderen Schmerzursachen!
  - **Sekundäres Impingement:** Schulterschmerzen, Funktionsstörungen, Alter und Verlauf werden durch die Ursache bestimmt.
- **Untersuchung:**
  - **Primäres Impingement:** Druckschmerz an Tuberculum majus und minus, am Sulcus intertubercularis, ventral subakromial und am Processus coracoideus (◘ Abb. 2.8). Aktive Elevation schmerzhafter als passive. Positiver Impingementtest nach Neer (◘ Abb. 2.7). Krepitation. Positiver „painful arc" (◘ Abb. 2.9). Abduktion gegen Widerstand schmerzhaft (M. supraspinatus; ◘ Abb. 2.11). Positiver Jobe-Test (◘ Abb. 2.10). Möglich auch: Außenrotation gegen Widerstand schmerzhaft (M. infraspinatus). Linderung durch subakromialen LA-Test. Schwäche der Abduktion und Rotation gegen Widerstand bei Ruptur der Rotatorenmanschette. Aktive und passive Einschränkungen der Beweglichkeit möglich.
  - **Sekundäres Impingement:** Abhängig von den Differenzialdiagnosen: Chronische Bursitis subacromialis, Tendinitis calcarea, Rotatorenmanschettenruptur, Bizepssehnenruptur, glenohumerale Instabilität (habituelle und traumatische Schulterluxation), Schultersteife.

> Es ist wichtig, zwischen primärem und sekundärem Impingement zu unterscheiden, da hiervon das therapeutische Vorgehen ganz wesentlich beeinflusst wird. Das primäre Impingement erfordert eine konservative oder operative Therapie, ggf. mit Rekonstruktion der Rotatorenmanschette. Beim sekundären Impingement muss die Ursache des Raumkonflikts beseitigt werden, weil sich sonst unter Umständen das Impingement verstärkt.

- **Diagnostik:** Röntgen der Schulter in 2 Ebenen, Sonographie (Nachweis bzw. Ausschluss der ätiologisch bedeutsamen Veränderungen).

Bursitis subacromialis

Kein eigenständiges Krankheitsbild. Tritt begleitend im chronischen und im akuten Stadium der Tendinitis calcarea sowie bei chronischer Polyarthritis und anderen Krankheitsbildern der Schulter auf.

Tendinitis calcarea (kalzifizierende Tendopathie)

Nicht degenerative Erkrankung mit herdförmiger Ablagerung von Verkalkungen in den Sehnen der Rotatorenmanschette. Dies geht zu Beginn mit einer Minderdurchblutung und zellinduzierten „kreideartigen" Kalkablagerung im Inneren der Sehne einher. Die Verkalkung kann sich allmählich vergrößern. Sie löst sich meist später innerhalb weniger Tage unter akuten Schmerzen wieder auf (akutes Stadium).

- **Ätiologie:** Nicht bekannt, aber sicher nicht degenerativ.
- **Anamnese:** Meist Frauen mittleren Alters. Im *latenten Stadium* meist klinisch nicht auffällig. Im *chronischen Stadium* chronische bis

subakute Schmerzen. *Akutes Stadium:* Heftiger Tag- und Nachtschmerz, schmerzbedingte Reduktion der Beweglichkeit, dauert einige Tage. *Reparationsstadium:* Abklingende Schmerzen, Rezidive möglich.
- **Untersuchung:** Im *chronischen Stadium* lokaler Druckschmerz über dem Kalkdepot am proximalen Oberarm. Einschränkung der Beweglichkeit möglich (◘ Abb. 2.3, ◘ Abb. 2.4, ◘ Abb. 2.5, ◘ Abb. 2.6). Positiver Jobe-Test (◘ Abb. 2.10). Positiver Impingementtest nach Neer (◘ Abb. 2.7). *Akutes Stadium:* Schulter oft gering geschwollen und überwärmt, sehr starke Druckempfindlichkeit! Aktive und passive Beweglichkeit schmerzhaft eingeschränkt. *Reparationsstadium:* Noch (rückläufiger) lokaler Druckschmerz, Normalisierung des aktiven und passiven Bewegungsausmaßes.
- **Diagnostik:** Röntgen der Schulter in 2 Ebenen, Sonographie (Nachweis des Kalkherdes, Ausschluss differenzialdiagnostisch bedeutsamer Erkrankungen).
- **DD:** Sekundäres Impingement. Im akuten Stadium: Eitrige Omarthritis, Arthritis urica der Schulter, Pseudogicht.

Angeborene Fehlbildungen und Stoffwechseldefekte

- **Sprengel-Deformität (kongenitaler Skapulahochstand)**

Angeborener Schulterblatthochstand, einhergehend mit einer kraniomedialen Verschiebung und Außenrotation der Skapula. Oft kombiniert mit einer Verkleinerung und Verplumpung der Skapula.
- **Ätiologie:** Angeboren, wahrscheinlich erbliches Leiden, evtl. auch exogen (Embryopathie).
- **Anamnese:** Meist einseitig. Frauen sind häufiger als Männer betroffen. Meistens in Kombination mit anderen Fehlbildungen (Skoliose, Rippenanomalien, Klippel-Feil-Syndrom, Spina bifida u. a.). Verkürzung des M. levator scapulae. Hochstehendes Schulterblatt.
- **Untersuchung:** Auffällig ist der Hochstand der Skapula bei der Inspektion (des Kindes) von hinten. Bei gleichzeitigem Klippel-Feil-Syndrom wird dieser Eindruck durch das sog. Flügelfell (Pterygium colli) verstärkt. Die Beweglichkeit ist im Schultergelenk häufig völlig frei und im skapulothorakalen Gelenk eingeschränkt.
- **Diagnostik:** Röntgen der Skapula a.-p. und der HWS in 2 Ebenen (Nachweis des Hochstands der Skapula, Ausschluss von Begleiterkrankungen der HWS).

- **Dysostosis cleidocranialis**

Kommt relativ selten vor. Systemerkrankung, die mit einer Störung der desmalen Ossifikation mit Hypo- bis Aplasie insbesondere an Schädel und Klavikula einhergeht.
- **Ätiologie:** Angeboren, dominanter Erbgang.
- **Anamnese:** Vorherrschend ist die ein- (meist rechts-) oder doppelseitige, partielle oder totale Aplasie der Schlüsselbeine. Kombination mit Verkürzung der Schädelbasis, hypoplastischem Gesichtsschädel, Hypoplasie des Oberkiefers mit Progenie sowie Aplasie der Symphyse und Coxa vara möglich.
- **Untersuchung:** Bei totaler Aplasie lassen sich die Schultern vor der Brust regelrecht zusammenklappen. Bei partieller Aplasie liegt eine vermehrte Schulterbeweglichkeit vor.
- **Diagnostik:** Keine.
- **DD:** Pyknodysostose (Kombination mit Osteopetrose, der sog. Marmorknochenkrankheit)

- **Arthritis urica der Schulter**

An der Schulter sehr selten! Entzündliche Veränderungen des Schultergelenks, die durch die Ablagerung von Uratkristallen im Gelenk und in den periartikulären Weichteilen gekennzeichnet ist und sich als akute Arthritis oder chronische Arthropathie manifestiert. Der akute Gichtanfall der Schulter nennt sich Omagra.
- **Ätiologie:** *Primär* bei Purinstoffwechselstörung aufgrund eines genetischen Enzymdefekts. Verminderte renale Harnsäureausscheidung oder vermehrte Synthese. Wesentlicher Manifestationsfaktor ist die Überernährung. *Sekundär* bei hämatologischen Erkrankungen mit vermehrtem Zelluntergang oder Krankheiten, die mit einer gestörten Nierenfunktion einhergehen.
- **Anamnese:** Schubhafter Verlauf. Ähnelt im akuten Schub der Infektarthritis mit Rötung,

Schwellung und Funktionsstörung. Starke Schmerzen. Dauert meist Tage oder Wochen. Nach dem akuten Anfall immer kürzer werdende beschwerdefreie Intervalle (falls keine Behandlung erfolgt).
- **Untersuchung:** Im Schub massive Schwellung, Rötung und Hyperthermie, Schonhaltung, starker Druck- und Bewegungsschmerz.
- **Diagnostik:** Röntgen der Schulter in 2 Ebenen (Ausschluss knöcherner Destruktionen, Tendinitis calcarea), Labor (Leukozytose, mäßig erhöhte BSG, erhöhte Harnsäurewerte).
- **DD:** Omarthritis (akut rheumatisch, unspezifisch und spezifisch entzündlich), Pseudogicht, Tendinitis calcarea (akutes Stadium).

- **Pseudogicht (Chondrokalzinose)**

Arthritis des Schultergelenks, die durch die Ablagerung von Mikrokristallen (Kalziumpyrophosphatkristalle) entsteht. Anamnese und Symptomatik ähneln sehr der Gicht. Führt bei chronischem Verlauf zur Arthropathie.
- **Ätiologie:** Ungeklärte Stoffwechselstörung, geht u. a. mit Ausfällungen von Kalziumpyrophosphatkristallen in der Synovia und der Synovialis einher.
- **Anamnese:** Meist ältere Patienten. Ähnlich der Gicht, aber abgeschwächter Verlauf.
- **Untersuchung:** Schwellung, Rötung und Hyperthermie, Schonhaltung, Druck- und Bewegungsschmerz.

> Durch abgeschwächten Verlauf an Schulter und Knie ist die Verwechslung mit einem arthritischen Reizzustand bei aktivierter Arthrose möglich.

- **Diagnostik:** Röntgen der Schulter in 2 Ebenen (Beurteilung der knöchernen Ausgangssituation, Ausschluss pathologischer Veränderungen des Knochens), Gelenkpunktat (Polarisationsmikroskopie).
- **DD:** Arthritis urica, rheumatische Arthritis, aktivierte Arthrose, Infektarthritis, spezifische Omarthritis.

Degenerative Erkrankungen
- **Bizepssehnenläsionen**

Damit werden alle degenerativen und (die seltenen) traumatischen Veränderungen der Sehne und ihres Halteapparats bezeichnet. Man unterscheidet Tendopathien, Rupturen und Instabilitäten der Bizepssehne.

- **Tendopathie der Bizepssehne**

Degenerative Veränderung der Bizepssehne. Selten isoliert, oft in Kombination mit einer Schädigung der Supraspinatussehne und einer Fibrosierung der Bursa subacromialis im Rahmen eines Impingementsyndroms (Stadium II)
- **Ätiologie:** Degenerativ. Eine starke subakromiale Friktionsbelastung infolge eines primären oder sekundären Impingements und die Rotatorenmanschettenruptur begünstigen die Entwicklung degenerativer Veränderungen an der Sehne und im Sulcus intertubercularis.
- **Anamnese:** Ständige Überkopfaktivitäten: Schwimmen, Tennisspielen, Golfen. Schmerzen im vorderen Schulterbereich.
- **Untersuchung:** Lokaler Druckschmerz im Sulcus intertubercularis (Abb. 2.8), Schmerzlinderung durch intertuberkulären LA-Test. Positiver Yergason-Test (Abb. 2.15), positiver Palm-up-Test (Abb. 2.16).
- **Diagnostik:** Röntgen der Schulter in 2 Ebenen (Ausschluss degenerativer knöcherner Veränderungen), Sonographie (Beurteilung von Rotatorenmanschette, Bizepssehne und Bursa subacromialis).

- **Bizepssehnenruptur**

Degenerative oder traumatisch bedingte Ruptur der langen Bizepssehne. Häufig in Verbindung mit der Rotatorenmanschettenruptur und dem Impingementsyndrom (Stadium III). Die lange Bizepssehne bildet funktionell eine Einheit mit der Rotatorenmanschette. Ein Funktionsausfall des langen Bizepskopfes führt zu einem Höhertreten des Humeruskopfes.
- **Ätiologie:** Degenerativ, selten echtes Trauma.
- **Anamnese:** Sehr selten nach echtem Trauma bei jüngeren Patienten (traumatische Ruptur). Vorwiegend ältere Patienten nach Bagatelltrauma oder einmaliger kräftiger Kontraktur

(degenerative Ruptur). Stechender Schmerz am proximalen Oberarm. Oft sind unklare Schulterschmerzen vorausgegangen, manchmal auch langsam zunehmende Schmerzen (schleichende Ruptur). Distalisierung des Muskelbauches, Kraftlosigkeit (bei älteren Patienten oft subjektiv weniger ausgeprägt).
- **Untersuchung:** Nicht immer lokales Hämatom, lokaler Druckschmerz. Bei Flexion im Ellenbogen gegen Widerstand meist sichtbare Distalisierung des Muskelbauches (Vergleich mit Gegenseite; ◘ Abb. 2.2). Bei jungen Patienten findet sich meist eine deutliche Minderung der groben Kraft bei Beugung, bei älteren Patienten im Seitenvergleich oft nicht so deutlich.

> **Immer auf begleitende Schädigungen der Rotatorenmanschette achten!**

- **Diagnostik:** Röntgen der Schulter in 2 Ebenen (Ausschluss degenerativer oder destruktiver Veränderungen), Sonographie (Beurteilung von Rotatorenmanschette, Bizepssehne und Bursa subacromialis).
- **DD:** Instabilitäten der langen Bizepssehne.

Instabilität der langen Bizepssehne

Hierbei handelt es sich um Subluxationen und Luxationen.
- **Ätiologie:** Degenerativ. Tritt bei Rotatorenmanschettenrupturen auf, welche das Lig. coracohumerale schädigen. Begünstigt auch durch anlagebedingten flachen Sulcus intertubercularis.
- **Anamnese:** Schmerzen im vorderen Schulterbereich, Schnappphänomene. Überlagerung mit Symptomatik der Rotatorenmanschettenruptur.
- **Untersuchung:** Lokaler Druckschmerz im Sulcus intertubercularis (◘ Abb. 2.8), positiver Yergason-Test (◘ Abb. 2.15), tastbare Sehne bei Abduktion und Außenrotation. Entsprechend positive Tests bei Rotatorenmanschettenruptur.

> **Nahezu immer besteht gleichzeitig ein großer Defekt der Rotatorenmanschette im vorderen Bereich.**

- **Diagnostik:** Röntgen der Schulter in 2 Ebenen (Ausschluss degenerativer oder destruktiver Veränderungen), Sonographie (Beurteilung von Rotatorenmanschette, Bizepssehne und Bursa subacromialis).
- **DD:** Bizepssehnenruptur.

Rotatorenmanschettenruptur

Partieller oder kompletter Riss des Sehnenmantels der Rotatoren. Nicht selten kombiniert mit Läsionen der langen Bizepssehne.
- **Ätiologie:** Vorwiegend degenerative Veränderungen, meist schleichend ohne Trauma. Bei vorbestehenden degenerativen Veränderungen kann ein Trauma der auslösende Faktor sein. Rein traumatische Läsionen sind sehr selten. Sie entstehen nur auf Basis eines erheblichen Traumas mit Sturz auf den ausgestreckten Arm. Sehr selten tritt als Begleitverletzung bei der Schulterluxation eine (traumatische) Intervallruptur zwischen den Sehnen des M. supraspinatus und des M. subscapularis auf.
- **Anamnese:** Degenerative Risse entstehen meist nach dem 40. Lebensjahr, sie können nach Sturz oder ruckartigem Anheben einer Last auftreten (50 %). Dann kommt es zu einem initialen heftigen Schmerz und Ausfall der aktiven Beweglichkeit, ein subkutaner Bluterguss ist auch nach Tagen noch möglich. Oft ist aber auch kein auslösendes Ereignis nachweisbar, dann kommt es zu schleichend beginnenden, zunehmenden Schmerzen, häufig zunächst nachts, dann auch tagsüber. Bei der traumatischen (meist vor dem 40. Lebensjahr) und der Intervallruptur (ältere Patienten) bestehen fast immer akute Schulterschmerzen und ein ausgeprägter Funktionsverlust der Schulter. Bei ausgedehnten Rupturen kompletter Funktionsverlust der Schulter.
- **Untersuchungsbefund:** Bei frischen Rupturen Hämatom möglich, Druckschmerz subakromial, am Tuberculum majus und am Processus coracoideus (◘ Abb. 2.8). Tastbares Schnappen und subakromiale Krepitation sind möglich, positiver „painful arc" (◘ Abb. 2.9), Fallarmtest positiv (dabei erfolgt eine Abduktion des Arms durch den Untersucher, der Test ist positiv, wenn der Arm nicht langsam adduziert werden kann,

sondern herabfällt). Die passive Beweglichkeit ist frei, die aktive eingeschränkt (◘ Abb. 2.3, ◘ Abb. 2.4, ◘ Abb. 2.5, ◘ Abb. 2.6). Die Prüfung der Beweglichkeit gegen Widerstand ergibt Schmerzen bzw. eine Schwächung der Abduktion (M. supraspinatus), der Innenrotation (M. subscapularis) bzw. der Außenrotation (M. infraspinatus, M. teres minor) (◘ Abb. 2.11). Weiterhin sind entweder Außenrotations-Lag-Zeichen (◘ Abb. 2.12), Innenrotations-Lag-Zeichen (◘ Abb. 2.13) oder Belly-Press-Test positiv (◘ Abb. 2.14). Bei ausgedehnten Rupturen kann der Arm aktiv nicht mehr angehoben werden (Pseudoparalyse). Bei älteren Befunden auch sekundäre Einschränkung der passiven Beweglichkeit (sekundäre Schultersteife) und Atrophie der Mm. supraspinatus und infraspinatus.

- **Diagnostik:** Röntgen der Schulter in 2 Ebenen (Ausschluss knöcherner Veränderungen, Schulterhochstand), Sonographie, (Arthropneumo-)CT, MRT (Nachweis der Rotatorenmanschettenruptur).

- **Akromioklavikulargelenkarthrose**

Degenerative Erkrankung des Akromioklavikulargelenks. Nicht selten in Kombination mit Rotatorenmanschettenläsionen.

- **Ätiologie:** Im Alter primär. Bei jüngeren Patienten meist posttraumatisch, insbesondere nach Frakturen des lateralen Klavikulaendes und Restinstabilitäten. Auch postinfektiös.
- **Anamnese:** Schmerzen über der Schulter (nicht im Oberarm!) bis zum Hals reichend. Diese treten nach Überlastung auf und werden durch Überkopftätigkeit (Beruf, Sport) verstärkt. Nicht selten klinisch stumm.
- **Untersuchung:** Lokaler Druckschmerz über dem Akromioklavikulargelenk. Positiver Horizontaladduktionstest (◘ Abb. 2.20), positiver Fingerzeigetest (◘ Abb. 2.21). Schmerz im Akromioklavikulargelenk wird durch Abduktion über 120° verstärkt (positiver oberer schmerzhafter Bogen), desgleichen durch passive Adduktion aus 90° Anteversion.
- **Diagnostik:** Röntgen der Schulter in 2 Ebenen (Nachweis der degenerativen Veränderungen am Akromioklavikulargelenk).
- **DD:** Rheumatische Arthritis, Infektarthritis.

- **Omarthrose**

Bei der primären Omarthrose kommt es neben den typischen morphologischen Veränderungen von Knorpel und Knochen zu einer Verbreiterung des Humeruskopfes und nicht selten zu einer Erosion des hinteren Pfannenrands mit Subluxation des Kopfes nach dorsal. Damit einhergehend finden sich eine Kontraktur der vorderen und Ausweitung der hinteren Kapselanteile. Die sekundäre Omarthrose entwickelt sich auf der Basis einer entsprechenden Vorschädigung.

- **Ätiologie:** Primär (Ursache nicht bekannt). Sekundär nach nicht reponierten dorsalen Luxationen, voroperierten Instabilitäten und in Fehlstellung bzw. nicht verheilten Luxationsfrakturen (häufiger). Sie tritt auch bei der chronischen Polyarthritis, der Chondromatose und der Arthropathia villonodularis des Schultergelenks auf.
- **Anamnese:** Belastungsschmerzen mit Besserung in Ruhe. Kraftminderung und Bewegungseinschränkung. Die primäre Omarthrose tritt meist nach dem 60. Lebensjahr auf, überwiegend beidseits (sonst rechts bevorzugt) und bei Frauen. Bei Chondromatose auch Einklemmungen.
- **Untersuchung:** Atrophie der Schultermuskulatur (M. supraspinatus, M. infraspinatus, M. deltoideus), lokaler Druckschmerz, Bewegungsschmerz, Reibegeräusche, Krepitation. Einschränkung der aktiven und passiven Beweglichkeit (v. a. Außenrotation und Abduktion, ◘ Abb. 2.4, ◘ Abb. 2.5, ◘ Abb. 2.6).
- **Diagnostik:** Röntgen der Schulter in 2 Ebenen (Nachweis der Omarthrose, Ausschluss v. a. von Humeruskopfnekrose und Chondromatose), Sonographie.
- **DD:** Vor allem im Frühstadium alle ätiologisch bedeutsamen Erkrankungen, Humeruskopfnekrose.

- **Rotatorendefektarthropathie**

Sonderform der Omarthrose. Spätzustand eines ausgedehnten Defekts der Rotatorenmanschette in Kombination mit einer glenohumeralen Instabilität. Geht mit Knorpelverlust, Einbruch der subchondralen Lamelle, Arrosionen am Akromion und am Akromioklavikulargelenk sowie am Processus cora-

coideus einher. Es entwickelt sich eine ausgeprägte Immobilisationsosteoporose. Die lange Bizepssehne ist meist rupturiert.
- **Ätiologie:** Nutritive und mechanische Faktoren.
- **Anamnese:** Rezidivierende Subluxationen. Zunehmend starke Ruhe- und Belastungsschmerzen, Minderung von Kraft und Beweglichkeit.
- **Untersuchung:** Atrophie der Schultermuskulatur (M. supraspinatus, M. infraspinatus, M. deltoideus), lokaler Druckschmerz, Bewegungsschmerz, Krepitation, Reibegeräusche. Einschränkung der passiven Beweglichkeit, der Arm kann aktiv nicht mehr gehoben werden (Pseudoparalyse).
- **Diagnostik:** Röntgen der Schulter in 2 Ebenen (Beurteilung der Schäden am Gelenk), Sonographie (Nachweis der Rotatorenmanschettenruptur, Beurteilung der Bizepssehne).
- **DD:** Primäre oder sekundäre Omarthrose, Humeruskopfnekrose.

Humeruskopfnekrose

Absterben des Knochengewebes und Zelltod durch wiederholte oder länger anhaltende Störung der Blutversorgung. Im Frühstadium oft radiologisch unauffällig, später entwickeln sich fokale Osteoporosen. Kann im Spätstadium zu Frakturen und zum völligen Zusammenbruch des Humeruskopfes und zur Zerstörung der Gelenkkongruenz führen.
- **Ätiologie:** Traumatisch nach Frakturen und Luxationen, Alkoholabusus, Steroideinnahme, Infektionen, Tumoren, neuropathisch (Diabetes mellitus, Lues, Syringomyelie). Als aseptische Knochennekrose bei Kindern (Morbus Hass)
- **Anamnese:** Belastungsschmerz, später auch Ruheschmerz. Bei neuropathischer Genese kein Schmerz. Beweglichkeit nimmt ab.
- **Untersuchung:** Lokaler Druckschmerz, Schmerz bei Bewegung, Einschränkung der Beweglichkeit.
- **Diagnostik:** Röntgen der Schulter in 2 Ebenen (Beurteilung der Schädigung, Ausschluss einer Omarthrose), Sonographie (Beurteilung der Rotatorenmanschette und der Bizepssehne), Szintigraphie (Nachweis der Mehrspeicherung als Zeichen der pathologischen Stoffwechselaktivität im Humeruskopf).
- **DD:** Primäre oder sekundäre Omarthrose.

Entzündliche Erkrankungen
Unspezifische Entzündungen

▪▪ Eitrige Omarthritis (Infektarthritis)

Durch Mikroorganismen hervorgerufene Gelenkinfektion der Schulter. Der Erreger ist im Gelenk nachweisbar. Tritt meist als Monarthritis auf. Wird auch als septische Arthritis bezeichnet.
- **Ätiologie:** *Primäre Arthritis:* Infektion über offene Wunde, durch operativen Eingriff oder intraartikuläre Injektion. *Sekundäre Arthritis:* Infektion über hämatogene Aussaat. Im Erwachsenenalter meist Streptokokken, Staphylokokken und Neisserien. Im Kindesalter Haemophilus influenza. Infektionen auch durch Pilze. Gehäuft bei Diabetikern, Alkoholikern, Patienten mit Tumoren, HIV-Infizierten und immunsuppressiver Therapie.
- **Anamnese:** Starke Schwellung der Schulter und Funktionseinschränkung. Starke Schmerzen und Fieber.
- **Untersuchung:** Schwellung, Rötung, Hyperthermie. Schonhaltung, Berührungs- und Druckempfindlichkeit. Einschränkung der Beweglichkeit bis hin zur Einsteifung. Bei Rheumatoidarthritis und Einnahme von Immunsuppressiva sind die Befunde weniger stark ausgeprägt.
- **Diagnostik:** Röntgen der Schulter in 2 Ebenen (Ausschluss knöcherner Destruktionen), Sonographie (Erguss), Szintigraphie (Mehrspeicherung), Labor (BSG, Leukozyten, CRP erhöht), Punktion (Abstrich).
- **DD:** Rheumatische Omarthritis, aktivierte Omarthrose, Arthritis urica, Pseudogicht, spezifische Omarthritis.

▪▪ Unspezifische Sternoklavikulargelenkarthritis

Als unspezifische chronische Entzündung des Sternoklavikulargelenks ohne Nachweis von Erregern.
- **Ätiologie:** Unbekannt. Tritt besonders bei Frauen mittleren Alters nach der Menopause auf (Postmenopausenarthritis).
- **Anamnese:** Schwellung des Sternoklavikulargelenks ohne Schmerzen.
- **Untersuchung:** Lokale Schwellung des Sternoklavikulargelenks. Keine Rötung, keine Hyperthermie, kein Druckschmerz.

- **Diagnostik:** Röntgen der Klavikula a.-p. (Ausschluss knöcherner Veränderungen), Sonographie (Nachweis von Weichteilschwellungen), Szintigraphie (Mehrspeicherung), Labor (BSG, Leukozyten, CRP etwas erhöht), evtl. Punktion (Abstrich).
- **DD:** Tietze-Syndrom, infektiöse Sternoklavikulargelenkarthritis, Arthritis bei Psoriasis, sternoklavikuläre Hyperostose, Sternoklavikulargelenksubluxation.

Infektiöse Sternoklavikulargelenkarthritis

Bakterielle Entzündung des Sternoklavikulargelenks.
- **Ätiologie:** Hämatogene Aussaat bei Drogensüchtigen, die sich spritzen, bei Dialysepatienten und Patienten mit Subklaviakatheter. Seltener durch lokale Injektionen.
- **Anamnese:** Lokale Schwellung des Sternoklavikulargelenks und Schmerzen.
- **Untersuchung:** Schwellung, Rötung, Berührungs- und Druckempfindlichkeit, Überwärmung.
- **Diagnostik:** Röntgen der Klavikula a.-p. (Ausschluss knöcherner Veränderungen), Sonographie (Nachweis von Weichteilschwellung und evtl. Flüssigkeitsansammlung), Szintigraphie (Mehrspeicherung), Labor (BSG, Leukozyten, CRP erhöht), evtl. Punktion (Abstrich).
- **DD:** Tietze-Syndrom, unspezifische Sternoklavikulargelenkarthritis, Arthritis bei Psoriasis, sternoklavikuläre Hyperostose, Sternoklavikulargelenksubluxation.

Spezifische Entzündungen
Tuberkulöse Arthritis des Schultergelenks

Spezifische Entzündung des Schultergelenks, sog. „feuchte" Form mit massiver Eiterbildung, aber auch ohne Eiterbildung (Arthritis sicca).
- **Ätiologie:** Meist hämatogene Streuung von pulmonalen oder urogenitalen Herden ausgehend.
- **Anamnese:** Tritt heute selten auf. *Feuchte Form* bevorzugt die ersten zwei Lebensjahrzehnte; dann relativ rapider und destruktiver Verlauf mit massiver Eiterproduktion. Häufiger ist die *Arthritis sicca* (im Alter), dabei lang dauernde Gelenkschwellungen, keine augenfälligen Entzündungszeichen, geringe Eiterbildung und Gelenkdestruktion.
- **Untersuchung:** Schwellung der Schulter. Bei der *feuchten Form* Rötung und Überwärmung. Bei *Arthritis sicca* keine Rötung, keine Hyperthermie, aber Druckempfindlichkeit entlang der Klavikula und schmerzhafte Einschränkung der Schulterbeweglichkeit (◘ Abb. 2.3, ◘ Abb. 2.4, ◘ Abb. 2.5, ◘ Abb. 2.6).
- **Diagnostik:** Röntgen der Schulter in 2 Ebenen (Ausschluss knöcherner Veränderungen), Sonographie (Nachweis von Weichteilschwellungen), Szintigraphie (Mehrspeicherung), Labor (BSG, Leukozyten, CRP evtl. gering erhöht), Punktion (Abstrich), Tine-Test (positiv bei Rötung der Haut), Gastroskopie (Nachweis säurefester Stäbchen).
- **DD:** Rheumatische Omarthritis, aktivierte Omarthrose, Arthritis urica, Pseudogicht, unspezifische Omarthritis.

Rheumatische Entzündungen
Chronische Polyarthritis

Rheumatische Synovialitis am Schultergelenk unter Beteiligung der Bursen und Sehnenscheiden. Führt bei Fortschreiten des Prozesses zu einer begleitenden Ruptur der Rotatorenmanschette und einer sekundären Omarthrose.
- **Ätiologie:** Sekundäre Schädigung durch chronisch rheumatische Gelenkentzündung.
- **Anamnese:** Chronische Schwellungen meist beider Schultergelenke, einhergehend mit lokalen, zum Teil ausstrahlenden Schmerzen in die Oberarme. Je nach Schädigungsgrad zunehmende Funktionsstörung.
- **Untersuchung:** Im Frühstadium beidseitiger Druckschmerz über dem Sulcus intertubercularis (Tenovaginitis der langen Bizepssehne), später auch subakromial und am Processus coracoideus (◘ Abb. 2.8), mit starker Schwellung der Schulter einhergehend (Bursa subacromialis). Später Einschränkung der aktiven Beweglichkeit (Schädigung der Rotatorenmanschette), positiver Fallarmtest (dabei erfolgt eine Abduktion des Arms durch den Untersucher, der Test ist positiv, wenn der Arm nicht langsam adduziert werden kann, sondern herabfällt), Arm kann aktiv nicht angehoben

werden. Bei fortgeschrittenen Befunden (sekundäre Gelenkdestruktion) Einschränkung der passiven Beweglichkeit.
- **Diagnostik:** Röntgen der Schulter in 2 Ebenen (Beurteilung der Schädigung des Gelenks), Sonographie (Nachweis von Erguss und evtl. Weichteilschwellung), Labor (BSG, CRP, Leukozyten erhöht, v. a. im akuten Schub, Rheumafaktor kann, muss aber nicht positiv sein).
- **DD:** Omarthritis (unspezifisch, spezifisch), Pseudogicht, Gichtarthritis, Tendinitis calcarea (akutes Stadium).

- - Sternoklavikulargelenkarthritis bei Psoriasis (Arthroosteitis pustulosa)
- **Ätiologie:** Tritt bei der Psoriasis pustulosa, einer Sonderform der Psoriasis vulgaris mit Befall von Handflächen und Fußsohlen, auf.
- **Anamnese:** Starke lokale Schmerzen und Auftreibung der gelenknahen Klavikula. Außerdem findet sich eine Psoriasis der Handflächen und Fußsohlen.
- **Untersuchung:** Psoriatische Hautveränderungen, meist, aber nicht immer an Handflächen und Fußsohlen. Schwellung und tastbare Auftreibung der gelenknahen Klavikula. Lokaler Druckschmerz.
- **Diagnostik:** Röntgen der Klavikula a.-p. (Ausschluss knöcherner Destruktionen), Sonographie (Weichteilschwellung), Szintigraphie (evtl. Mehrspeicherung), Labor (BSG, CRP, Leukozyten evtl. gering erhöht).
- **DD:** Tietze-Syndrom, unspezifische oder infektiöse Sternoklavikulargelenkarthritis, sternoklavikuläre Hyperostose, Sternoklavikulargelenksubluxation.

Traumatische Erkrankungen

- Subluxation und Luxation des Sternoklavikulargelenks

Subluxation und Luxation des Sternoklavikulargelenks infolge von Verletzungen des Kapsel-Band-Apparats und bei Gelenkfehlbildungen. Nach der Ätiologie werden spontane, akut traumatische und rezidivierende posttraumatische Luxationen unterschieden. Hinsichtlich der Richtung der Dislokation wird in ventrale, kaudale und (selten) retrosternale Luxationen unterteilt. In Abhängigkeit vom Grad der Instabilität existieren Grad I (Distorsion), Grad II (Subluxation) und Grad III (Luxation).
- **Ätiologie:** Bei Kindern und Jugendlichen spontane Luxationen möglich. Vorwiegend jedoch indirekte seitliche Gewalteinwirkung beim Sturz auf den ausgestreckten Arm. Auch als komprimierende Gewalt auf den seitlich am Boden Liegenden, von oben auf die Schulter einwirkend (Sportler, Verkehrsunfälle). Dabei hebelt das mediale Ende der Klavikula über die erste Rippe und luxiert nach ventral oder kaudal. Die (seltene) retrosternale Luxation entsteht durch direkte Gewalteinwirkung (Schlag auf das mediale Klavikulaende).
- **Anamnese:** Unfallmechanismus, lokaler Ruheschmerz und Schmerz bei Bewegung der Schulter.
- **Untersuchung:** Lokale Schwellung, Druckschmerz bei frischen Verletzungen. Bei älteren Verletzungen Instabilitätsprüfung am Gelenk. Durch Abduktion und Retroversion des Arms kann manchmal eine Luxation provoziert werden.

> Bei retrosternaler Luxation können Verletzungen der Trachea, von Gefäßen und des N. vagus auftreten. Deswegen bei frischen Verletzungen immer auf Dyspnoe und Heiserkeit achten. Perkussion und Auskultation der Lunge (Hämatothorax).

- **Diagnostik:** Röntgen der Schulter in 2 Ebenen und Thorax (Frakturbeurteilung), ggf. Schichtaufnahmen des Sternoklavikulargelenks, CT oder MRT (Luxationsrichtung, Begleitschäden).

- Klavikulafraktur

Fraktur der Klavikula, vorwiegend im mittleren Drittel.
- **Ätiologie:** Meist indirekte Gewalteinwirkung durch Sturz auf den ausgestreckten Arm. Bei Kindern Sturz vom Baum oder Klettergerüst auf die Schulter. Klassische Verletzung des Reiters.
- **Anamnese:** Schmerzen bei Atmung und Bewegungen im Schultergelenk. Lokale Schwellung bzw. Änderung des typischen Reliefs über der Klavikula.

- **Untersuchung:** Das mediale Fragment steht meist höher, tastbare Stufe, der Druck auf die Fragmente zur Prüfung der Krepitation sollte vermieden werden (schmerzhaft!).

> Kontrolle und Dokumentation von Motorik, Sensibilität und Durchblutung zum Ausschluss einer – wenngleich seltenen – Läsion des Plexus brachialis und der A. subclavia.

- **Diagnostik:** Röntgen der Klavikula in 2 Ebenen (Frakturbeurteilung).
- **DD:** Akromioklavikulargelenkinstabilität. Bei lateralen Frakturen ist an eine Beteiligung des Akromioklavikulargelenks zu denken.

- **Instabilität des Akromioklavikulargelenks**

Frische oder alte Subluxation oder Luxation der lateralen Klavikula nach Verletzung des Lig. acromioclaviculare und des Lig. coracoacromiale. Einteilung nach Rockwood in Grad I–VI (erweiterte Tossy-Klassifikation).

- **Ätiologie:** Direkte Gewalteinwirkung durch Sturz auf die Schulter mit adduziertem Arm. Indirekte Gewalteinwirkung durch Sturz auf den ausgestreckten und leicht abduzierten Arm. Auch durch plötzlichen Längszug am Arm (selten).
- **Anamnese:** Bei frischen Verletzungen lokale Schmerzen, zunehmend mit dem Grad der Schädigung, bei chronischen Instabilitäten nicht obligat. In Abhängigkeit vom Grad der Schädigung können eine vermehrte Instabilität und eine Veränderung des typischen Oberflächenreliefs auftreten.
- **Untersuchung:** *Grad I (Distorsion):* Lokale Schwellung und Druckschmerz, keine Instabilität nachweisbar, die Schulter ist frei beweglich. *Grad II (Subluxation):* teilweiser Hochstand des lateralen Klavikulaendes. Alle Bewegungen im Schultergelenk sind schmerzhaft, das laterale Klavikulaende ist vermehrt beweglich. *Grad III (Luxation):* Schonhaltung, starker Druckschmerz, Hochstand und stärkere abnorme Beweglichkeit des lateralen Klavikulaendes, positives Klaviertastenphänomen (◘ Abb. 2.22, kann durch Schwellung maskiert sein), a.-p.-Verschieblichkeit (◘ Abb. 2.23).

Grad IV (dorsale Luxation): lokaler Druckschmerz, dorsale Verschiebung des lateralen Klavikulaendes. Leicht zu übersehen, da kein Klavikulahochstand! Instabilität (Horizontalbeweglichkeit; ◘ Abb. 2.23). *Grad V (kraniale Luxation):* Schonhaltung, starker Druckschmerz, positives Klaviertastenphänomen (◘ Abb. 2.22) und nicht zu übersehender Klavikulahochstand. *Grad VI (kaudale Luxation):* Meist finden sich bei diesem akuten Krankheitsbild neurologische und vaskuläre Schäden. Tritt sehr selten auf.
- **Diagnostik:** Röntgen der beider Schultern a.-p. mit am Handgelenk hängenden Gewichten (auf der betroffenen Seite klafft der Gelenkspalt deutlich weiter als auf der gesunden Seite, Ausschluss einer lateralen Klavikulafraktur).
- **DD:** Distorsion, laterale Klavikulafraktur.

- **Traumatische Schultergelenkluxation**

Glenohumerale Instabilität, die durch ein einmaliges, direktes oder indirektes Trauma entsteht und mit einer Kapselbandläsion einhergeht. Nach der Richtung der Instabilität werden vordere und hintere sowie untere Luxationen unterschieden. Die untere Luxation (Luxatio axillaris erecta) tritt am seltensten auf. Es werden 3 Verletzungsgrade unterschieden. Bei Verletzungsgrad I ist das Gelenk nach Reposition wieder stabil, bei Verletzungsgrad II in Narkose noch subluxierbar, bei Verletzungsgrad III in Narkose instabil.
- **Ätiologie:** Eine direkte Gewalteinwirkung auf den proximalen Humerus (Stoß oder Schlag) ist relativ selten. Häufiger ist die indirekte Krafteinwirkung durch Extrembewegungen der Schulter. Meistens werden diese durch Unfälle verursacht, seltener sind starke Muskelkontraktionen durch Krampfanfälle oder Elektroschocks. *Indirekte vordere Luxation:* Entsteht durch gewaltsame Abduktion, Elevation und Außenrotation. *Hintere Luxation:* Wird durch axiale Stauchung und zeitgleiche Adduktion und Innenrotation verursacht. *Untere Luxation:* Hyperabduktion (selten).
- **Anamnese:** Lokaler Ruhe- und Bewegungsschmerz, Fehlstellung des Arms.
- **Untersuchungsbefund:** Das Schulterrelief ist in Form einer Delle am lateralen Schulterrand

verändert, das Akromion erscheint prominent. Der Arm ist in Fehlstellung federnd fixiert, bei der unteren Luxation in Abduktion (Vergleich mit der Gegenseite!). Druckschmerz über dem luxierten Humeruskopf, Schmerzverstärkung bei vorderer Luxation durch Versuch der Abduktion und Außenrotation. An Begleitverletzungen des Knochens, der Rotatorenmanschette, der Nerven und Gefäße (selten) ist zu denken.

> Grundsätzlich müssen Motorik, Sensibilität und Durchblutung vor und nach der Reposition geprüft werden. Befunde immer dokumentieren!

- **Neurologie:** Schädigung des N. axillaris (15 %; Anästhesie über dem M. deltoideus), seltener von Teilen des N. ulnaris (Krallenhand) und des N. medianus (Schwurhand).
- **Gefäße:** Hautblässe und Verlust des Radialispulses bei Verletzung der A. axillaris (selten).
- **Diagnostik:** Röntgen der Schulter in 2 Ebenen (Nachweis der Luxation, Ausschluss knöcherner Begleitverletzungen).

- Vordere posttraumatische Subluxation der Schulter („dead arm syndrome")

Sonderform der traumatischen Schulterluxation. Subluxation des Oberarmkopfes durch Abduktion, Elevation und Außenrotation (Wurfbewegung). Der Oberarmkopf drückt dabei auf den Plexus.
- **Ätiologie:** Schädigung des vorderen unteren Labrums durch einmalige Primärluxation oder wiederholte Mikrotraumatisierung.
- **Anamnese:** Bei der auslösenden Bewegung kann ein plötzlich einschießender Schmerz auftreten. Der Arm sinkt kraftlos herab („wie gelähmt") und kann für einige Sekunden nicht bewegt werden. Manchmal über Stunden Dysästhesien (der Arm ist „wie tot").
- **Untersuchung:** Positiver Apprehensiontest (◘ Abb. 2.17), evtl. positives „sulcus sign" (◘ Abb. 2.19), tastbares Schnappen als Zeichen der Subluxation möglich.
- **Diagnostik:** Röntgen der Schulter in 2 Ebenen, Sonographie, evtl. MRT (Schäden an der Gelenkpfanne, Hill-Sachs-Delle an der hinteren Begrenzung des Humeruskopfes, Schäden an Rotatorenmanschette und Bizepssehne).

- Posttraumatisch rezidivierende Schulterluxationen

Wiederholt auftretende Schulterluxationen nach einer traumatischen Erstluxation. Abzugrenzen von der habituellen Schulterluxation.
- **Ätiologie:** Folge einer traumatischen Schulterluxation.
- **Anamnese:** Traumatische Schulterluxation, danach rezidivierende Luxationen, die immer häufiger auftreten und leichter zu provozieren sind. Die Reposition ist bei den ersten Luxationen allein eher nicht möglich. Eine Beidseitigkeit ist sehr selten.
- **Untersuchung:** Bei Vorstellung mit luxierter Schulter finden sich eine laterale Delle im Schulterrelief und eine federnd fixierte Zwangshaltung des Arms. Bei reponierter Schulter positive Stabilitätstests (vorderer Apprehensiontest ◘ Abb. 2.17), „sulcus sign" (◘ Abb. 2.19), evtl. hinterer Apprehensiontest (◘ Abb. 2.18).
- **Diagnostik:** Röntgen der Schulter in 2 Ebenen, Sonographie, evtl. MRT (Schäden an der Gelenkpfanne, Hill-Sachs-Delle an der hinteren Begrenzung des Humeruskopfes, Schäden an Rotatorenmanschette und Bizepssehne).
- **DD:** Habituelle Schulterluxation.

- Skapulafraktur

Frakturen des Corpus scapulae und des Processus coracoideus, des Collum chirurgicum und des Collum anatomicum sowie der Gelenkanteile.
- **Ätiologie:** Meist bei schweren Unfällen mit starker Gewalteinwirkung, im Rahmen von komplexen Verletzungen der Schulter.
- **Anamnese:** Lokale Schwellung, schmerzhafte Einschränkung der Beweglichkeit.
- **Untersuchung:** Deformierte Konturen des Schulterreliefs, subkutanes Hämatom, lokaler Druckschmerz, Beweglichkeit der Schulter stark schmerzhaft eingeschränkt.

> Auf Begleitverletzungen achten: Klavikulafraktur, Schulterluxation. Des Weiteren auf

neurologische Schäden: N. axillaris, N. suprascapularis, Plexus brachialis.

- **Diagnostik:** Röntgen der Schulter in 2 Ebenen und der Skapula axial (Frakturbeurteilung, Ausschluss knöcherner Begleitverletzungen).

- Proximale Humerusfraktur

Frakturen des Collum chirurgicum (subkapitale Fraktur), des Collum anatomicum und Abrissfrakturen des Tuberculum majus. Manchmal tritt eine Schädigung des N. axillaris auf. Vaskuläre Schäden können vorkommen.
- **Ätiologie:** Sturz direkt auf den Arm oder auf die ausgestreckte Hand.
- **Anamnese:** Tritt bei Erwachsenen, aber auch bei Kindern auf. Akute Schmerzen, die verletzte Seite wird oft mit der Hand der Gegenseite gehalten.
- **Untersuchung:** Lokaler Druck- und Bewegungsschmerz, die Beweglichkeit ist schmerzhaft eingeschränkt, kann aber bei eingestauchten Frakturen erstaunlich gut sein. Bei Schädigung des N. axillaris spannt sich der M. deltoideus beim Versuch, den Arm zu abduzieren, nicht an und die Sensibilität in der „Schulterkappenregion" ist gestört. (Abb. 2.24)
- **Diagnostik:** Röntgen des Oberarms in 2 Ebenen (Frakturbeurteilung).

- Humerusschaftfraktur

Diaphysäre Fraktur des Humerus. Als Spiralfraktur im mittleren Drittel oder als Querfraktur auf jeder Höhe des Schafts. Als stabile Frakturen gelten lange Spiralfrakturen und Frakturen in der Schaftmitte. Verletzungen des N. radialis und der Arterien sind möglich.
- **Ätiologie:** Sturz auf den ausgestreckten Arm (Spiralfraktur) oder direkter Schlag auf den Oberarm (Querfraktur). Metastatische Absiedlungen in der proximalen Hälfte des Humerusschafts.
- **Anamnese:** Schmerzen und Schwellung des Oberarms, Schonhaltung.
- **Untersuchung:** Deutliche schmerzhafte Einschränkung der Beweglichkeit in Schulter und Ellenbogen. Fallhand (Abb. 2.55) und sensible Ausfälle am Handrücken sprechen für eine Schädigung des N. radialis. Der Puls der A. radialis muss überprüft werden.
- **Diagnostik:** Röntgen des Oberarms in 2 Ebenen (Frakturbeurteilung).

Tumoröse Erkrankungen

- Pancoast-Tumor

Sonderform des peripheren Bronchialkarzinoms, das meist apikal liegt und frühzeitig die Thoraxwand infiltriert (▶ Kap. 1).

- Enchondrom

Seltener benigner, knorpeliger Tumor. Sehr häufig im Bereich der Phalangen, häufig in den großen Röhrenknochen und den platten Knochen. Selten in den kleinen Röhrenknochen, sehr selten in Karpal- und Tarsalknochen. Außerordentlich hohe Fähigkeit zur Ansiedlung und Ausbreitung an anderer Stelle bei Streuung der Zellen durch Eröffnen des Tumors bei operativer Resektion.
- **Anamnese und Untersuchungsbefund:** Uncharakteristisch. Häufig völlig unauffällig. Oft als Zufallsbefund bei einer Szintigraphie.
- **Diagnostik:** Röntgen der Schulter in 2 Ebenen (Lokalisation und Ausdehnung), Probeexzision (Histologie).

- Solitäre (juvenile) Knochenzyste

Wahrscheinlich häufigste Erkrankung aus der Gruppe der Tumoren und tumorähnlichen Erkrankungen. Bevorzugt am proximalen Humerus und am proximalen Femur, unter anderem auch an distaler Tibia und Kalkaneus.
- **Ätiologie:** Tumorähnliche Erkrankung mit unbekanntem Ursprungsgewebe.
- **Anamnese:** Kann schon bei sehr jungen Kindern auftreten, in der Regel zwischen 8. und 15. Lebensjahr. Meist keine klinischen Symptome, manchmal Schmerzen, unabhängig von Ruhe und Belastung. Gelegentlich Spontanfraktur.
- **Untersuchung:** Uncharakteristisch, ggf. Frakturzeichen.
- **Diagnostik:** Röntgen der betroffenen Region in 2 Ebenen (Lokalisation, Ausdehnung, evtl. Frakturbeurteilung), Szintigraphie (Ausschluss einer Mehrspeicherung).

Neurologische Erkrankungen

- **N.-suprascapularis-Kompression**

Kompression des N. suprascapularis in der Incisura scapulae
- **Ätiologie:** Vorwiegend nach indirektem Trauma durch Sturz auf den ausgestreckten Arm. Seltener ist eine chronische Kompression bei Sportlern (Turner). Auch anlagebedingte Einengung im Bereich der Incisura scapulae oder des Lig. transversum scapulae.
- **Anamnese:** Schmerzen über dem Akromioklavikulargelenk, dorsal und lateral der Schulter, Nachtschmerz, Kraftlosigkeit in der Schulter.
- **Untersuchung:** Atrophie des M. supraspinatus und des M. infraspinatus. Schwäche von Außen- und Innenrotation sowie der Abduktion. Einschränkung der aktiven Beweglichkeit im Schultergelenk. Sehr schmerzhafte passive Adduktion (◘ Abb. 2.5).
- **Diagnostik:** Röntgen der Schulter in 2 Ebenen (Ausschluss pathologischer Veränderungen des Knochens), neurologisches Konsil (Beurteilung der Schädigung).

- **Schädigung des N. medianus (C5–Th1) am Oberarm**

Auch „paralysie des amants" genannt.
- **Ätiologie:** Oberarmfrakturen, Blutleere, Druckschädigung durch auf dem Oberarm liegenden Kopf des Partners („paralysie des amants").
- **Anamnese:** Kraftlosigkeit beim Zufassen. Sensible Ausfälle (ausschließlich) an der Hand.
- **Untersuchung:** Typisch ist die Schwurhand (◘ Abb. 2.56) beim Versuch, die Faust zu ballen. Hypästhesie am Daumenballen, in der Hohlhand und an der palmaren Seite der radialen 3½ Finger (◘ Abb. 2.24).
- **Diagnostik:** Gegebenenfalls Röntgen der Schulter in 2 Ebenen (Ausschluss pathologischer Veränderungen des Knochens). Neurologisches Konsil (EMG, NLG, frische oder alte Schädigung, Denervierung, Reparation).

- **Schädigung des N. radialis (C5–Th1) am Oberarm**

Die Schädigung am Oberarm betrifft meist den Bereich des Sulcus nervi radialis, seltener die Axilla. Radialisparesen sind relativ häufig.
- **Ätiologie:** Frakturen am Humerusschaft, Druckschäden, Parkbanklähmung (Alkoholiker), Achselstützen.
- **Anamnese:** Kraftlosigkeit des Arms und der Hand. Sensible Ausfälle am Handrücken und am Unterarm.
- **Untersuchung:** Fallhand (◘ Abb. 2.55). Hypästhesie radial/dorsal an 2½ Fingern, an Handrücken und dorsalem Unterarm (◘ Abb. 2.24). Bei einer hohen Schädigung in der Axilla (Achselstützen) fällt zusätzlich die aktive Streckung im Ellenbogen aus, und es liegt am Oberarm streckseitig eine Hypästhesie vor (ist bei Humerusschaftfraktur und Parkbanklähmung noch intakt).
- **Diagnostik:** Gegebenenfalls Röntgen des Oberarms in 2 Ebenen. Neurologisches Konsil (EMG, NLG, frische oder alte Schädigung, Denervierung, Reparation).

2.3 Ellenbogen

2.3.1 Systematische Untersuchung

Die systematische Untersuchung der Ellenbogen umfasst den Lokalbefund (◘ Tab. 2.9), neurologische Untersuchungen (◘ Tab. 2.10) sowie die Durchblutung (◘ Tab. 2.11).

Tab. 2.9 Lokalbefund

Achsen/Stellung	Cubitus valgus/Cubitus varus (Abb. 2.25)	-- Grad physiologisch/pathologisch (rechts/links)
Schwellung/Rötung/Hyperthermie	Keine; wenn ja:	Lokalisation/Ausdehnung/Umfänge/Konsistenz (weich/derb/verschieblich) (Abb. 2.27) Rheumaknoten (Abb. 2.26)
Hämatom/Abschürfung/offene Wunde/Schorf	Keine; wenn ja:	Lokalisation/Ausdehnung/Umfänge
Narben	Keine; wenn ja:	Lokalisation/Ausdehnung/Konsistenz (weich/derb/verschieblich)
Muskulatur	M. biceps brachii M. triceps brachii Unterarmbeuger, -strecker	Kräftig/abgeschwächt/Atrophie (deutliche/geringe, rechts/links)
	M. biceps brachii bei Flexion gegen Widerstand	Muskelbauch distalisiert/nicht distalisiert
Umfänge	10 cm oberhalb Epicondylus medialis Höhe Epicondylus medialis 10 cm unterhalb Epicondylus medialis Handgelenk	-- cm (rechts/links)
Beweglichkeit Ellenbogen	Extension/Flexion (Abb. 2.28) Pronation/Supination (Abb. 2.29)	--/--/-- Grad (passiv, rechts/links)
Krepitation	Keine; wenn ja:	Fein/grob (rechts/links)
Ellenbogenschmerz	Keiner; wenn ja:	Bewegungsschmerz (aktiv/passiv) Druckschmerz: Epicondylus medialis/lateralis, Radiusköpfchen, Sulcus nervi ulnaris, Unterarm (Beugeseite/Streckseite) (Abb. 2.30) Schmerz bei Bewegung gegen Widerstand (Extension/Flexion, Pronation/Supination) Cozen-Test (Abb. 2.31)
Hoffmann-Tinel-Zeichen	Beugeseite Unterarm (proximal/distal) (Abb. 2.32)	Negativ/positiv (rechts/links)
Seitenbänder	In Neutral-Null-Stellung (Abb. 2.33)	Stabil/vermehrte Aufklappbarkeit (medial/lateral; rechts/links) (Abb. 2.33)
Amputationsstumpflänge	Epicondylus medialis bis Stumpfende	-- cm (rechts/links)

Abb. 2.28a,b Prüfung der Extension (a) und Flexion (b) im Ellenbogengelenk. Normwerte: 10–0/0/150°

2.3 · Ellenbogen

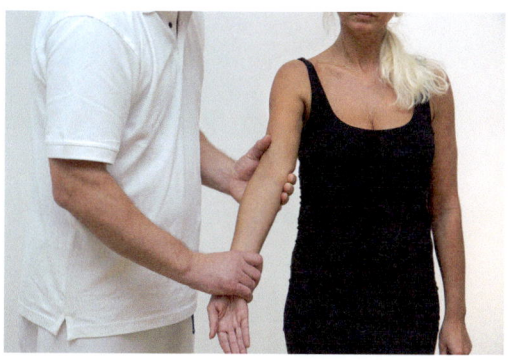

◘ **Abb. 2.25** Beurteilung des Armtragewinkels

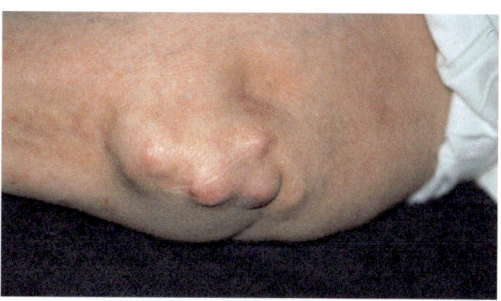

◘ **Abb. 2.26** Rheumaknoten am Ellenbogen

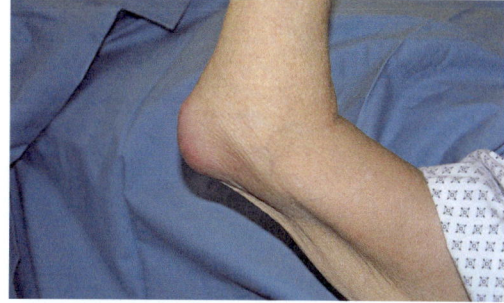

◘ **Abb. 2.27** Schwellung über dem Olekranon bei chronischer Bursitis

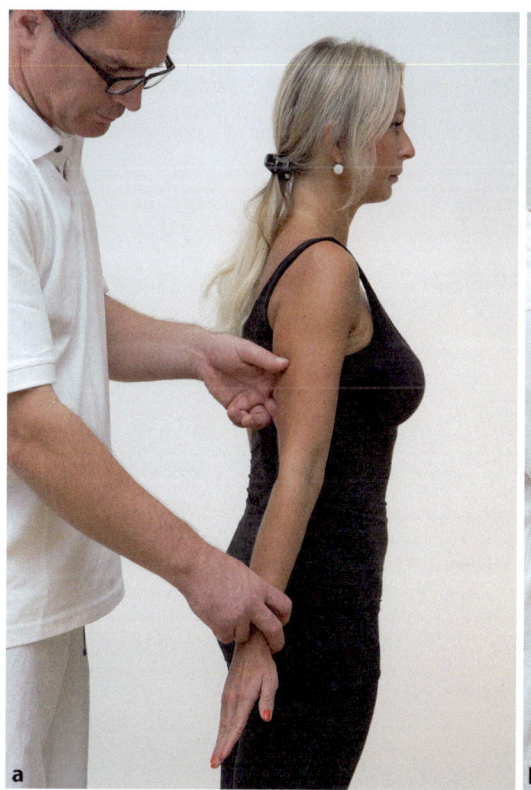

a

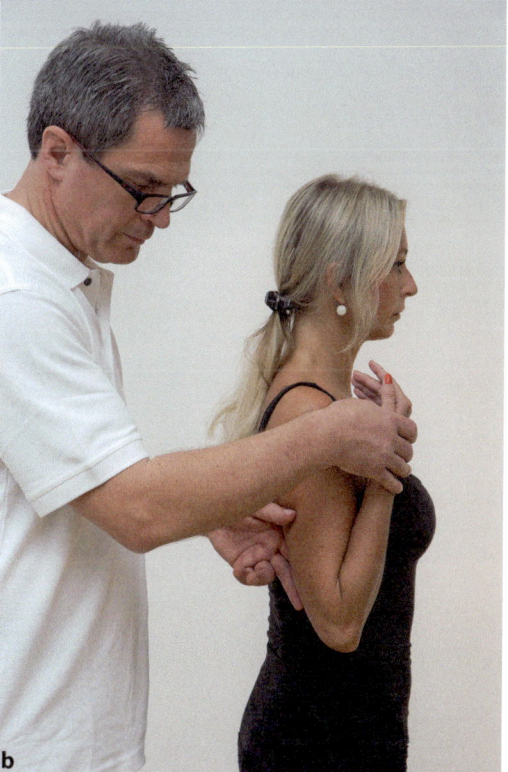

b

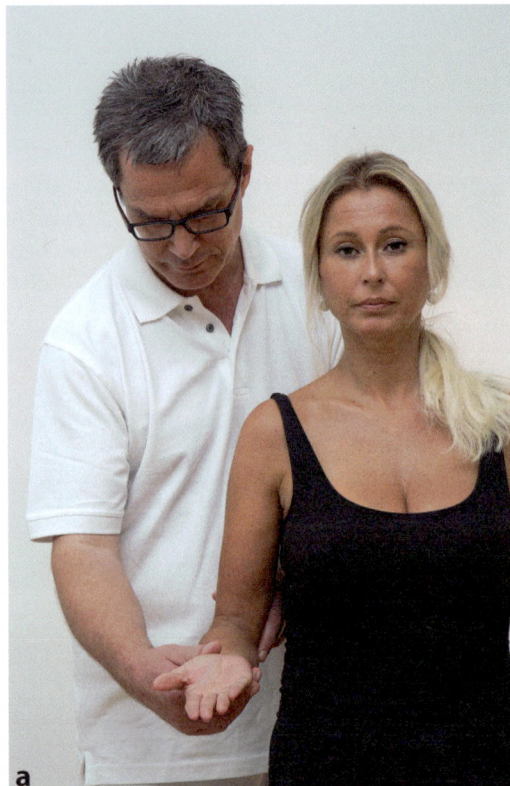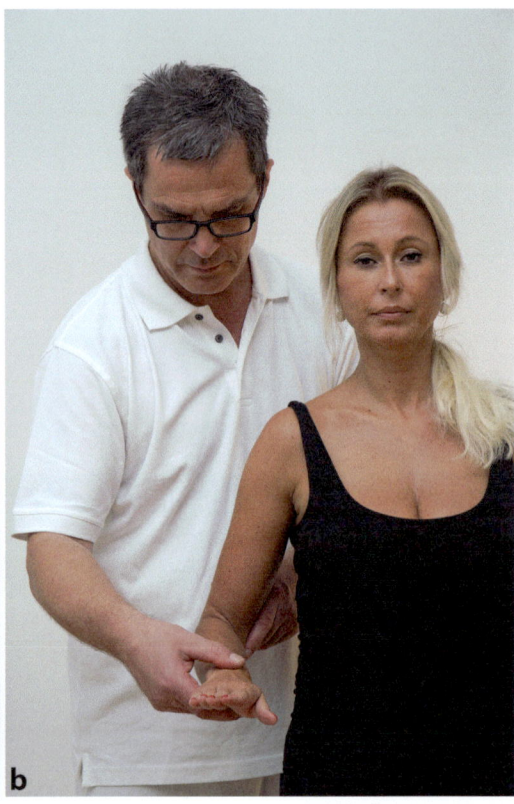

Abb. 2.29a,b Prüfung der Pronation (a) und Supination (b) im Ellenbogengelenk. Normwerte: 80–90/0/80–90°

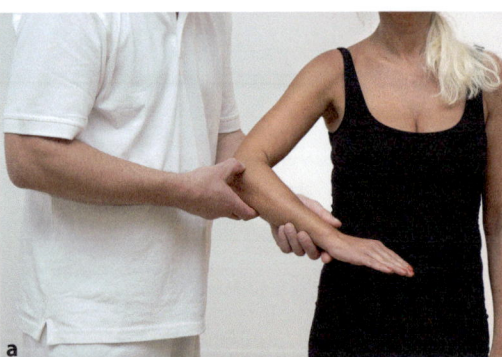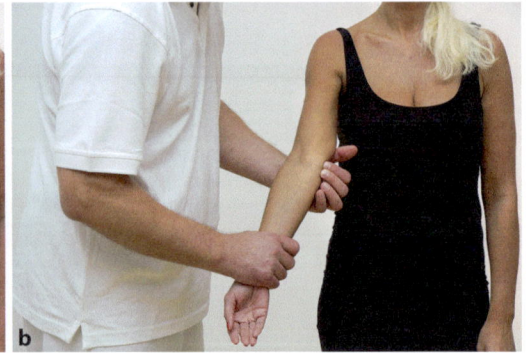

Abb. 2.30a,b Prüfung druckschmerzhafter Punkte am Ellenbogen. **a** Radiusköpfchen: Das Radiusköpfchen ist distal des Epicondylus radialis tastbar. Bei Umwendbewegungen des Unterarms kann seine Rotation mit dem Finger palpiert werden. Bei Radiusköpfchenfraktur ist dort ein Druckschmerz auslösbar, und die Umwendbewegungen des Unterarms sind charakteristischerweise schmerzhaft. **b** Epicondylus medialis und lateralis: Bei Epicondylitis radialis humeri besteht ein Druckschmerz am Epicondylus lateralis, bei Epicondylitis ulnaris humeri am Epicondylus medialis

2.3 · Ellenbogen

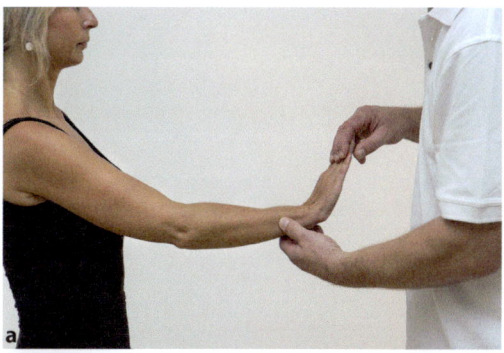

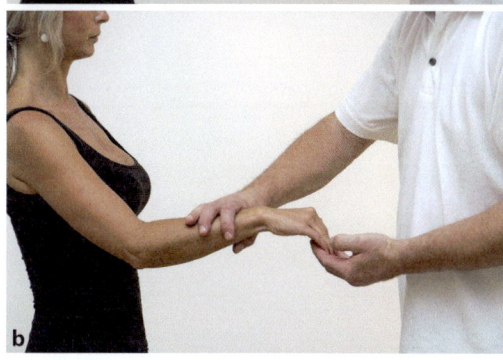

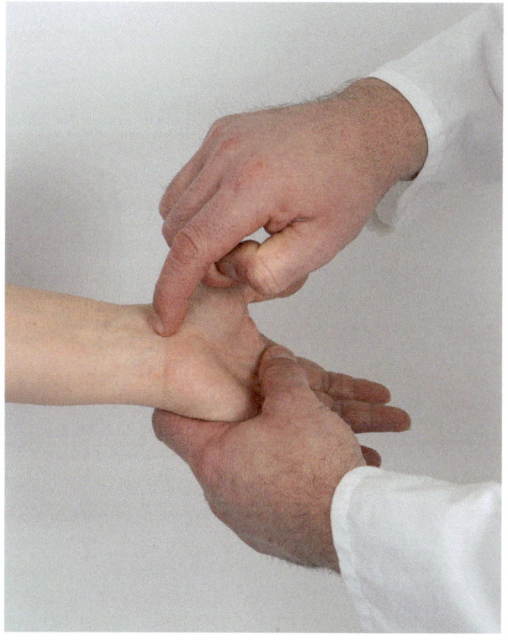

Abb. 2.31 a Cozen-Test: Dorsalextension des Handgelenks gegen Widerstand. Bei Epicondylitis radialis humeri (Tennisellenbogen) kommt es zu Schmerzen über dem radialen Epikondylus, da hier die Extensorenmuskulatur ansetzt und diese gespannt wird. Häufig lässt sich parallel ein Druckschmerz über dem Epicondylus radialis humeri auslösen.
b Umgekehrter Cozen-Test: Palmarflexion des Handgelenks gegen Widerstand. Bei Epicondylitis humeri ulnaris (Golferellenbogen) wird durch Anspannung der Flexorenmuskulatur ein Schmerz über dem ulnaren Epikondylus ausgelöst. Häufig lässt sich auch ein Druckschmerz über dem Epicondylus ulnaris humeri auslösen

Abb. 2.32 Hoffmann-Tinel-Zeichen: Es dient zur Beurteilung, ob eine Einengung (Kompression) des N. medianus vorliegt. Das Zeichen ist positiv, wenn durch Beklopfen des N. medianus an der Beugeseite des Unterarms in Höhe des Karpaltunnels über dem Handgelenk Schmerzen und Parästhesien ausgelöst werden. Das Hoffmann-Tinel-Zeichen kann auch an anderen Nerven ausgelöst werden, wie beispielsweise am Sulcus ulnaris des Ellenbogens. Nach Nervenadaptation kann es zur Beurteilung der Nervenregeneration genutzt werden. Ein positives Hoffmann-Tinel-Zeichen spricht dann für eine beginnende Nervenregeneration

Tab. 2.10 Neurologie

Reflexe	Bizepssehne (C5)	Lebhaft/abgeschwächt/nicht auslösbar/gesteigert (rechts/links)
	Trizepssehne (C7)	
	Radiusperiost (C6)	
Sensibilität	Dermatom (segmental bzw. einem Nerven zuzuordnen/nicht genau zuzuordnen)	Hypästhesie/Parästhesie/Dysästhesie (rechts/links)
Motorik	Ellenbogenbeugung (C5/6)	Intakt/abgeschwächt (M5–M0, rechts/links)
	Ellenbogenstreckung (C7)	
	Pronation (C6-Th1)	
	Supination (C5/6)	
	Handbeugung (C6–Th1)	
	Handstreckung (C6/7)	
	Fallhand (N. radialis) (Abb. 2.55)	
	Schwurhand (N. medianus) (Abb. 2.56)	
	Krallhand (N. ulnaris) (Abb. 2.57)	
	Fingerspitzgriff (D I auf D II) (Abb. 2.34)	
	Froment-Zeichen (Abb. 2.35)	

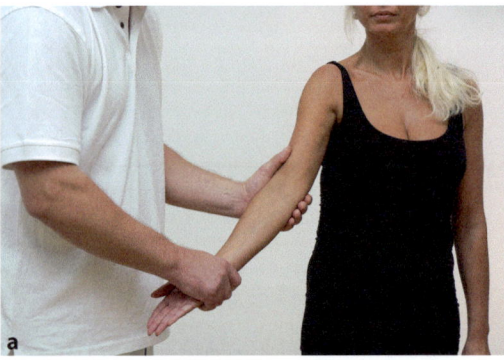 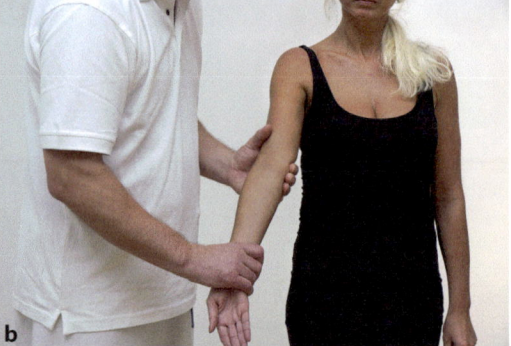

Abb. 2.33a,b Prüfung der Seitenbandstabilität am Ellenbogen. **a** Das ulnare Band wird in leichter Beugestellung in Supination und Neutralstellung des Unterarms durch Valgusstress geprüft, **b** das radiale Band durch Varusstress bei gestrecktem Ellenbogen und proniertem Unterarm

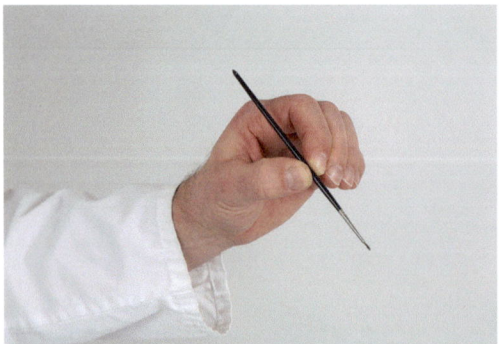

Abb. 2.34 Fingerspitzgriff D I auf D II (N. medianus). Er ist gestört, wenn zwischen den 2 Fingern kein „O" gebildet werden kann

2.3 · Ellenbogen

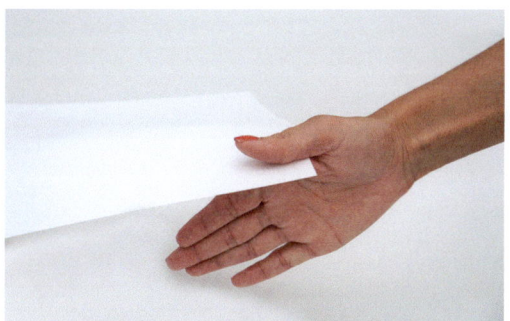

Abb. 2.35 Das Froment-Zeichen dient zur Überprüfung der N.-ulnaris-Funktion. Dazu wird ein Blatt zwischen den gestreckten Daumen und den Zeigefinger eingeklemmt und vom Untersucher weggezogen. Das Zeichen ist positiv, wenn der Patient den Daumen reflektorisch im Interphalangealgelenk flektiert, um das Blatt festzuhalten. Im positiven Fall wird das Daumenendglied wegen der Schwäche des Adduktors dabei kompensatorisch gebeugt (Funktion des N. medianus)

Tab. 2.11 Durchblutung

Arterien	A. axillaris A. radialis	Kräftig/schwach/nicht tastbar (rechts/links)
Venen	Venöse Stauung	Keine/vorhanden (rechts/links)
Kapillarpuls	Fingerkuppen	Sichtbar/nicht sichtbar

2.3.2 Leitsymptome

Die Leitsymptome des Ellenbogens zeigt **Tab. 2.12**.

Tab. 2.12 Leitsymptome des Ellenbogens

Anamnese	Schmerz	Lokalbefund, Funktionstests	Sensible Störung Neurologie	Motorische Störung	Spricht für
Ellenbogenschmerzen (Tennisspieler)	Radiale Schmerzen in Ruhe und bei Belastung	DS am Epicondylus radialis humeri, Schmerzen bei Faustschluss und Dorsalextension sowie Streckung des Mittelfingers gegen Widerstand	Keine	Keine	Epicondylitis radialis
Ellenbogenschmerzen (Golfer, Werfer)	Ulnare Schmerzen in Ruhe und bei Belastung	DS über dem Epicondylus ulnaris humeri, Schmerz bei Palmarflexion gegen Widerstand	Keine	Keine	Epicondylitis ulnaris
Kleinkind, wurde z. B. beim Stolpern am Arm hochgerissen, Ellenbogen wird in Schonhaltung an den Rumpf gepresst	Akute Schmerzen im Ellenbogen	Bewegungsschmerz, v. a. bei Flexion, Pronation schmerzhaft eingeschränkt, kein lokaler DS	Keine	Keine	Radiusköpfchenluxation

Tab. 2.12 (Fortsetzung)

Anamnese	Schmerz	Lokalbefund, Funktionstests	Sensible Störung Neurologie	Motorische Störung	Spricht für
Einklemmungserscheinungen im Ellenbogen (häufiger Männer)	Messerstichartige Schmerzen bei Bewegung und Belastung	Evtl. Schwellung, Beuge- und Streckdefizit	Keine	Keine	Chondromatose
Beginnt mit Taubheit und Kribbeln am kleinen Finger (Telefonisten, epikondyläre Fraktur im Kindesalter)	Ziehende Schmerzen zum IV. und V. Finger	Froment-Zeichen positiv	Atrophie von Hypothenar und Spatium interosseum I, Krallenhand	Hypästhesie an Kleinfinger, ulnarer Hälfte des Ringfingers, ulnarer Handkante und Hohlhandhälfte	Sulcus-ulnaris-Syndrom
Meist Jungen, Schmerzen im Ellenbogen ohne Unfallereignis	Belastungsschmerz	Druckschmerz über dem Radiusköpfchen, endgradig schmerzhaftes Streckdefizit	Keine	Keine	Morbus Panner
Schnürende Verbände, z. B. nach Fraktur, Schwellungen der Finger	Anhaltende und krampfartige Schmerzen	Finger bläulich gefärbt, geschwollen und kühl	Im Verlauf möglich	Im Verlauf möglich	Beginn einer Volkmann-Kontraktur

2.3.3 Erkrankungen

Klinische Krankheitsbilder

- **Cubitus valgus/varus**

In der Regel besteht eine physiologische valgische Achsenabweichung des gestreckten Ellenbogens zwischen Oberarm und Unterarm in der Frontalebene. Beträgt bei Männern ca. 10°, bei Frauen ca. 20°.
- **Ätiologie:** Nach suprakondylären Humerusfrakturen. Varusdeformität besonders nach Frakturen des Epicondylus ulnaris humeri. Valgusdeformität nach Radiusköpfchenluxation oder -fraktur, die nicht optimal reponiert wurden. Selten angeboren.
- **Anamnese:** Fehlstellung und Einschränkung des Bewegungsausmaßes.
- **Untersuchung:** Vermehrte Varus- oder Valgusstellung des gestreckten Arms im Ellenbogen. Einschränkung von Pronation/Supination und Extension/Flexion.
- **Diagnostik:** Röntgen der Ellenbogen in 2 Ebenen (Ursachenklärung).
- **DD:** Richtet sich nach der Ätiologie.

- **Epicondylitis radialis/ulnaris**

Schmerzhafte Muskelursprünge am Epicondylus radialis humeri (Tennisellenbogen, häufiger) oder am Epicondylus ulnaris humeri (Golfer- oder Werferellenbogen).
- **Ätiologie:** Funktionelle Überbeanspruchung in Beruf und Sport (u. a. Computer, Schraubenzieher, Klavier, Tennis, Golf, Fechten, Werfen).
- **Anamnese:** Gehäuft im 4. Lebensjahrzehnt. Meist radial. Chronische Schmerzen als lokaler Ruhe- und v. a. als Belastungsschmerz.
- **Untersuchung:** Starker lokaler Druckschmerz am Muskelansatz. *Epicondylitis radialis:* Schmerzen beim Faustschluss und bei Dorsalextension sowie Streckung des Mittelfin-

gers gegen Widerstand. Positiver Cozen-Test (Abb. 2.31). *Epicondylitis ulnaris:* Schmerz bei Palmarflexion gegen Widerstand. Positiver umgekehrter Cozen-Test (Abb. 2.31).
- **Diagnostik:** Röntgen der Ellenbogen in 2 Ebenen (Ausschluss pathologischer knöcherner Veränderungen).

- **Volkmann-Kontraktur**

Sekundäre Kontrakturen an Unterarm und Hand. Folge von Gewebe- und Gefäßkompression, Ischämie der Unterarm- und Handmuskeln sowie von trophischen Störungen und Nekrose dieser Muskeln. Die Muskeln wandeln sich fibrös um und schrumpfen.
- **Ätiologie:** Kompression der A. brachialis durch schnürende Verbände, z. B. bei suprakondylärer Humerusfraktur. Weichteilquetschung oder Knochenbruch mit Behinderung des venösen Abflusses.
- **Anamnese:** Oft bei Kindern. Anhaltende und auch krampfartige Schmerzen. Zeichen der Abflussstörung in Form von Schmerzen und Schwellungen der Finger. Bleibende Fehlstellungen und Funktionsstörungen in der Folge.
- **Untersuchung:** Finger sind geschwollen, bläulich gefärbt und kühl. Schmerzverstärkung durch aktive Anspannung und passive Dehnung der Muskulatur. Puls meist tastbar (Vergleich mit Gegenseite!). Sensible und motorische Ausfälle im Verlauf möglich. Später Beugekontrakturen des Handgelenks sowie der Mittel- und Endgelenke der Finger bei Überstreckung der Fingergrundgelenke. Adduktionskontraktur des Daumens. Bunnel-Test positiv (passiv gebeugtes Grundgelenk: Mittel- und Endgelenke können aktiv gebeugt werden. Passive Fixierung des Grundgelenks in Streckstellung: Beugung der Mittel- und Endgelenke weder passiv noch aktiv möglich. Folge der Verkürzung der Mm. interossei).

> Dieser Erkrankung sollte immer vorgebeugt werden: Ein Patient mit Schmerzen im Gips hat grundsätzlich recht!

- **Diagnostik:** Orientiert sich in allererster Linie an der Anamnese und am Untersuchungsbefund.

Angeborene Fehlbildungen und Stoffwechseldefekte

- **Madelung-Deformität**

Wachstumsstörung der distalen Radiusepiphyse, die mit einer nach radial-karpal gerichteten Dislokation des Carpus einhergeht. Kombination der beidseitigen Form mit multiplen Skelettveränderungen.
- **Ätiologie:** Angeboren. Familiär bei der beidseitigen Form (autosomal-dominant), Erblichkeit bei der einseitigen Form nicht bewiesen. Mädchen sind 4-mal häufiger betroffen als Jungen.
- **Anamnese:** Die Erkrankung wird meist im Alter von 8–13 Jahren bemerkt. Verkürzung und Deformierung des Radius (Radius curvatus) führt zu Fehlstellung der Hand. Mit dem Wachstum Zunahme möglich. Schmerzen als Hauptsymptom, Beweglichkeit herabgesetzt.
- **Untersuchung:** Meist doppelseitig. Bajonettstellung der Hand und zum Teil radiale Klumphand, deutlich prominenter Processus styloideus. Einschränkung der Beweglichkeit der Hand (Abb. 2.43, Abb. 2.44).
- **Diagnostik:** Röntgen des Unterarms in 2 Ebenen (Nachweis der Fehlbildung).

- **Radioulnare Synostose**

Knöcherne Verbindung zwischen Radius und Ulna im proximalen Drittel, meist in Pronationsstellung.
- **Ätiologie:** Familiäres Auftreten, zum Teil genetisch fixiert.
- **Anamnese:** Funktionsstörung der Hand im Sinne einer eingeschränkten Pronation und Supination. Fällt meist erst im Vorschulalter auf, da dies durch Mehrbeweglichkeit der Finger zunächst kompensiert wird. Ein- oder doppelseitig.
- **Untersuchung:** Völlige Aufhebung der Pronation und Supination (Abb. 2.29).
- **Diagnostik:** Röntgen des Unterarms in 2 Ebenen (Nachweis der Fehlbildung).

- **Morbus Panner**

Avaskuläre Nekrose des Capitulum humeri.
- **Ätiologie:** Ungeklärt. Mechanisch-traumatische, vaskuläre und konstitutionelle Hypothese.
- **Anamnese:** Meist Jungen zwischen dem 7. und 10. Lebensjahr. Bevorzugt am rechten

Ellenbogen. In der Regel wird retrospektiv ein Trauma angegeben. Schmerzen im Bereich des Ellenbogens in Ruhe und (stärker) bei Belastung. Geringe Einschränkung der Beweglichkeit.
- **Untersuchung:** Selten lokale Schwellung oberhalb des Radiusköpfchens. Dort lokaler Druckschmerz (◘ Abb. 2.30). Relativ typisch ist das Streckdefizit (endgradig schmerzhaft).
- **Diagnostik:** Röntgen des Ellenbogens in 2 Ebenen und MRT (Nachweis der Nekrose).

Degenerative Erkrankungen
- Arthrose des Ellenbogengelenks

Primäre oder sekundäre Verschleißerkrankung des Ellenbogengelenks.
- **Ätiologie:** Primär möglich, jedoch häufiger sekundär: Fehlstellungen, auch posttraumatisch, chronische Polyarthritis, Entzündungen, Chondromatose und avaskuläre Nekrosen (Morbus Panner).
- **Anamnese:** Häufig lange Zeit beschwerdefrei, später Morgensteifigkeit, Belastungsschmerz und Einschränkung der Beweglichkeit.
- **Untersuchung:** Druckschmerz und Schwellung, teilweise auch Fluktuation (nur bei aktivierter Arthrose). Manchmal auffällige Verplumpung der Gelenkkonturen. Typisch sind das Streck- und Beugedefizit (◘ Abb. 2.28).
- **Diagnostik:** Röntgen des Ellenbogens in 2 Ebenen (Klärung DD, Schädigung).
- **DD:** Vor allem Chondromatose.

Entzündliche Erkrankungen
- Unspezifische Entzündungen
- - Bursitis olecrani

Chronische Reizung der Bursa subcutanea olecrani. Akut als eitrige Entzündung.
- **Ätiologie:** *Chronisch* nach Überlastung durch Druckeinwirkung (Schreibtischarbeit) und bei chronischer Polyarthritis. *Akut eitrig* als Komplikation durch bakterielle Infektion nach offener Verletzung.
- **Anamnese:** Die *chronische Bursitis* entsteht relativ langsam und ist kaum schmerzhaft. Schwellung über dem Olekranon. Die *akute eitrige Bursitis* geht mit einer schmerzhaften lokalen Schwellung einher.
- **Untersuchung:** *Chronische Bursitis:* Mehr oder weniger ausgeprägte Schwellung über dem Olekranon (◘ Abb. 2.27). Teigige oder fluktuierende Konsistenz. Glatte Oberfläche mit darüber gut verschieblicher Haut. Kaum Druckschmerzhaftigkeit. *Akute eitrige Bursitis:* Schwellung, Rötung, Überwärmung der Haut. Starke Druckempfindlichkeit.
- **Diagnostik:** Labor (BSG, Leukozyten, CRP: Klärung der Ätiologie und Prozessaktivität).
- **DD:** Akute oder chronische Bursitis, chronische Polyarthritis (Rheumaknoten [◘ Abb. 2.26], gesamtes Krankheitsbild).

Traumatische Erkrankungen
- Bursa-olecrani-Verletzung

Traumatische Verletzung der Bursa olecrani.
- **Ätiologie:** *Offene Verletzungen* durch direkte Gewalteinwirkung. *Geschlossene Verletzungen* durch stumpfe Gewalt.
- **Anamnese:** *Offene Verletzungen*: Schmerzhafte Verletzung der Haut. *Geschlossene Verletzungen:* Schwellung des Ellenbogens, livide Färbung der Haut.
- **Untersuchung:** *Offene Verletzungen*: Die Wundränder sind glatt oder ausgefranst. Es entleert sich eine fadenziehende Flüssigkeit. *Geschlossene Verletzungen:* Schwellung, Hämatom, lokaler Druckschmerz. Selten Bewegungseinschränkungen.
- **Diagnostik:** Röntgen des Ellenbogens in 2 Ebenen (Ausschluss knöcherner Verletzungen).

- Radiusköpfchensubluxation (Chassaignac-Lähmung)

Subluxation des Radiusköpfchens aus dem Lig. anulare, das zwischen Radiusköpfchen und Capitulum humeri eingeklemmt wird. Immer beim Kleinkind.
- **Ätiologie:** Folge eines plötzlichen Zuges am ausgestreckten pronierten Arm, z. B. wenn die Eltern das Kind beim Stolpern hochreißen.
- **Anamnese:** Das Kind hält den Arm in Schonhaltung an den Rumpf gepresst, ohne ihn zu bewegen.
- **Untersuchung: Kein** lokaler Druckschmerz! Bewegungsschmerz insbesondere bei Flexion. Pronation schmerzhaft eingeschränkt (◘ Abb. 2.29).

- **Diagnostik:** Eventuell Röntgen des Ellenbogens in 2 Ebenen (Nachweis der Luxation).
- **DD:** Subkapitale Radiusköpfchenfraktur.

- **Radiusköpfchenluxation**

Luxation des Radiusköpfchens, meist in Kombination mit einer Fraktur der Ulna (Monteggia-Fraktur). Für Erwachsene eher ungewöhnlich.
- **Ätiologie:** Sturz auf den stark pronierten Arm. Sehr selten angeboren. Rezidivierende Radiusköpfchenluxation auch nach übersehener primärer Luxation bei einer Monteggia-Fraktur.
- **Anamnese:** Sturz, Schmerzen und Schonhaltung.
- **Untersuchung:** Lokale Schwellung und Druckschmerz. Sichtbare und tastbare Prominenz des Radiusköpfchens.
- **Diagnostik:** Röntgen des Unterarms mit Ellenbogen und Handgelenk in 2 Ebenen (Nachweis der Luxation, Ausschluss knöcherner Begleitverletzungen).

- **Ellenbogenluxation**

Luxation im Humeroulnargelenk. Oft von Frakturen des Processus coronoideus und des Radiusköpfchens begleitet. Relativ häufig bei Kindern, aber auch bei Erwachsenen.
- **Ätiologie:** Meist adäquates Trauma durch Sturz auf die Hand bei leicht gebeugtem Ellenbogen. Selten auch angeboren.
- **Anamnese:** Meist hintere Luxation der Ulna, seltener dorsolateral und dorsomedial. Der Ellenbogen ist sehr schmerzhaft und geschwollen. Verletzungen der A. brachialis sind selten.
- **Untersuchung:** Deutliche Schwellung des Ellenbogens, das Olekranon steht proximal der Verbindungslinie zwischen den Epikondylen. Berührungs- und Druckschmerz.

> Überprüfung der Funktion des N. medianus, N. ulnaris und N. radialis sowie der A. brachialis.

- **Diagnostik:** Röntgen des Ellenbogens in 2 Ebenen (Vergleichsaufnahmen der Gegenseite bei unklaren Befunden, Nachweis der Luxation, Ausschluss knöcherner Begleitverletzungen).

- **Distale Humerusfraktur**

Supra-, trans- und epikondyläre Frakturen, intra- oder extraartikulär gelegen. Im Kindesalter meist suprakondyläre Fraktur, außerdem Epiphysenlösungen mit und ohne metaphysärem Keil, des weiteren Epiphysenfrakturen. Schädigungen des N. radialis, N. ulnaris und N. medianus möglich. Gefahr der Verletzung der A. brachialis bei suprakondylären Frakturen.
- **Ätiologie:** Vorwiegend indirekte Gewalteinwirkung durch Sturz auf den ausgestreckten Arm, auch durch Sturz auf den Ellenbogen möglich.
- **Anamnese:** Sturz, umschriebene Schwellung, Schonhaltung und Fehlstellung.
- **Untersuchung:** Umschriebene, druckschmerzhafte Schwellung. Achsenabweichung vom physiologischen Maß (Abb. 2.25) möglich, desgleichen Instabilität bei Prüfung der seitlichen Aufklappbarkeit (häufig schmerzbedingt nicht sicher beurteilbar). Schmerzhafte Einschränkung der Beweglichkeit im Ellenbogen.
    - Es können auftreten: Fallhand (Abb. 2.55) und sensible Ausfälle am Handrücken (N. radialis)
    - Schwurhand (Abb. 2.56) mit sensiblen Ausfällen an der radialen Seite der Handfläche und der Finger I–II (N. medianus)
    - Krallenhand (Abb. 2.57) und sensible Ausfälle an der ulnaren Seite des Unterarms und der Rückseite der ulnaren 2 Finger (N. ulnaris) (Abb. 2.24)
    - Der Puls der A. radialis muss überprüft werden (Schädigung der A. brachialis).

> Epikondyläre Frakturen treten meist im Rahmen einer Ellenbogenluxation auf. Sie sind im Erwachsenenalter selten. Im Kindesalter stellen sie die am häufigsten übersehene Verletzung am Ellenbogen dar, weil hier die Trochlea noch nicht knöchern angelegt ist und radiologisch nicht zur Darstellung kommt.

- **Diagnostik:** Röntgen des Ellenbogens in 2 Ebenen (Frakturbeurteilung).

- **Fraktur beider Unterarmknochen**
Fraktur der Ulna und des Radius.
  - **Ätiologie:** Meist Folge eines Sturzes auf den ausgestreckten Arm oder durch direkten Schlag auf den Unterarm.
  - **Anamnese:** Sturz, dann schmerzhafter Unterarm und sichtbare Deformität.
  - **Untersuchung:** Schwellung, Hämatom, Achsenabweichung möglich (◘ Abb. 2.25). Lokaler Druckschmerz. Bewegungen in Ellenbogen und Handgelenk schmerzhaft eingeschränkt.
  - **Diagnostik:** Röntgen des Unterarms mit Ellenbogen und Handgelenk in 2 Ebenen (Frakturbeurteilung).

- **Ulnafrakturen**
- ▪▪ **Isolierte Ulnaschaftfraktur**

Nicht so häufig auftretende Fraktur der Ulna, meist in Folge direkter Gewalteinwirkung auf den ulnaren Teil des Unterarms. Zunächst muss immer eine begleitende Radiusköpfchenluxation ausgeschlossen werden (Monteggia-Fraktur).

- ▪▪ **Monteggia-Fraktur**

Ulnaschaftfraktur mit gleichzeitiger Luxation des Radiusköpfchens.
  - **Ätiologie:** Sturz auf den stark pronierten Arm. Seltener direkter Schlag auf die proximale Ulna oder Hyperextensionstrauma.
  - **Anamnese:** Sturz oder Schlag, schmerzhafter Unterarm und Schwellung. Fraktur oft sichtbar. Radiusköpfchenluxation nicht immer augenfällig! Schmerzhaft eingeschränkte Beweglichkeit der Hand.
  - **Untersuchung:** Lokale Schwellung. Achsenabweichungen möglich, Frakturenden können unter der Haut sichtbar sein. Instabilität. Radiusköpfchen in der Ellenbeuge tastbar (selten auch hintere Luxation!), dort und im Frakturbereich umschriebener Druckschmerz.

> Wird bei Kindern oft übersehen, da hier die Ulnafraktur eine Grünholzfraktur ist.

  - **Diagnostik:** Röntgen des Unterarms mit Ellenbogen und Handgelenk in 2 Ebenen (Frakturbeurteilung).

- ▪▪ **Fraktur des Processus coronoideus**

Meist in Verbindung mit einer Luxation des Ellenbogens auftretender Frakturtyp. Kann mit einer Instabilität einhergehen.

- ▪▪ **Olekranonfraktur**

Fraktur des Olekranons. Vorwiegend bei älteren Patienten, gelegentlich auch bei Kindern.
  - **Ätiologie:** Meist direkter Sturz auf den Ellenbogen. Manchmal in Folge einer heftigen Kontraktur des M. triceps brachii.
  - **Anamnese:** Schmerzen, stark geschwollener, blutunterlaufener Ellenbogen.
  - **Untersuchung:** Schwellung des Ellenbogens, Hämatom, lokaler Druckschmerz. Extension gegen Widerstand schmerzhaft und abgeschwächt bzw. aufgehoben.
  - **Diagnostik:** Röntgen des Ellenbogens in 2 Ebenen (Frakturbeurteilung).

- **Radiusfrakturen**
- ▪▪ **Radiusfraktur loco typico**

Nach Frykman erfolgt die Einteilung der distalen Radiusfrakturen in Typ 1–8, je nach Beteiligung des Radiokarpalgelenks bzw. des distalen Radioulnargelenks und ob mit oder ohne distale Ulnafraktur. Wichtigste Typen sind die *Colles-Fraktur* (Extensionsfraktur), die *Smith-Fraktur* (Flexionsfraktur) und die *Grünholzfraktur* des distalen Radius in Kombination mit einer begleitenden Fraktur der Ulna.
  - **Ätiologie:** Sturz auf die ausgestreckte bzw. palmarflektierte Hand.
  - **Anamnese:** Meist Kindesalter oder ältere Patienten (v. a. Frauen). Sturz. Ruheschmerz, Schwellung, Deformierung und Fehlstellung unterschiedlichen Ausmaßes.
  - **Untersuchung:** Schwellung des Handgelenks, Druckschmerz, Bewegungseinschränkung. Bei der vergleichsweise häufigen Colles-Fraktur Bajonettstellung der Hand. Selten als Früh-, häufiger als Spätkomplikation finden sich sensible Ausfälle des N. medianus (◘ Abb. 2.24, radiale Seite der Handfläche).

> Immer auch das Ellenbogengelenk mit untersuchen (Galeazzi-Fraktur).

- **Diagnostik:** Röntgen des Unterarms mit Ellenbogen und Handgelenk in 2 Ebenen (Frakturbeurteilung).

Radiusschaftfraktur
Äußerst seltene Fraktur, meist als Folge eines direkten Schlags auf den Unterarm. Meist in Kombination mit einer Luxation der distalen Ulna (Galeazzi-Fraktur).

Galeazzi-Fraktur
Radiusschaftfraktur im distalen Drittel mit gleichzeitiger Luxation der distalen Ulna.
- **Ätiologie:** Sturz auf die ausgestreckte Hand.
- **Anamnese:** Schmerzhafter Unterarm und Bewegungseinschränkung in Hand und Ellenbogen. Nicht immer Schmerzen im Handgelenkbereich! Frakturenden instabil.
- **Untersuchung:** Sichtbare und tastbare Deformierung im Frakturbereich, Achsenabweichung. Schwellung, lokaler Druckschmerz, schmerzhafte Bewegungseinschränkung.
- **Diagnostik:** Röntgen des Unterarms mit Ellenbogen und Handgelenk in 2 Ebenen (Frakturbeurteilung).

Radiusköpfchenfraktur
Fraktur des Radiusköpfchens. Als vertikale Zersplitterung des Radiusköpfchens, einfache knöcherne Absprengung und Trümmerfraktur. Kommt relativ häufig vor.
- **Ätiologie:** Für gewöhnlich durch Sturz auf den ausgestreckten Arm.
- **Anamnese:** Tritt in allen Altersgruppen auf. Sturz, schmerzhafter Ellenbogen, Fixation des Arms durch die Hand der Gegenseite.
- **Untersuchung:** Schwellung, evtl. Hämatom, lokaler Druckschmerz am Radiusköpfchen (Abb. 2.30). Bewegungen schmerzhaft, insbesondere Pronation und Supination (Abb. 2.29), Extension eingeschränkt.
- **Diagnostik:** Röntgen des Ellenbogens in 2 Ebenen (Frakturbeurteilung). Wenig dislozierte Frakturen werden nicht selten erst durch Aufnahmen in 2 weiteren Ebenen sichtbar.

Subkapitale Radiusköpfchenfraktur
Eigenständige Frakturform des Radiusköpfchens. Kommt meist bei Kindern vor.
- **Ätiologie:** In der Regel durch Sturz auf den ausgestreckten Arm.
- **Anamnese:** Schmerzhafter Ellenbogen, Fixation des Arms durch die Hand der Gegenseite.
- **Untersuchung:** Schwellung, lokaler Druckschmerz am Radiusköpfchen (Abb. 2.30). Bewegungen schmerzhaft, insbesondere Pronation und Supination (Abb. 2.29), Extension eingeschränkt.
- **Diagnostik:** Röntgen des Ellenbogens in 2 Ebenen (Frakturbeurteilung).
- **DD:** Radiusköpfchensubluxation.

Tumoröse Erkrankungen
Treten am Ellenbogen relativ selten auf, sind aber immer in die differenzialdiagnostischen Erwägungen einzubeziehen, insbesondere beim unklaren und beim therapieresistenten Ellenbogenschmerz.

Chondromatose
Multiple, zum Teil verknöcherte Knorpelneubildungen im Gelenk, die in und auf der Synovialis sowie teilweise als freie Körper im Gelenk liegen.
- **Ätiologie:** Metaplasie in der Gelenkkapsel mit Umwandlung in Knorpelgewebe. Die Ursache ist unbekannt, exogene und endogene Faktoren werden diskutiert. Eine Häufung nach rezidivierenden Traumata am Ellenbogen wird beschrieben.
- **Anamnese:** Meist ist das männliche Geschlecht betroffen. Tritt am häufigsten an Ellenbogen und Knie auf. Messerstichartige Bewegungs- und Belastungsschmerzen, Einklemmungserscheinungen.
- **Untersuchung:** Schwellung, Beuge- und Streckdefizit.
- **Diagnostik:** Röntgen des Ellenbogens in 2 Ebenen (Klärung DD, Schädigung).
- **DD:** Arthrose des Ellenbogens.

Neurologische Erkrankungen

- **Pronatorlogensyndrom**

Störung des N. medianus bei seinem Durchtritt unter dem M. pronator teres am proximalen Unterarm (vor dem Abgang des N. interosseus antebrachii anterior). Relativ selten.
- **Ätiologie:** Längerer Druck von außen auf den Unterarm. Muskelhypertrophie durch Training. Selten indirektes Trauma. Neoplasmen.
- **Anamnese:** Ausstrahlende Schmerzen, Brennen und Missempfindungen an der Hand, Kraftlosigkeit.
- **Untersuchung:** Druck auf die Beugeseite im proximalen Drittel des Unterarms löst Schmerzen im Bereich des Thenars und des I. bis IV. Fingers aus, dort auch palmare Dysästhesien und Parästhesien. Bei Pronation gegen Widerstand Zunahme der Schmerzen und der Dysästhesien/Parästhesien. Nicht immer augenfällige Atrophie des Thenars (◘ Abb. 2.42). Abgeschwächte Opposition des Daumens (◘ Abb. 2.48) und der Beugung der Finger I–III (Schwurhand, ◘ Abb. 2.56).
- **Diagnostik:** Neurologisches Konsil (EMG, NLG, frische oder alte Schädigung, Denervierung, Reparation).

- **Interosseus-anterior-Syndrom (Kiloh-Nevin-Syndrom)**

Schädigung des rein motorischen Asts des N. medianus (N. interosseus antebrachii anterior).
- **Ätiologie:** Kompression durch Verletzungen (z. B. suprakondyläre Humerusfraktur des Kindes). Druck von außen (Gehstützen). Strangartige Faserzüge oder abnorme Muskelursprünge. Überlastung.
- **Anamnese:** Schmerzen am proximalen beugeseitigen Unterarm, Kraftlosigkeit beim Zugreifen.
- **Untersuchung:** Parese der Beugung im Daumenendglied und im Zeigefingerendglied. Gestörter Fingerspitzgriff (◘ Abb. 2.34, ◘ Abb. 2.49, zwischen D I und D II kann kein O gebildet werden). Keine sensiblen Ausfälle.
- **Diagnostik:** Neurologisches Konsil (EMG, NLG, frische oder alte Schädigung, Denervierung, Reparation).

- **Sulcus-ulnaris-Syndrom**

Schädigung des N. ulnaris am Epicondylus medialis humeri. Häufigste Druckschädigung am Ellenbogen.
- **Ätiologie:** Nicht immer klar. Mikrotraumata (Telefonisten), stumpfes Trauma, distale Oberarmfrakturen. Als Spätlähmung nach Jahren in Folge eines Abrisses des ulnaren Epikondylus im Kindesalter (auch 20–40 Jahre danach durch reaktive Exostosenbildung und fibrotische Veränderungen). Ganglien, Chondromatose, Infektionen, Bettlägerigkeit (chronische Druckschädigung), Sport (Kraftsport, Baseballspieler). Vermehrte Valgusstellung des Arms.
- **Anamnese:** Bei Männern häufiger als bei Frauen. Zwischen 50. und 60. Lebensjahr. Auch beidseits. Taubheit und Kribbeln des Kleinfingers sind oft das erste Symptom. Auch ziehende Schmerzen zum IV. und V. Finger. Funktionsstörung der Hand. Spätlähmungen verlaufen sehr langsam progredient.
- **Untersuchung:** Atrophie der Handbinnenmuskulatur, Atrophie des Hypothenars. Das Spatium interosseum I zwischen Daumen- und Zeigefingerstrahl erscheint eingefallen (Parese der Mm. interossei und des M. adductor pollicis). Sensible Störung am Kleinfinger, der ulnaren Hälfte des Ringfingers, der ulnaren Handkante und Hohlhandhälfte (◘ Abb. 2.24). Krallenhand (◘ Abb. 2.57). Fingerspitzgriff D I auf D V ist nicht möglich. Froment-Zeichen positiv (◘ Abb. 2.35, kompensatorische Beugung des Daumenendglieds beim Halten eines Papiers zwischen Daumen und Grundglied des Zeigefingers).
- **Diagnostik:** Röntgen des Ellenbogens in 2 Ebenen und evtl. Tangentialaufnahme des Sulcus ulnaris, neurologisches Konsil (EMG, NLG, frische oder alte Schädigung, Denervierung, Reparation).

- **Supinatorlogensyndrom**

Schädigung des rein motorischen Ramus profundus des N. radialis in Höhe des Ellenbogens bei der Passage des M. supinator in Höhe der hier befindlichen

bindegewebigen Arkaden des M. supinator und des M. extensor carpi radialis brevis. Der sensible Ast des N. radialis ist nicht betroffen.
- **Ätiologie:** Lokales Trauma. Radiusköpfchenfraktur oder -luxation (z. B. bei Monteggia-Fraktur). Indirektes Trauma durch Hyperextension bei kräftiger Muskulatur. Tumoren, lokale Fibrose.
- **Anamnese:** Lokale Schmerzen im Bereich des Radiusköpfchens stehen im Vordergrund, evtl. Kraftlosigkeit in der Hand.
- **Untersuchung:** Lokaler Druckschmerz distal des Radiusköpfchens (Abb. 2.30). Schmerz bei Supination gegen Widerstand, evtl. abgeschwächte Extension im Handgelenk, abgeschwächte Streckung der Finger. Sensibilität intakt.
- **Diagnostik:** Neurologisches Konsil (EMG, NLG, frische oder alte Schädigung, Denervierung, Reparation).

2.4 Hand

2.4.1 Systematische Untersuchung

Die systematische Untersuchung der Ellenbogen umfasst den Lokalbefund (Tab. 2.13), neurologische Untersuchungen (Tab. 2.14) sowie die Durchblutung (Tab. 2.15).

Tab. 2.13 Lokalbefund

Achsen/Stellung	Physiologisch/pathologisch (rechts/links):	Bajonettstellung/palmare Subluxation/Radialdeviation/Prominenz des Processus styloideus ulnae Ulnardeviation/Radialdeviation/Schwanenhalsdeformität/Knopflochdeformität/Hammerfinger (Langfinger) (Abb. 2.36, Abb. 2.37, Abb. 2.38, Abb. 2.39) 90/90-Deformität (Daumen)
Metrische Abweichungen	Keine; wenn ja (rechts/links):	Lokalisation/Plus-/Minusvariante Riesenwuchs/Minderwuchs Amputation
Schwellung/Rötung/Hyperthermie	Keine; wenn ja:	Lokalisation/Ausdehnung/Umfänge/Konsistenz (weich/derb/verschieblich)
Gelenkschwellung	Keine; wenn ja:	Lokalisation (Handgelenk, Fingergrund-, Fingermittelgenke) (Abb. 2.40, Abb. 2.41) gering/deutlich indolent/schmerzhaft
Hämatom/Abschürfung/offene Wunde/Schorf	Keine; wenn ja:	Lokalisation/Ausdehnung/Umfänge
Narben	Keine; wenn ja:	Lokalisation/Ausdehnung/Konsistenz (weich/derb/verschieblich)
Fingernägel	Finger I–V unauffällig; pathologisch:	Uhrglasnägel/Tüpfelnägel/Onychomykose/Wachstumsstörungen (rechts/links)
Hautbeschaffenheit	Handteller/Handrücken/Finger I–V	Glatt/rau trocken/feucht Rhagaden/Ulzerationen/Schwielen/Palmarerythem Knoten/Stränge (rechts/links)

◻ **Tab. 2.13** *(Fortsetzung)*

Muskulatur	Thenar/Hypothenar/Spatium interosseum I–IV	Kräftig/abgeschwächt Atrophie (deutliche/geringe, rechts/links) (◻ Abb. 2.42)
Beweglichkeit Handgelenk	Dorsalextension/Palmarflexion (◻ Abb. 2.43) Ulnar- und Radialabduktion (◻ Abb. 2.44) Pronation/Supination (◻ Abb. 2.29)	--/--/-- Grad (passiv, rechts/links)
	Handrückenebenenabstand (◻ Abb. 2.45)	-- cm
Beweglichkeit Finger	Dorsalextension/Palmarflexion (Grundgelenk, PIP-, DIP-Gelenk bzw. Endgelenk)	--/--/-- Grad (passiv, rechts/links)
	Maximale Fingerspannweite (Daumen bis V. Finger) (◻ Abb. 2.46)	-- cm (rechts/links)
	Fingerkuppen-Hohlhand-Abstand (Finger II–V) (◻ Abb. 2.47)	-- cm (rechts/links)
Fingerfunktion	Daumenbeweglichkeit (◻ Abb. 2.48) Fingerspitzgriff (D I auf D II/III/IV/V) (◻ Abb. 2.49) Schlüsselgriff (◻ Abb. 2.50) Grobgriff (◻ Abb. 2.51, ◻ Abb. 2.52) Hohlhandgriff (Ball) Faustschluss (◻ Abb. 2.53)	Intakt bzw. möglich/gestört
Handgelenkschmerz	Bewegungsschmerz/Druckschmerz: Processus styloideus radii/ulnae, Handwurzel (palmar/dorsal, radial/ulnar), Tabatière (Os scaphoideum)	Nein/ja (rechts/links)
	Hoffmann-Tinel-Zeichen (Handgelenk palmar)	Negativ/positiv
	Finkelstein-Test (◻ Abb. 2.54)	Negativ/positiv
Mittelhand-/Fingerschmerz	Bewegungsschmerz: Gelenk Druckschmerz: Gelenk, Fingerkuppen/Hohlhand/Köpfchen oder Basis des Os metacarpale 1–5/Thenar/Hypothenar	Nein/ja (rechts/links)
Seitenbänder Finger	Finger I–V (PIP-, DIP- bzw. Endgelenk)	Stabil/vermehrte Aufklappbarkeit (rechts/links, medial/lateral)

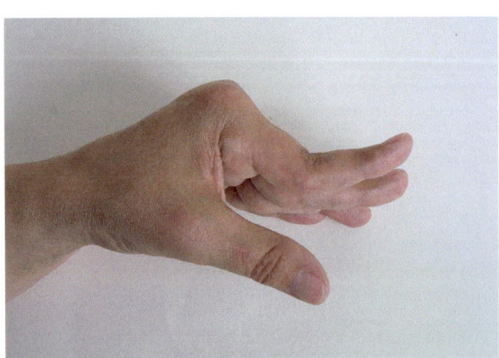

◻ **Abb. 2.36** Schwanenhalsdeformität des II. Fingers. Bei der Schwanenhalsdeformität besteht eine Fehlstellung eines Langfingers, wobei das Mittelgelenk überstreckt und das Endgelenk in einer Beugestellung fixiert ist. Meist steht das Grundgelenk auch in Beugefehlstellung. Die Ursache ist ein Defekt der palmarseitigen Sehnenplatte, d. h. meist der Fingerbeugesehnen im Bereich des Mittelgelenks. Die Fehlstellung tritt häufig bei chronischer Polyarthritis auf oder nach Unfall

2.4 · Hand

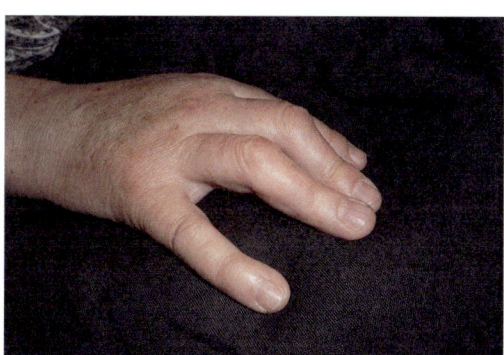

Abb. 2.37 Knopflochdeformität des III. und IV. Fingers. Bei der Knopflochdeformität besteht eine Fehlstellung eines Langfingers der Hand, wobei das Mittelgelenk in Beugestellung verharrt und das Endgelenk gestreckt oder auch überstreckt ist. Ursache ist ein Defekt des Fingerstreckapparats im Bereich des Mittelgelenks bei rheumatischen Erkrankungen oder nach Unfall. (Mit freundlicher Genehmigung von Prof. Christoph Baerwald, Universität Leipzig)

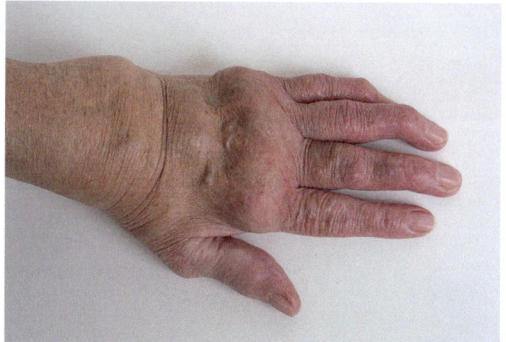

Abb. 2.40 Rheumatische Hand: Schwellung der Fingergrundgelenke (MCP-Gelenke), Atrophie der Mm. interossei, 90/90-Deformität des Daumens, Prominenz des Processus styloideus ulnae, Bajonettstellung des Handgelenks

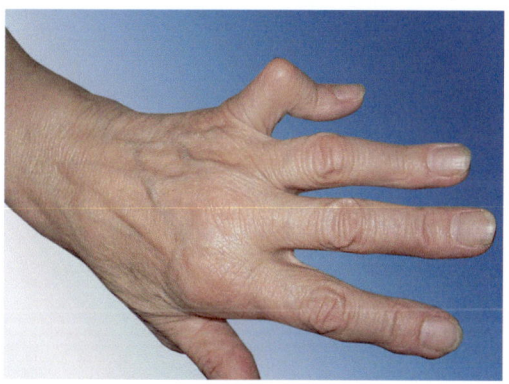

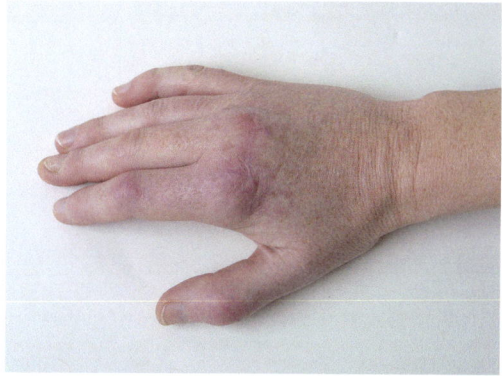

Abb. 2.41 Schwellung der Fingergrundgelenke (PIP) des Zeige- und des Mittelfingers sowie des Endgelenks des Daumens

Abb. 2.38 Knopflochdeformität des Kleinfingers. (Mit freundlicher Genehmigung von Prof. Uwe Lange, Bad Nauheim, Universität Gießen)

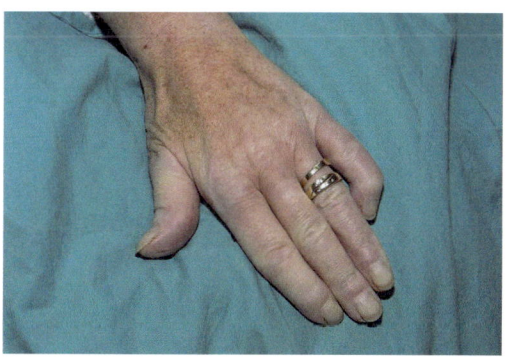

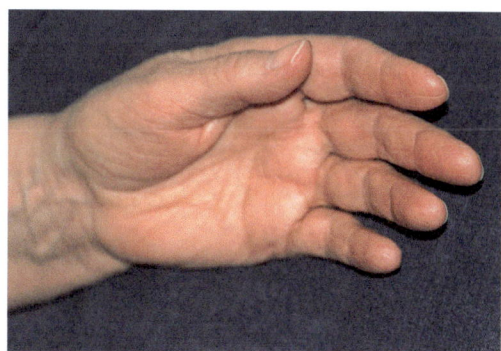

Abb. 2.42 Atrophie des Thenars bei chronischem Karpaltunnelsyndrom (N. medianus)

Abb. 2.39 Hammerfinger (Finger V)

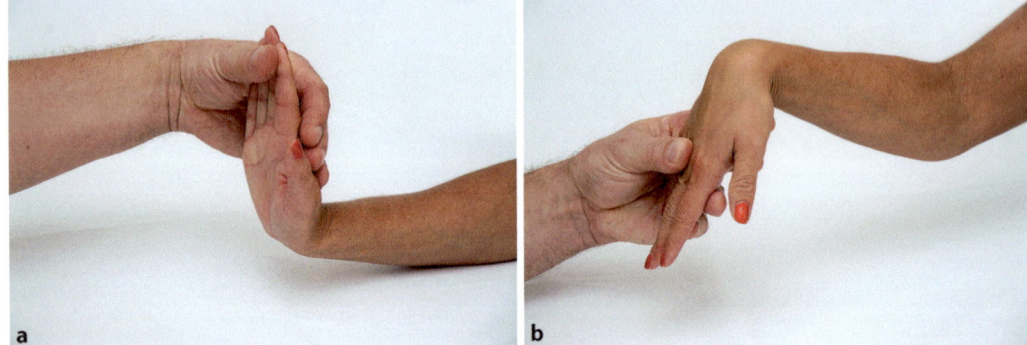

Abb. 2.43a,b Prüfung der Dorsalextension (**a**) und der Palmarflexion (**b**) im Handgelenk. Normwerte: 60–90/0/60–80°

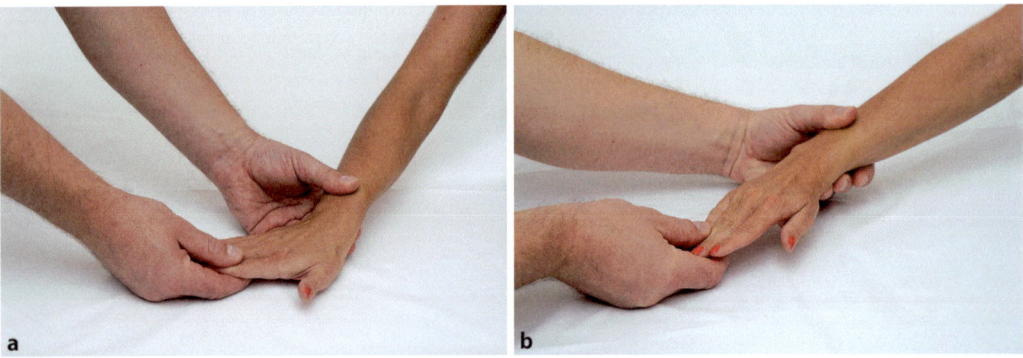

Abb. 2.44a,b Prüfung der Ulnarabduktion (**a**) und Radialabduktion (**b**) im Handgelenk. Normwerte: 25–30/0/30–40°

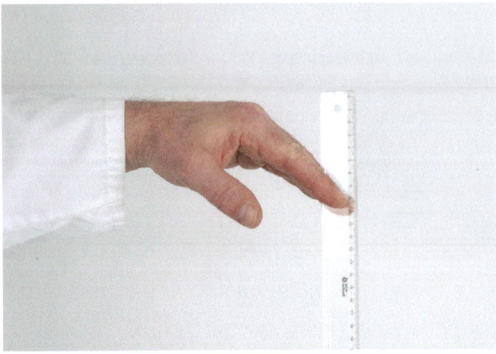

Abb. 2.45 Prüfung des Handrückenebenenabstands. Der Patient soll die Finger II–V in den Grundgelenken beugen. Der Abstand zwischen Handrückenebene und Fingerspitzen wird gemessen

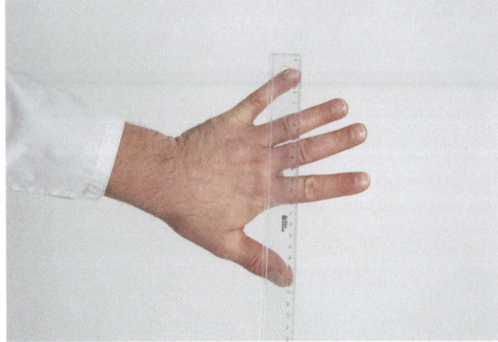

Abb. 2.46 Prüfung der maximalen Fingerspannweite

2.4 · Hand

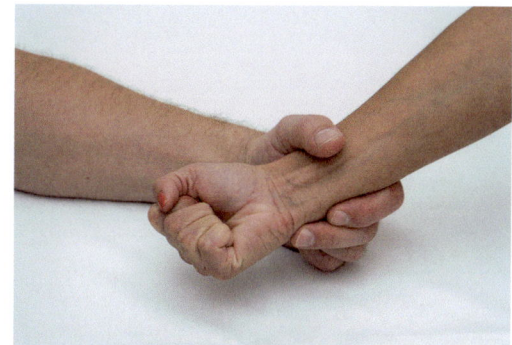

■ **Abb. 2.47** Prüfung des Fingerkuppen-Hohlhand-Abstands zur Überprüfung der Beugefähigkeit der Finger

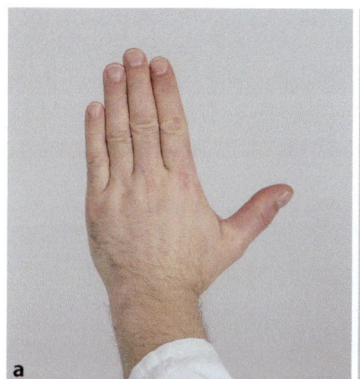
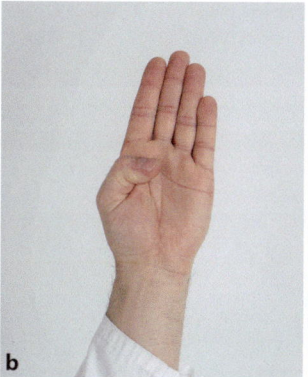
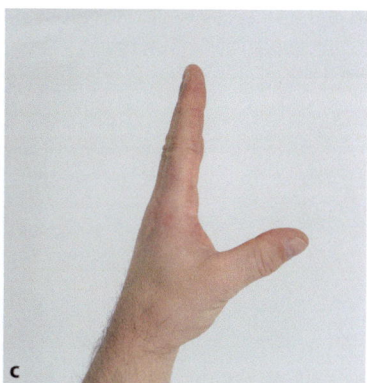

■ **Abb. 2.48a–c** Prüfung der Daumenbeweglichkeit: Abduktion (**a**), Adduktion (**b**), Opposition (**c**)

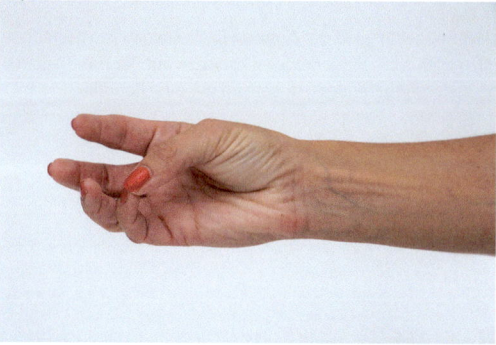
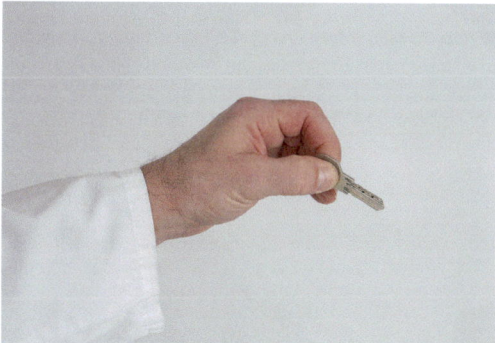

■ **Abb. 2.49** Fingerspitzgriff: Nacheinander soll der Patient mit dem Daumen alle anderen Fingerspitzen seiner Hand berühren, um die Fingerfunktion und die Oppositionsfähigkeit des Daumens zu testen. Der M. opponens pollicis zählt zur medianusinnervierten Muskulatur. Bei Ausfall des N. medianus kann der Daumen nicht mehr zum Kleinfinger opponiert werden

■ **Abb. 2.50** Schlüsselgriff: Bei sensiblen Ausfällen an der radialen Seite des Zeigefingers (N. radialis) oder bei Arthrose des Daumensattelgelenks (Rhizarthrose) ist der Griff nicht möglich

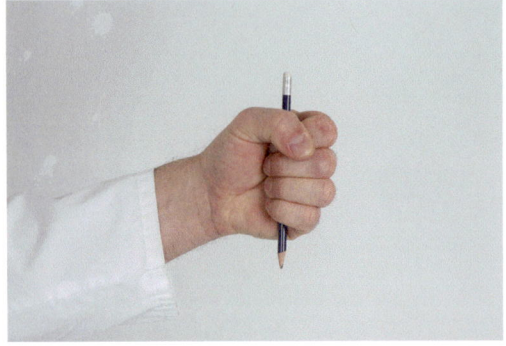

Abb. 2.51 Grobgriff (Umfassen eines Bleistifts): Hiermit erfolgt eine grobmotorische Beurteilung der Greiffunktion der Hand

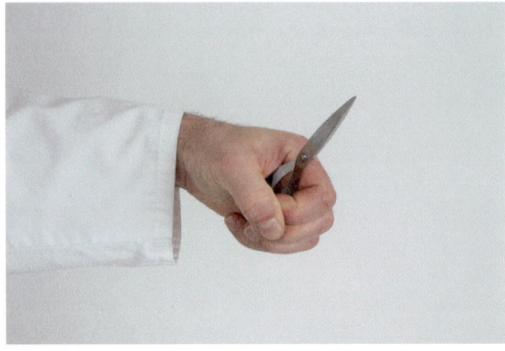

Abb. 2.52 Grobgriff (Anfassen einer Schere oder Zange)

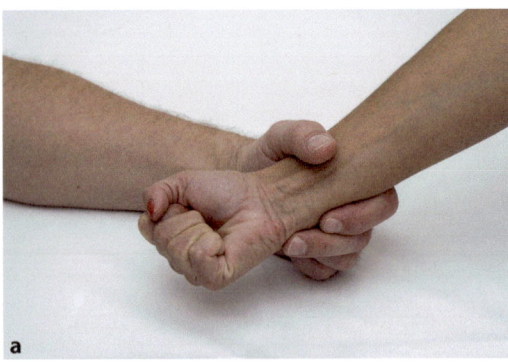

Abb. 2.53a,b Kleiner und großer Faustschluss zur Überprüfung der Beugefähigkeit der Finger. **a** Beim kleinen Faustschluss ist eine komplette Fingerbeugung im Grund-, Mittel- und Endgelenk möglich, die Fingerkuppen kommen auf der Handgelenksbeugefalte zu liegen. **b** Beim großen Faustschluss fehlt die Beugung in den Fingerendgelenken, und nur eine Beugung in den Fingergrund- und Mittelgelenken ist möglich

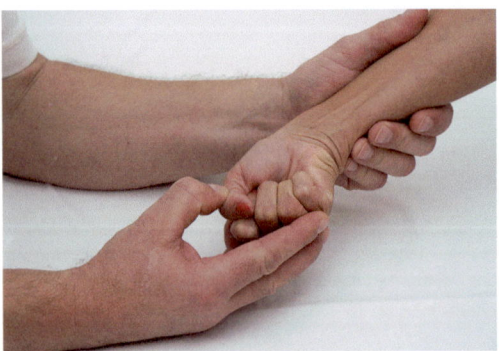

Abb. 2.54 Finkelstein-Zeichen: Dieser Test dient zur Diagnostik bei Tendovaginitis stenosans de Quervain. Der Daumen wird von den Langfingern umfasst und das Handgelenk vom Untersucher nach ulnar abduziert. Der Patient schlägt den Daumen maximal in die Hohlhand ein und schließt die Faust. Bei Stenose im ersten Strecksehnenfach kommt es zu einer Schmerzprovokation bei Ulnarabduktion des Daumens

Tab. 2.14 Neurologie

Reflexe	Bizepssehne (C5) Trizepssehne (C7) Radiusperiost (C6)	Lebhaft/abgeschwächt/nicht auslösbar/gesteigert (rechts/links)
Sensibilität	Dermatom (segmental bzw. einem Nerven zuzuordnen/nicht genau zuzuordnen)	Hypästhesie/Parästhesie/Dysästhesie (rechts/links)
Motorik	Ellenbogenbeugung (C5/6) Ellenbogenstreckung (C7) Pronation (C6–Th1) Supination (C5/6) Handbeugung (C6–Th1) Handstreckung (C6/7) Fallhand (N. radialis) (Abb. 2.55) Schwurhand (N. medianus) (Abb. 2.56) Krallhand (N. ulnaris) (Abb. 2.57) Flaschengriff, Fingerspitzgriff (D I auf D II) (Abb. 2.58) Froment-Zeichen (Abb. 2.35) Tenodesetest (Abb. 2.59) Überprüfung der tiefen (Abb. 2.60) und der oberflächlichen Beugesehnen (Abb. 2.61) Watson-Test (Abb. 2.62)	Intakt/abgeschwächt (M5–M0, rechts/links) positiv/negativ

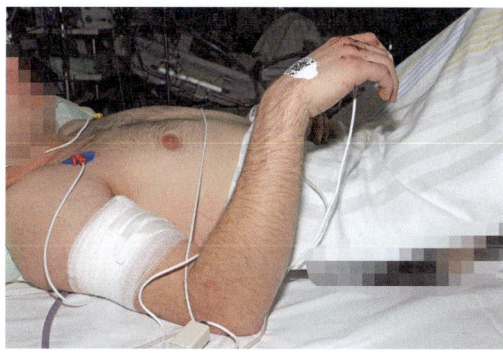

Abb. 2.55 Fallhand (N. radialis)

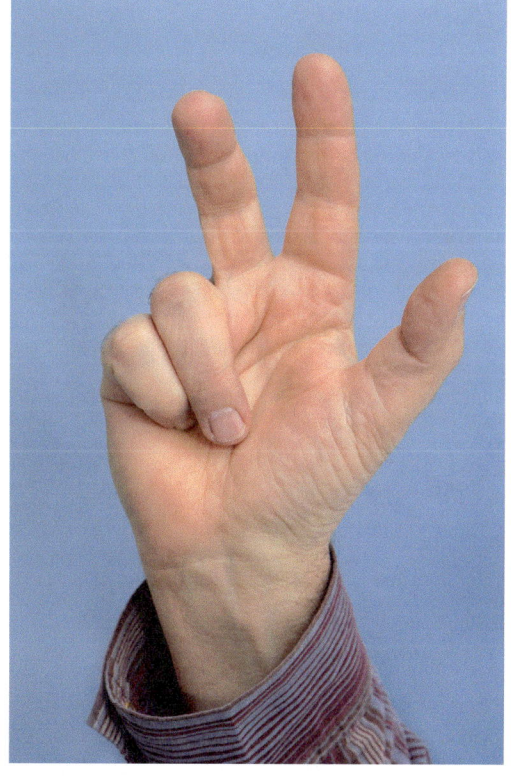

Abb. 2.56 Schwurhand (N. medianus)

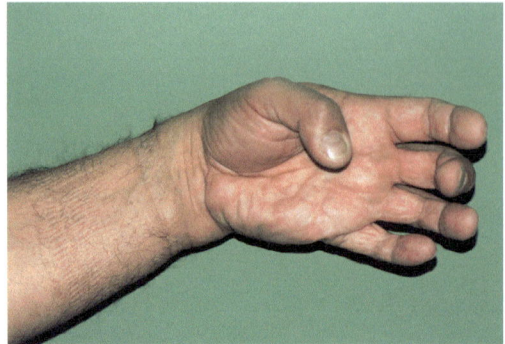

Abb. 2.57 Krallenhand (N. ulnaris)

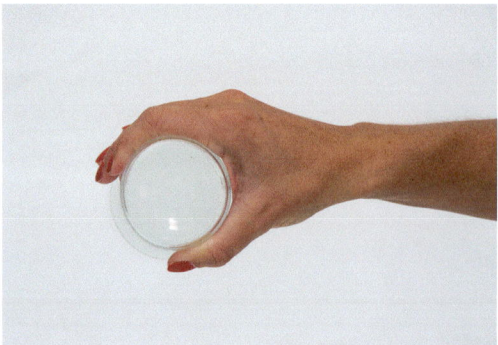

Abb. 2.58 Flaschentest (N. medianus): Der Flaschentest dient zur Überprüfung des N. medianus. Hierbei wird eine Flasche mit der Hand umgriffen. Der Patient kann den Daumen nicht weit genug abspreizen und dadurch eine Flasche nicht richtig umfassen. Der Test ist positiv, sofern eine Lücke zwischen der Haut der ersten Kommissur und der Flasche beim Umgreifen der Flasche besteht. Diese entsteht, da durch Lähmung des durch den N. medianus innervierten M. abductor pollicis brevis eine vollständige Abduktion des Daumens nicht mehr möglich ist

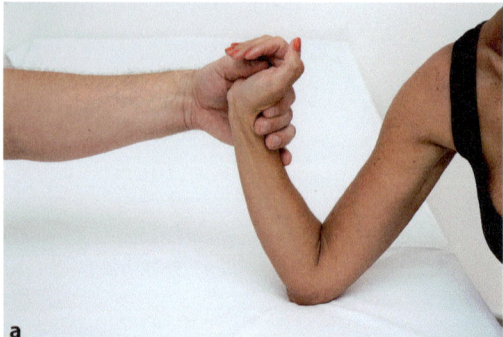

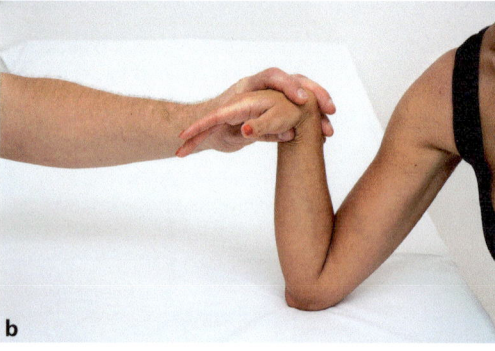

Abb. 2.59a,b Tenodesetest der Beugesehnen: Zur Überprüfung einer Sehnenruptur wird das Handgelenk passiv flektiert und extendiert. Bei Flexion kommt es zu einer Extension der Langfinger (**a**), bei Extension zu einer Flexion (**b**). Liegt eine Sehnenruptur vor, weicht der entsprechende Finger von den anderen im Beugetonus ab

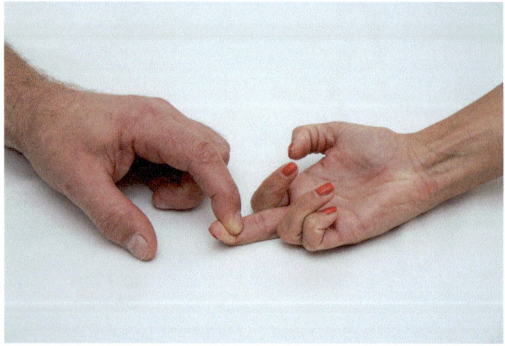

Abb. 2.60 Überprüfung der tiefen Beugesehne: Die Hand liegt auf dem Handrücken. Der Untersucher fixiert den betreffenden Finger im Mittelgelenk auf der Tischunterlage, und der Patient versucht, ihn im Endgelenk zu flektieren. Bei Ruptur der tiefen Beugesehne ist dies nicht durchführbar

2.4 · Hand

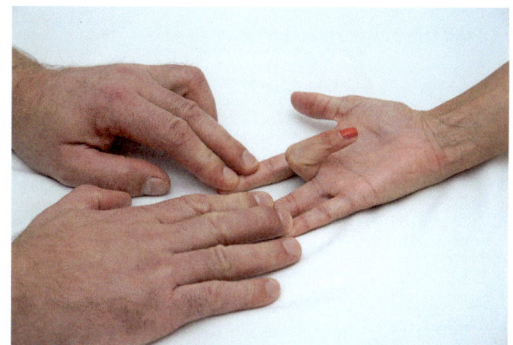

Abb. 2.61 Überprüfung der oberflächlichen Beugesehne: Die Hand liegt auf dem Handrücken. Der Untersucher fixiert die übrigen Langfinger auf der Tischunterlage, und der Patient versucht, den betreffenden Langfinger zu beugen. Hierbei kommt es zu einer Beugung im Mittelgelenk, da die tiefe Beugesehne durch Fixierung der übrigen Langfinger ausgeschaltet ist. Bei rupturierter oberflächlicher Beugesehne ist dies vom Patienten nicht durchführbar

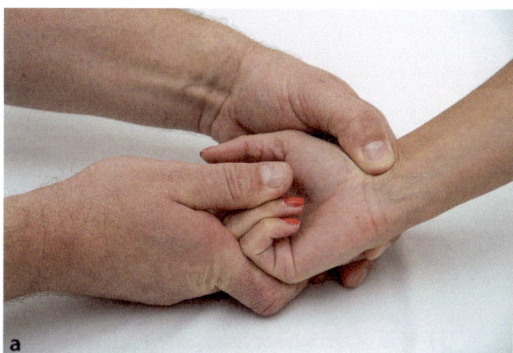
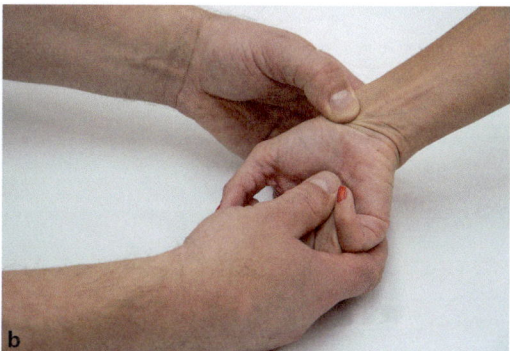

Abb. 2.62a,b Watson-Test zur Überprüfung einer skapholunären Bandläsion. Hierzu wird der distale Skaphoidpol von palmar aus palpiert und komprimiert (**a**). Danach wird das Handgelenk von radial nach ulnar bewegt (**b**). Bei rupturiertem skapholunärem Band wird dadurch ein Klickphänomen ausgelöst

2.4.2 Leitsymptome

Eine Übersicht über die Leitsymptome gibt Tab. 2.16.

Tab. 2.15 Durchblutung

Arterien	A. axillaris A. radialis	Kräftig/schwach/nicht tastbar (rechts/links)
Venen	Venöse Stauung	Keine/vorhanden (rechts/links)
Kapillarpuls	Fingerkuppen	Sichtbar/nicht sichtbar

Tab. 2.16 Leitsymptome der Hand

Anamnese	Schmerz	Lokalbefund, Funktionstests	Sensible Störung	Motorische Störung	Spricht für
„Schnappen" eines Fingers bei Beugung und Streckung	Schmerzen beim „Schnappen" des Fingers	Tastbares Knötchen volar über dem Metakarpalköpfchen, dort lokaler DS sowie sicht- und tastbares „Schnappen" bei Bewegung der Finger	Keine	Keine	Schnellender Finger
Vorwiegend Männer unter 40 Jahre, knotige Verdickungen und Stränge an der volaren Handfläche, zunehmende Beugekontraktur der (ulnaren) Finger	Kaum	Tastbare Knoten und Stränge an der volaren Handfläche, Beugekontraktur des Grund- und/oder Mittelgelenks	Keine	Keine	Morbus Dupuytren
Bilaterale Schwellung der Grund- und Mittelgelenke der Finger, Morgensteifigkeit in den betroffenen Gelenken	Querdruckschmerz (positives Gaenslen-Zeichen)	Später: eingefallene Zwischenräume am Handrücken, Ulnardeviation der Finger, Knopfloch- oder Schwanenhalsdeformität der Finger, prominentes Caput ulnae, Bajonettstellung der Hand	Keine	Keine	Beginn einer Rheumatoidarthritis
Meist Frauen im Klimakterium, kleine Knötchen an den Mittel- und Endgelenken der Finger, später kolbige Auftreibung, keine Morgensteifigkeit	In der Regel kein Schmerz in den betroffenen Gelenken (nur bei entzündlichen Schüben)	Knötchen/kolbige Auftreibung von Mittel- und Endgelenken der Finger, später Radialdeviation der Fingerendglieder, Ulnardeviation der Fingermittelglieder, Streckdefizit und inkompletter Faustschluss	Keine	Parästhesien der Fingerspitzen möglich	Polyarthrose

2.4 · Hand

◻ **Tab. 2.16** (*Fortsetzung*)

Anamnese	Schmerz	Lokalbefund, Funktionstests	Sensible Störung	Motorische Störung	Spricht für
Besonders Frauen über 50 Jahre, belastungsabhängige Schmerzen, später auch in Ruhe und nachts im radialen Handgelenkbereich	Schmerzen beim Wäsche auswringen, Tür aufschließen	Lokaler Druckschmerz über dem Daumensattelgelenk, schmerzhafte Beweglichkeit des Daumens, später Abduktion und Extension eingeschränkt	Keine	Keine	Rhizarthrose
Oft Frauen zwischen 40 und 50 Jahren, nächtliche, schmerzhafte Kribbelparästhesien an der Handfläche	Brennende Schmerzen in der radialen Handfläche	Druckschmerz über dem Karpaltunnel, positives Hoffmann-Tinel-Zeichen	Später auch Atrophie des Thenars, positiver Flaschentest	Kribbelparästhesien der radialen Handfläche und der 3 radialen Finger, positiver Phalen-Test	Karpaltunnelsyndrom
Sturz auf die ausgestreckte Hand	Schmerzen im Handgelenk bei Bewegung	Maximaler Druckschmerzpunkt über der volaren Handfläche	Keine	Kribbelparästhesien an der Handfläche	Lunatumluxation
Hyperflexion eines Fingers beim Ballspiel oder beim Stopfen des Bettlakens in die Bettritzen	Schmerzen am hängenden Fingerendglied	Hammerfinger (oder -daumen), lokaler Druckschmerz, Hämatom, Endglied passiv frei beweglich, kann aktiv nicht gestreckt werden	Keine	Keine	Strecksehnenabriss an der Basis der Endphalanx
Abspreizverletzung des Daumens beim Skifahren oder Fangen eines Balls (Torwart)	Schmerzen am Daumengrundgelenk bei Bewegung und Instabilitätsgefühl beim Zugreifen	Ulnar-palmare Schwellung über dem Daumengrundgelenk, dort lokaler Druckschmerz, vermehrte ulnare Aufklappbarkeit des Daumens	Keine	Keine	Skidaumen
Direkte Verletzung der palmaren Handfläche (Spritzpistolen, Hochdruckinjektion)	Rasch zunehmende pochende Schmerzen	Schwellung der betroffenen Finger (rasch zunehmend), Einschränkung der aktiven und passiven Beweglichkeit	Keine	Keine	Sehnenscheidenphlegmone

◘ **Tab. 2.16** (*Fortsetzung*)

Anamnese	Schmerz	Lokalbefund, Funktionstests	Sensible Störung	Motorische Störung	Spricht für
Trauma oder Operation an oberer Extremität vorausgegangen, schmerzhafte, ödematöse Schwellung von Hand und Unterarm	Ruhe- und Belastungsschmerz	Bläulich gefärbte, glänzende, gespannte Haut, Schmerzen bei allen Bewegungen	Keine	Keine	Morbus Sudeck (akutes Stadium I) (CRPS I/II)
Evtl. länger zurückliegender Sturz auf die ausgestreckte Hand (übersehene Fraktur des Os scaphoideum)	Zunächst beschwerdefrei, später Belastungs- und Ruheschmerzen in der Tabatière und am dorsalen Handgelenk	Druck- und Bewegungsschmerz in der Tabatière, Stauchungsschmerz an Daumen und Zeigefinger, Dorsalextension schmerzhaft eingeschränkt, Watson-Test positiv	Keine	Keine	Skaphoidpseudarthrose
z. B. Patienten, die mit Pressluftwerkzeugen arbeiten	Schmerzen in der Handwurzel, belastungsabhängig, später auch in Ruhe	Evtl. Schwellung, lokaler DS dorsal über dem Os lunatum, Einschränkung v. a. der Dorsalextension	Keine	Keine	Lunatummalazie

2.4.3 Erkrankungen

Klinische Krankheitsbilder

- **Schnellender Finger („trigger finger"), schnellender Daumen**

Plötzliches, zum Teil schmerzhaftes Schnappen des Fingers bei Beugung und Streckung.

— **Ätiologie:** Verdickung der Sehnenscheide und knotige Verdickung der Beugesehne. In der Regel durch Überlastung oder degenerative Veränderungen. Auch bei der rheumatischen Hand und nach alter Verletzung mit Teildurchtrennung der Sehne. Führt zu einer Sehnenscheidenstenose. Bei Säuglingen angeborene Verdickung der langen Daumenbeugesehne (Pollex flexus congenitus) oder der Fingerbeugesehnen.

— **Anamnese:** Bei Beugung und Streckung des Fingers tritt ein zum Teil schmerzhaftes Schnappen auf. Manchmal sind mehrere Finger betroffen.

— **Untersuchung:** Lokaler Druckschmerz in Höhe des Metakarpalköpfchens. Dort findet sich ein tastbares Knötchen, das sich bei Beugung und Streckung mitbewegt. Sichtbares Schnappen des Fingers bei Beugung und Streckung. Bei Kleinkindern Beugekontraktur des Daumenendglieds.

- **Sehnenluxation**

Luxation der über dem Köpfchen des Os metakarpale zentrierten Sehne durch Riss der Streckerkappe bzw. Sehnenhaube nach ulnar. Relativ selten.
- **Ätiologie:** Spontan oder nach geringem Trauma, insbesondere bei der chronischen Polyarthritis durch die hier vorhandene penetrierende Artikulosynovialitis.
- **Anamnese:** Wird durch das rheumatische Krankheitsbild bestimmt.
- **Untersuchung:** Ulnardeviation der Finger (bereits vorbestehend) und Streckdefizit.

- **Ganglion**

Ganglien gehören zu den „tumor-like lesions" der Weichteile. Häufigste tumorartige Veränderung unter der Haut. Ein Ganglion steht in Verbindung mit der darunter gelegenen Gelenkkapsel oder Sehnenscheide. Es ist zystisch aufgebaut und mit einer klaren, sehr viskösen Flüssigkeit (Mucin, vorwiegend aus Hyaluronsäure bestehend) gefüllt. Meist dorsal über dem Os lunatum.
- **Ätiologie:** Nicht genau geklärt. Geht von der Grenzschicht der Synovialis zur Kapsel, zum Band oder zur Sehne aus. Entsteht unter anderem durch Überlastung und Dehnung.
- **Anamnese:** Frauen sind 3-mal so häufig betroffen als Männer. Alter meist zwischen 20 und 30 Jahren. Keinerlei Beschwerden oder aber auch heftige, vorwiegend belastungsabhängige Schmerzen, zum Teil in den Oberarm ausstrahlend. Kraftlosigkeit beim Zugreifen mit der Hand, beim Ringbandganglion Schmerzen beim Zugreifen verstärkt. Distal des Ganglions können Dysästhesien und Hypästhesien bei Kompression eines Nervs (z. B. des N. ulnaris bei ulnar-palmar gelegenem Ganglion) vorkommen.
- **Untersuchung:** Umschriebene, unter der Haut gelegene Schwellung, mehr oder weniger gut sichtbar, insbesondere dorsale Ganglien bei Flexion des Handgelenks. Tastbar, v. a. das Ringbandganglion in Höhe des I. Ringbands. Oft prallelastisch mit glatter Oberfläche und gut darüber verschieblicher Haut.
- **Diagnostik:** Bei Persistenz Röntgen des Handgelenks in 2 Ebenen (Ausschluss pathologischer knöcherner Veränderungen), Sonographie (umschriebene Begrenzung, geringe Ausdehnung).

- **Tendovaginitis stenosans de Quervain**

Schmerzhafte Einengung der im ersten Strecksehnenfach verlaufenden Sehnen des M. abductor pollicis longus und M. extensor pollicis brevis. Geht mit einer spindelförmigen Auftreibung der Sehnen und einer Verdickung des Retinakulums einher.
- **Ätiologie:** Tendosynovialitis, die durch Überlastung hervorgerufen wird (Sekretärinnen, Paddler, Kanuten).
- **Anamnese:** Belastungsabhängige Schmerzen im Bereich des Processus styloideus radii, die in den Daumen und den Unterarm ausstrahlen. Insbesondere beim festen Zugreifen (z. B. Wäsche auswringen) und Halten von Gegenständen.
- **Untersuchung:** Zum Teil sichtbare und tastbare Schwellung des dorsoradial gelegenen Retinakulums. Lokaler Druckschmerz über dem Retinakulum. Ulnarabduktion im Handgelenk eingeschränkt. Positives Finkelstein-Zeichen (◘ Abb. 2.54, Daumen in die Hohlhand maximal einschlagen und Faustschluss: die Ulnarabduktion im Handgelenk ist jetzt schmerzhaft).
- **Diagnostik:** Röntgen des Handgelenks in 2 Ebenen (Ausschluss pathologischer knöcherner Veränderungen).
- **DD:** Rhizarthrose, Styloiditis radii.

- **Lunatummalazie (Morbus Kienböck)**

Aseptische Nekrose des Os lunatum. Unterteilt in 4 radiologische Stadien. Kann im Verlauf von Jahren zur Arthrose des Handgelenks führen (Stadium IV).
- **Ätiologie:** Nicht immer bekannt. Durchblutungsstörungen durch Arbeiten mit Pressluftwerkzeugen durch wiederholte Dorsalextension und Kompression des Handgelenks. Gehäuft auch bei Minusvariante der Ulna.
- **Anamnese:** Belastungsabhängige Schmerzen in Stadium I und II, später auch Ruheschmerzen, im Endstadium oft weniger Schmerzen. Oft auch sehr uncharakteristische Beschwerden.

- **Untersuchung:** Zu Beginn äußerlich unauffällig, später gelegentlich Schwellung über dem Os lunatum. Lokaler Druckschmerz dorsal über dem Os lunatum. Einschränkung der Beweglichkeit, insbesondere der Dorsalextension.
- **Diagnostik:** Röntgen des Handgelenks in 2 Ebenen, evtl. MRT (Nachweis der Schädigung, DD).
- **DD:** Tendovaginitis, Ganglion, Distorsion.

- Skaphoidpseudarthrose

Nicht verheilte Fraktur des Os naviculare, zum Teil bindegewebig miteinander verbunden. Einteilung in stabile, nicht verschobene Pseudarthrose, instabile, verschobene oder eingestauchte Pseudarthrose, Pseudarthrose mit frühen und mit späten degenerativen Veränderungen.
- **Ätiologie:** Folge einer übersehenen Fraktur, zu kurzer Gipsimmobilisation, einer stärkeren Fragmentdislokation oder Instabilität. Vertikale Schrägfraktur (ungünstig).
- **Anamnese:** Zum Teil als Zufallsbefund, da symptomlos. Meist starke Belastungs- und später auch Ruheschmerzen in der Tabatière sowie dorsal und palmar über dem Skaphoid. Lokale Schwellung.
- **Untersuchung:** Lokale Schwellung, Druck- und Bewegungsschmerz, besonders in der Tabatière. Stauchungsschmerz von Daumen und Zeigefinger. Schmerzhafte Einschränkung der Beweglichkeit im Handgelenk, insbesondere der Dorsalextension (◘ Abb. 2.43). Positiver Watson-Test (Fixation des Os scaphoideum zwischen Daumen und Zeigefinger, Verschiebeschmerz, ◘ Abb. 2.62). Tastbare Instabilität bei Ulnar- und Radialabduktion im Handgelenk möglich.
- **Diagnostik:** Röntgen des Handgelenks in 2 Ebenen, evtl. MRT (Nachweis der Schädigung, DD).
- **DD:** Rhizarthrose.

- Morbus Dupuytren

Knotige Verdickung und Kontraktur der Palmarfaszie. Befällt zuerst die Hohlhand und später auch die Finger. Beginnt mit einer Zellproliferation (noduläre Form) und geht über in eine faserreiche Strangbildung (lamelläre Form).

- **Ätiologie:** Unklar. Familiäre Disposition ist gesichert (in ca. 25 %). Gehäuft bei Diabetes mellitus und alkoholtoxischen Lebererkrankungen. Myofibroblastentheorie (aktiver kontrahierender Einfluss dieser Zellen). Überwiegen von Kollagen Typ III. Weiterhin fibromatöse Geschwulstbildung oder primäre Fibrositis. Die neurogene Entstehungstheorie geht von einer diskreten N.-ulnaris-Schädigung aus.
- **Anamnese:** Überwiegend Männer unter 40 Jahre. Oft (65 %) beidseits. Am häufigsten ist der Ringfinger betroffen, später auch der Klein- und Mittelfinger. Zu Beginn Verdickung und Schrumpfung der Palmaraponeurose, zunehmende Beugekontraktur des oder der Finger mit Beeinträchtigung der Funktion, Knotenbildung. Schubweiser Verlauf über viele Jahre. Selten Schmerzen.
- **Untersuchung:** Einziehungen der Haut sowie tastbare Knoten und später auch Strangbildung in der Hohlhand (fast ausschließlich ulnare Finger betroffen). Fortgeschrittene Stadien: Beugekontraktur des Grund- und/oder Mittelgelenks, manchmal Knopflochdeformität. Abspreizbehinderung der Finger. Bei ca. 50 % streckseitige Verdickungen über den Mittelgelenken („knuckle pads").
- **Diagnostik:** Eventuell Röntgen der Hand in 2 Ebenen (v. a. zur Beurteilung der Gelenke).
- **DD:** Narbenzug nach Verletzung.

- Morbus Sudeck (Algodystrophie; CRPS – Komplexes regionales Schmerzsyndrom)

Schmerzhafte Dystrophie an den Extremitäten mit regionaler Störung der Durchblutung und Atrophie der Weichteile und des Knochens.
- **Ätiologie:** Nach Frakturen oder operativen Eingriffen, lokalen Entzündungen u. a., auch psychische Faktoren. In 20 % der Fälle idiopathisch.
  - **CRPS I:** M. Sudeck (Trauma ohne Nervenverletzung)
  - **CRPS II:** Kausalgie (Trauma mit Nervenverletzung)
- **Anamnese:** *Akutes Stadium I:* Entzündliche Phase mit Hyperämie, ödematöser Schwellung der Haut, Ruhe- und Belastungsschmerz. *Subakutes Stadium II:* Phase der Dystrophie

nach 2–4 Monaten. Rückgang der Schwellung, Atrophie der Subkutis, Schrumpfung von Gelenkkapsel und Bandapparat. *Chronisches Stadium III: Endstadium*, Phase der Atrophie nach 3–6 Monaten. Atrophie von Haut, Subkutis und Skelett, erhebliche Einschränkung der Beweglichkeit, Kontrakturen.
- **Untersuchung:** Stadium I: Hand und Unterarm sind ödematös aufgequollen, die Haut ist bläulich livide gefärbt, glänzend und überwärmt. Sie macht den Eindruck, als sei sie stark gespannt. Schmerzen in Ruhe und bei Bewegung. *Stadium II:* Extremität abgeschwollen, blasse, kühle „Glanzhaut", Beweglichkeit eingeschränkt bis aufgehoben. *Stadium III:* Im Vergleich zur Gegenseite deutliche Atrophie der Extremität, Einschränkungen der Beweglichkeit und Kontrakturen an Ellenbogen und Fingergelenken. Kraftminderung und gestörte Greiffunktion der Hand (◘ Abb. 2.47, ◘ Abb. 2.48 ◘ Abb. 2.49, ◘ Abb. 2.50, ◘ Abb. 2.51, ◘ Abb. 2.52, ◘ Abb. 2.53, ◘ Abb. 2.54).
- **Diagnostik:** Röntgen des Unterarms und der Hand in 2 Ebenen (Entkalkung, fleckige Zeichnung), Labor („cross-links" im Urin erhöht).

Angeborene Fehlbildungen und Stoffwechseldefekte

- **Syndaktylie**

Partiell, subtotal oder vollständig fehlende Trennung zweier oder mehrerer Finger. Häufigste Handfehlbildung. Es werden kutane, ossäre und komplexe Syndaktylien unterschieden. Bei komplexen Syndaktylien liegen weitere Fehlbildungen vor.
- **Ätiologie:** Tritt im Rahmen unterschiedlicher Syndrome als fakultatives oder obligates Merkmal auf. Meist autosomal-dominanter Erbgang, auch sporadisch.
- **Anamnese:** Jungen häufiger betroffen als Mädchen. Meist Befall von Mittel- und Ringfinger. Finger unvollständig oder gar nicht voneinander getrennt. Verbindung durch Weichteilbrücke (*kutane Syndaktylie*) oder knöchern (meist nur am Endglied, *ossäre Syndaktylie*). *Komplexe Syndaktylien:* Kombination mit anderen Fehlbildungen.
- **Untersuchung:** Partielle, subtotale oder bis zur Endgliedspitze reichende Verbindung der Finger. Meist ein Zwischenfingerraum betroffen. Manchmal Vereinigung der Fingernägel („Nagelband"). Beugung und Streckung kaum eingeschränkt. Bei den komplexen Syndaktylien liegen z. B. fehlgebildete Finger, Ankylosen, Löffelhand, Spalthand oder Schädelveränderungen vor.
- **Diagnostik:** Röntgen der Hand in 2 Ebenen (Beurteilung der knöchernen Situation).

- **Polydaktylie/Oligodaktylie**

Numerische Plus- oder Minusabweichung von der normalen fünffingrigen Hand.
- **Ätiologie:** Gehäuft bei farbigen Patienten. Auch bei einer Reihe von Fehlbildungssyndromen.
- **Untersuchung:** Radiale Polydaktylie (Doppeldaumen), zentrale Polydaktylie (Doppelbildung des II.–IV. Fingers, auch als Polysyndaktylie), ulnare Polydaktylie (Kleinfingerdoppelbildung). Dicheirie (Spiegelbilddeformität [„mirror hand"]: inkomplette oder komplette Handverdoppelung). Hypoplasie und Aplasie des Daumens.
- **Diagnostik:** Röntgen der Hand in 2 Ebenen (Beurteilung der knöchernen Situation).

- **Metrische Varianten**

Brachydaktylie (Verkürzung von Skelettanteilen). Triphalangie des Daumens und Hyperphalangie (abnorme transversale Segmentation von Phalangen).

Degenerative Erkrankungen
- **Rhizarthrose (Sattelgelenkarthrose)**

Arthrose des Daumensattelgelenks (Articulatio carpometacarpale I).
- **Ätiologie:** Idiopathisch. Oft in Verbindung mit einer Polyarthrose (Arthrose der kleinen Fingergelenke). Selten sekundär nach Bennett- oder Rolando-Fraktur.
- **Anamnese:** Bei ca. 10 % der Bevölkerung. Vorwiegend Frauen über 50 Jahre. Fast immer beidseits. Relativ frühzeitig zunächst belastungsabhängige Schmerzen, insbesondere beim Zufassen (z. B. Wäsche auswringen, Tür aufschließen). Später auch Ruhe- und Nachtschmerz, ausstrahlend nach distal und proximal. Zunehmend Bewegungseinschränkung.

- **Untersuchung:** Dorsale, zum Teil derbe Schwellung über dem Daumensattelgelenk. Lokaler Druckschmerz, schmerzhafte Beweglichkeit, Krepitation. Später Adduktionskontraktur mit Einschränkung der Abduktion des Daumens (◘ Abb. 2.49) und Überstreckung im Daumengrundgelenk.
- **Diagnostik:** Röntgen der Hand in 2 Ebenen (Beurteilung der Schädigung des Gelenks, DD).
- **DD:** Skaphoidpseudarthrose, Tendovaginitis stenosans de Quervain.

- **Polyarthrose**

Auf die Fingergelenke beschränkte Arthrose. Die Arthrose an den Endgelenken wird als **Heberden-Arthrose** bezeichnet. Die Arthrose der Mittelgelenke ist deutlich von den **Bouchard-Knötchen** abzugrenzen. Tritt meist in Kombination mit einer Rhizarthrose auf.
- **Ätiologie:** Primäre Ursache unbekannt. Hormonelle bzw. endokrine Einflüsse werden diskutiert, ebenso neurovaskuläre Einflüsse. Dominanter Erbgang bei Frauen und rezessiver Erbgang bei Männern bekannt.
- **Anamnese:** Insbesondere Frauen im Klimakterium betroffen. Verursacht relativ wenig Beschwerden, eine Morgensteifigkeit fehlt. Zunächst kleine Knoten dorsal, medial und lateral über den Interphalangealgelenken – meist zuerst über den Fingerendgelenken (am PIP-Gelenk als Bouchard-Knötchen bezeichnet). Später Entwicklung von Osteophyten, Herabsetzung des Tastgefühls, Parästhesien. Teilweise entzündliche Schübe. Später Achsenabweichungen und/oder Einschränkungen der Beweglichkeit. Trotzdem kaum funktionelle Beeinträchtigung.
- **Untersuchung:** Sichtbare und tastbare Knoten beidseits der Gelenke. Später kolbig aufgetriebene, verplumpte Gelenke. Kein Druck- und Bewegungsschmerz. Bei entzündlichen Schüben Rötung und Druckschmerzhaftigkeit, Bewegungsschmerz. Bei fortgeschrittenen Befunden Radialdeviation der Fingerendglieder und Ulnardeviation in den Mittelgelenken. Streckdefizite und Einschränkung der Beugefähigkeit. Inkompletter Faustschluss, Fingerkuppen-Hohlhand-Abstand vermehrt (◘ Abb. 2.47). Parästhesien der Fingerspitzen möglich. Grobe Kraft beim Faustschluss evtl. gering vermindert.
- **Diagnostik:** Röntgen der Hand in 2 Ebenen (nur bei Beschwerden zur Beurteilung der Schädigung der Gelenke).
- **DD:** Beginnende chronische Polyarthritis (Schwellung der Grundgelenke).

Entzündliche Erkrankungen
- Unspezifische Entzündungen
- - **Paronychie**

Eitrige Infektion der Weichteile in der Umgebung der Fingernägel.

- - **Furunkel**

Eitrige Infektion an der Streckseite des Fingers.

- - **Panaritium**

Das Panaritium ist eine Sonderform der Phlegmone. Damit wird in der Regel eine abgegrenzte eitrige Infektion am Finger beschrieben. Die Übergänge können im Verlauf fließend sein, z. B. beim Durchbruch eines Panaritium subcutaneum in die Sehnenscheiden (dann Panaritium tendinosum bzw. Sehnenscheidenphlegmone). Es werden oberflächliche (Panaritium cutaneum, subcutaneum, subunguale) und tiefe Panaritien (Panaritium tendinosum, ossale, articulare) unterschieden.
- **Ätiologie:** Vorwiegend Staphylokokkeninfekte, seltener durch Streptokokken. Sekundär auch Mischinfektionen. Manchmal auch durch Viren (Herpes), Pilze oder Mycobacterium tuberculosae verursacht.

- - **Panaritium subcutaneum**

Häufigste bakterielle Infektion der Fingerweichteile.
- **Ätiologie:** Oft spontan, aber auch nach Tätigkeiten im Schmutz ohne Schutz der Hände.
- **Anamnese:** Geschwollene, gerötete, überempfindliche und stark schmerzhafte Fingerspitze. Meist am Endglied, aber auch am Mittelglied.
- **Untersuchung:** Lokale Schwellung, Rötung, Überwärmung der Haut. Starker Druck- und Berührungsschmerz, Schmerzen bei Bewegung.
- **DD:** Tuberkulose der Haut.

Panaritium ossale
Bakterielle Infektion des Knochens am Finger. Greift oft auf das Endgelenk und das Köpfchen des Mittelglieds über.
- **Ätiologie:** Primär durch eine lokale Verletzung oder fortgeleitet aus der Umgebung (z. B. von einem Panaritium subcutaneum).
- **Anamnese:** Schmerzen, Rötung und Schwellung. Meist am Endglied. Später spontane Ankylose des Endgelenks.
- **Untersuchung:** Lokale Schwellung, Rötung, Überwärmung der Haut. Druckschmerz, Schmerzen bei Bewegung möglich.
- **Diagnostik:** Röntgen der Hand in 2 Ebenen (Beurteilung der lokalen und umgebenden Knochen und Gelenke), Labor (BSG, Leukozyten, CRP).

Panaritium articulare
Bakterielle Infektion eines Gelenks am Finger. Entspricht einer septischen Arthritis.
- **Ätiologie:** Primär durch direkte Verletzung (z. B. Bisswunde) oder fortgeleitet aus der Umgebung (z. B. von einem Panaritium ossale des Endglieds). Selten auch metastatisch.
- **Anamnese:** Starke Schmerzen, insbesondere bei Bewegung, ausgeprägte Rötung und Schwellung des Gelenks. Schonhaltung des Fingers. Führt unbehandelt zur spontanen Ankylose.
- **Untersuchung:** Lokale Schwellung, Rötung und Hyperthermie über dem Gelenk. Beugestellung des Fingers. Ausgeprägter lokaler Berührungs- und Druckschmerz, Beweglichkeit schmerzbedingt stark eingeschränkt, Zug und Stauchung des Fingers schmerzhaft.
- **Diagnostik:** Röntgen der Hand in 2 Ebenen (Beurteilung der lokalen und umgebenden Knochen und Gelenke), Labor (BSG, Leukozyten, CRP).

Interdigitalphlegmone
Bakterielle Infektion im Fingerzwischenraum. Auch als Schwielenabszess bezeichnet.
- **Ätiologie:** Oft spontan, aber auch nach Tätigkeiten im Schmutz ohne Schutz der Hände.
- **Anamnese:** Starke Schmerzen, Rötung und Schwellung im Fingerzwischenraum.
- **Untersuchung:** Lokale Schwellung, Rötung, Überwärmung der Haut. Starker Druckschmerz, Schmerzen bei Beugung und Streckung der Finger.
- **Diagnostik:** Röntgen der Hand in 2 Ebenen (Beurteilung der lokalen und umgebenden Knochen und Gelenke), Labor (BSG, Leukozyten, CRP deutlich erhöht).

Sehnenscheidenphlegmone
Beim Panaritium tendinosum (Sehnenscheidenphlegmone) sind die Beugesehnen betroffen. Eine Sonderform ist die V-Phlegmone. Hier kommt es zu einer Ausbreitung der Infektion in den Sehnenscheiden des Kleinfingers und des Daumens, die in Höhe des Handgelenks miteinander kommunizieren.
- **Ätiologie:** Direkte Verletzung der Sehnenscheide oder indirekt fortgeleitet. Verletzungen mit Schmierölpressen (Spritzpistolenverletzung, Hochdruckinjektion).
- **Anamnese:** Rasch zunehmende, meist pochende Schmerzen als Ruhe- und Bewegungsschmerz. Rasche Anschwellung des oder der betroffenen Finger (innerhalb weniger Stunden!). Fieber.
- **Untersuchung:** Schwellung, Rötung und Hyperthermie des oder der Finger (bei der V-Phlegmone: Kleinfinger und Daumen). Finger in halb gebeugter Stellung. Bei Befall des I. Strahls: ausgeprägte Abduktion des Daumens. Erhebliche Druckempfindlichkeit. Beugung und Streckung des oder der Finger schmerzhaft eingeschränkt.

> Die Erkrankung schreitet schnell, innerhalb weniger Stunden voran. Sie führt unerkannt und unbehandelt relativ rasch zur Nekrose der betroffenen Sehne.

- **Diagnostik:** Röntgen der Hand in 2 Ebenen (Beurteilung der lokalen und umgebenden Knochen und Gelenke), Labor (BSG, Leukozyten, CRP deutlich erhöht).

Hohlhandphlegmone
Bakterielle Infektion ober- oder unterhalb der Palmarfaszie der Hohlhand, des Thenars oder des Hypothenars.
- **Ätiologie:** Meist fortgeleitet aus einem Abszess im Bereich der Handfläche oder einer Sehnenscheidenphlegmone. Häufig über Verletzung des Thenars.
- **Anamnese:** Rasch zunehmende, meist pochende Schmerzen. Ruhe- und Bewegungsschmerzen, schmerzhafte Bewegungseinschränkung. Fehlstellung der Finger. Stark reduziertes Allgemeinbefinden, Fieber.
- **Untersuchung:** Rötung, Schwellung über dem Handrücken, Hyperthermie. Druckschmerz über dem volaren Anteil der Hand. Typisch ist die Stellung der Finger: Streckung der Grundgelenke, Beugung der Mittel- und Endgelenke. Der Thenar ist prall geschwollen, gerötet und stark druckschmerzhaft. Der Daumen ist abgespreizt. Schmerzhaft eingeschränkte Beweglichkeit der Finger.

> Die Hohlhandphlegmone kann sich auf den Unterarm ausbreiten. Die Erkrankung ist lebensbedrohlich!

- **Diagnostik:** Röntgen der Hand in 2 Ebenen (Beurteilung der lokalen und umgebenden Knochen und Gelenke), Labor (BSG, Leukozyten, CRP deutlich erhöht).

Spezifische Entzündungen
Im Bereich der Hand als spezifische Entzündungen der Haut, Sehnenscheiden, Knochen und Gelenke.

Tuberkulose der Haut
An der Hand wichtige Differenzialdiagnose zum Furunkel der Fingerstreckseite.
- **Ätiologie:** Erreger meist Mycobacterium bovis. Lokale Infektion.
- **Anamnese:** Oft sind Landwirte, Metzger, Tierärzte, Pathologen und Sektionsgehilfen betroffen. Schwellung und Bläschen an der Eintrittspforte nach einer Verletzung.
- **Untersuchung:** Lokales, derbes Knötchen unter der Haut. Später Bläschenbildung, gefolgt von ringförmigen, hyperkeratotischen Effloreszenzen mit zentraler Rückbildung und Atrophie der Haut.
- **Diagnostik:** Exzision und Histologie, Tine-Test.

Tuberkulöse Sehnenscheidenentzündung
Es werden die exsudative (Erguss, Reiskörperbildung [Corpora oryzoidea] und geringe Sehnenscheidenverdickung) und die proliferative (verkäsende) Form unterschieden.
- **Ätiologie:** Lokale Infektion.
- **Anamnese:** Schwellung, evtl. Rötung sowie Schmerzen im Bereich der Hand.
- **Untersuchung:** Schwellung unter der Haut im Bereich der Sehnenscheide. Bewegungsschmerz bei Beugung und Streckung der Finger.
- **Diagnostik:** Exzision und Histologie, Tine-Test.
- **DD:** Rheumatische Tendosynovialitis.

Tuberkulose der Knochen und Gelenke
Als Spina ventosa der Phalangen auftretend. Führt bei Befall des Handgelenks zur Zerstörung des Karpus.
- **Ätiologie:** Meist hämatogene Aussaat oder übergreifend von einer Sehnenscheidentuberkulose.
- **Anamnese:** Unter anderem bei Kindern vor dem 5. Lebensjahr. Unklare Schmerzen im Bereich der Finger. Selten als Tuberkulose des Handgelenks mit zunächst meist unklarer Symptomatik.
- **Untersuchung:** Uncharakteristisch.
- **Diagnostik:** Röntgen der Hand in 2 Ebenen (bei Spina ventosa typische spindelige Verdickung des Knochens, der mit mehreren Lagen periostaler Schalen ummantelt ist), Labor (BSG, Leukozyten, CRP), am Handgelenk Probeexzision und Histologie, Tine-Test, Skelettszintigraphie (ggf. Mehrspeicherung), Gastroskopie (Nachweis säurefester Stäbchen).

Rheumatische Entzündungen
Rheumatische Hand
Die chronische Polyarthritis ist eine meist chronisch und progredient verlaufende Systemerkrankung des Bindegewebes, die sich mit destruierenden Verän-

derungen an den Gelenken manifestiert und fakultativ verschiedene Organe befällt. Die Hand ist in relativ typischer Weise von dieser Erkrankung betroffen.
- **Ätiologie:** Unbekannt.
- **Anamnese:** Im *Prodromalstadium* oft zu Beginn relativ uncharakteristisch. Allgemeine Schwäche und Krankheitsgefühl, nächtliches Schwitzen an den Handflächen, Appetitmangel. Kurzfristige Schwellungen von Gelenken und Bewegungsschmerzen möglich. Zunehmend charakteristische Morgensteifigkeit in den betroffenen Gelenken. Im *Stadium I* der chronischen Polyarthritis oft zuerst bilaterale Schwellungen der Fingergrund- und -mittelgelenke, später sind auch andere Gelenke betroffen. Zunehmende Funktionsstörung im Bereich der Hand und anderer Gelenke.
- **Untersuchung:** *Stadium I:* Schwellung der Fingergrund- und -mittelgelenke (◘ Abb. 2.41). Druckschmerz, Querdruckschmerz (Gaenslen-Zeichen) *Stadium II:* Elastische, schmerzlose Verdickung der Fingersehnen am Handrücken (schnellender Finger und Sehnenrupturen können bereits auftreten). Muschelförmige Exkavationen am Handrücken (Atrophie der Mm. interossei). *Stadium III und IV:* Ulnardeviation der Finger, Knopfloch- und/oder Schwanenhalsdeformität (◘ Abb. 2.36, ◘ Abb. 2.37, ◘ Abb. 2.38), 90/90-Deformität des Daumens, Caput-ulnae-Syndrom (Dislokation des Ulnaköpfchens nach dorsal), Bajonettstellung der Hand (◘ Abb. 2.40).
- **Diagnostik:** Röntgen der Hand in 2 Ebenen (Einteilung der Gelenkschädigung nach Larsen in die Stadien I–IV, im fortgeschrittenen Stadium u. a. Zerstörungen der Gelenke, diffuse Osteoporose, Usuren).
- **DD:** Zu Beginn Polyarthrose (beginnt an Fingermittel- und -endgelenken).

Traumatische Erkrankungen
- Strecksehnenverletzungen
- ▪ ▪ Strecksehnenabriss an der Basis der Endphalanx

Ausriss der Strecksehne an der Fingerendgliedbasis, zum Teil mit knöchernem Fragment. Häufigste traumatische Strecksehnenverletzung.

- **Ätiologie:** Meist durch direktes Trauma (harter Schlag auf den Finger). Auch durch Hyperflexion des ausgestreckten Fingers, z. B. beim Bettmachen (wenn das Laken in die Bettritzen gestopft wird) und beim Sport (z. B. Basketball, Volleyball u. a. Ballsportarten).
- **Anamnese:** Oft Ring- oder Mittelfinger betroffen. Schmerzen am hängenden Fingerendglied.
- **Untersuchung:** Hammerfinger (◘ Abb. 2.39) oder Hammerdaumen. Lokale Schwellung, Hämatom, lokaler Druckschmerz. Endglied ist passiv frei beweglich, kann aktiv nicht gestreckt werden.
- **Diagnostik:** Röntgen des betroffenen Fingers (Ausschluss knöcherner Begleitverletzungen).

▪ ▪ Strecksehnenverletzung über dem PIP-Gelenk

Verletzung des zentralen Anteils der Strecksehne an der Basis der Mittelphalanx.
- **Ätiologie:** Direktes Trauma, vorangegangene geschlossene Luxation des PIP-Gelenks, spontan oder nach geringem Trauma bei chronischer Polyarthritis.
- **Anamnese:** Kraftminderung, Funktionsverlust. Häufig erst bis zu 6 Wochen nach dem Ereignis auftretende Verschlechterung.
- **Untersuchung:** Lokaler Druckschmerz (v. a. bei frischen Verletzungen). Schmerzen und Minderung der Kraft bei Streckung gegen Widerstand. Knopflochdeformität (◘ Abb. 2.37, ◘ Abb. 2.38) bei Riss des zentralen Anteils der Strecksehne, oft beim Rheumatiker.
- **Diagnostik:** Röntgen des betroffenen Fingers (Ausschluss knöcherner Begleitverletzungen).

▪ ▪ Strecksehnenverletzung über dem Handrücken

Riss der Strecksehnen in Höhe des Handgelenks in den Strecksehnenfächern.
- **Ätiologie:** Ausgeprägte Tendosynovialitis im Rahmen einer chronischen Polyarthritis.
- **Anamnese:** Meist wird eine schon etwas länger zurückliegende stärkere Schwellung über dem Handrücken angegeben, die unter der medikamentösen Therapie wieder zurückgegangen sei. Durch Verbindung der Strecksehnen über den Connectus intertendineus

fällt der Funktionsverlust der Hand häufig zunächst kaum auf.
- **Untersuchung:** Streckdefizit der Hand (nicht allzu stark ausgeprägt).

- **Beugesehnenverletzung**

Durchtrennung einer oberflächlichen bzw. tiefen Beugesehne der Langfinger, am Daumen der Sehne des M. flexor pollicis longus.
- **Ätiologie:** Glatte Schnittverletzung, Zerreißungen durch Kreissägenverletzung, Tendosynovialitis bei chronischer Polyarthritis, Arrosion durch Osteophyten bei Rhizarthrose am Daumen. Plötzlich extendierende Kraft gegen den flektierten Finger.
- **Anamnese:** Gegebenenfalls Verletzung der Haut. Schnittverletzungen häufig sehr klein! Lokaler Schmerz, Funktionsstörung der Hand.
- **Untersuchung:** Gegebenenfalls Verletzung der Haut und Hämatom. Lokaler Druckschmerz. *Verletzung der tiefen Sehnen:* aktive Beugung im Endgelenk nicht möglich (Finger gestreckt, im Mittelgelenk fixiert; ◘ Abb. 2.59, ◘ Abb. 2.60). *Verletzung der oberflächlichen Sehnen:* aktive Beugung im Mittelgelenk nicht möglich (benachbarte Finger in Streckstellung fixiert; ◘ Abb. 2.59, ◘ Abb. 2.61). Bei Teilruptur Schwäche und Schmerzen bei Beugung gegen Widerstand. Prüfungen bei Kindern schwierig. Sensible Ausfälle distal einer Wunde oder fehlende Schmerzen bei aktiver und passiver Bewegung sprechen für eine Schädigung der Nerven.
- **Diagnostik:** Röntgen des betroffenen Fingers (Ausschluss knöcherner Begleitverletzungen).

- **Bennett- und Rolando-Fraktur**

Bennett-Fraktur: Intraartikulär gelegene Subluxationsfraktur der Basis des Os metacarpale des Daumens (1 Fragment). Deutlich abzugrenzen von einer einfachen Fraktur der Basis des Os metacarpale I!
Rolando-Fraktur: T- oder Y-förmige Fraktur der Basis des Os metacarpale des Daumens (mehrere Fragmente).
- **Ätiologie:** Direkter Sturz auf den ausgestreckten Daumen mit axialer Kompression.
- **Anamnese:** Starke Schmerzen im Daumensattelgelenk, Schwellung, Funktionsstörung.
- **Untersuchung:** Lokale Schwellung über dem Daumensattelgelenk. Daumen in leichter Abduktionsstellung. Druck- und Bewegungsschmerz, Verschiebeschmerz, schmerzhafte Einschränkung der Beweglichkeit.
- **Diagnostik:** Röntgen des Daumensattelgelenks in 2 Ebenen (Frakturnachweis, DD).
- **DD:** Rhizarthrose.

- **Skidaumen (Torhüterverletzung)**

Ruptur des ulnaren Seitenbands des Daumengrundgelenks.
- **Ätiologie:** Etwa 10 % aller Skiverletzungen. Beim Torwart durch Abfangen des Balls.
- **Anamnese:** Schmerzen bei Bewegung und beim Zugreifen. Instabilitätsgefühl.
- **Untersuchung:** Ulnar-palmare Schwellung über dem Grundgelenk. Dort lokaler Druckschmerz, Schmerz bei Bewegung und bei Prüfung der nach radial gerichteten Aufklappbarkeit im Grundgelenk, Vermehrte ulnare Aufklappbarkeit in Beugung und Streckung (Vergleich mit Gegenseite!). Stärkere Schwellung und Rötung bei chronischen Instabilitäten.
- **Diagnostik:** Röntgen des Daumens in 2 Ebenen (Frakturnachweis, DD).
- **DD:** Arthrose, Entzündung.

- **Skaphoidfraktur**

Fraktur des Os scaphoideum. Häufigste Fraktur der Handwurzel. Fraktur im proximalen, mittleren (am häufigsten) und distalen Drittel. Als Horizontal-, Schräg- und Vertikalfraktur. Nicht dislozierte und dislozierte Frakturen.
- **Ätiologie:** Sturz auf die ausgestreckte Hand. Dabei wird das Handgelenk überstreckt und verdreht. Klassische Ursache war früher der Kurbelrückschlag beim Starten des Autos.
- **Anamnese:** Schmerzen und Schwellung im radialen Teil des Handgelenks.
- **Untersuchung:** Schwellung des Handgelenks (v. a. radial). Tabatière verstrichen. Druckschmerz in der Tabatière und ventral im radialen Handgelenkbereich, Stauchungsschmerz von Daumen und Zeigefinger, schmerzhaft eingeschränkte Beweglichkeit im Handgelenk.
- **Diagnostik:** Röntgen des Handgelenks in 2 Ebenen und Kahnbeinaufnahme (Fraktur-

nachweis), bei unklarem Befund nach einer Woche Kontrolle. Gegebenenfalls Szintigraphie (Mehrspeicherung bei Fraktur).

- **Lunatumluxation**

Luxation des Os lunatum. Wahrscheinlich bedeutendste Luxation am Handgelenk. Tritt nicht häufig auf, ist aber, da sie leicht übersehen wird, besonders wichtig. Kann zur avaskulären Nekrose des Os lunatum und zur Arthrose des Handgelenks führen. Geht relativ häufig mit einer Schädigung des N. medianus einher.
- **Ätiologie:** Fast immer durch Sturz auf die ausgestreckte Hand.
- **Anamnese:** Kribbelparästhesien an der Handfläche. Sehr ähnlich dem Karpaltunnelsyndrom! Wichtig ist die Angabe eines Traumas.
- **Untersuchung:** Relativ typisch ist ein maximaler Schmerzpunkt über der volaren Handfläche.
- **Diagnostik:** Röntgen des Handgelenks in 2 Ebenen (Nachweis der Luxation).
- **DD:** Perilunäre Luxation.

- **Mittelhand- und Fingerfraktur**

Frakturen der Metakarpalköpfchen, Hals-, Schaft- und Basisfrakturen am Os metacarpale. Frakturen der Grund-, Mittel- und Endphalangen. Als Quer-, Schräg-, Spiral- oder Trümmerfrakturen, extraartikulär oder intraartikulär.
- **Ätiologie:** Meist direkte Gewalteinwirkung durch Schlag (mit der geballten Faust oder als Schlag auf die Hand) oder Sturz, auch Quetschungen und offene Verletzungen (z. B. Bissverletzung).
- **Anamnese:** Schmerzen, Schwellung und Deformierung. Funktionsstörung, ggf. Verletzungen von Haut und Weichteilen.
- **Untersuchung:** Lokale Schwellung, Hämatom, ggf. Biss-, Schnitt- oder Quetschwunde. Verkürzung oder Achsenknick, Rotationsfehler werden bei teilweise geschlossener Hand durch Abweichung der Ausrichtung der Fingernägel sichtbar. Lokaler Druckschmerz. Halsfrakturen sind häufig zu tasten. Bewegungsschmerz.
- **Diagnostik:** Röntgen der Hand (Frakturnachweis).

Tumoröse Erkrankungen
- **Solitäres Enchondrom**

Häufigster gutartiger Knochentumor der Hand. Das Handskelett ist die häufigste Lokalisation des solitären Enchondroms. Meist meta- und diaphysär, v. a. in der Grundphalanx, seltener in der Mittelphalanx und in den Mittelhandknochen. Häufigste Ursache einer pathologischen Fraktur an der Hand. In der Regel Zufallsbefund.
- **Anamnese:** Schmerzen nur bei pathologischer Fraktur. Selten Schwellung.
- **Untersuchung:** Manchmal lokaler Druckschmerz und derbe Schwellung. Meist keine Einschränkung der Beweglichkeit.
- **Diagnostik:** Röntgen der Hand in 2 Ebenen, evtl. MRT (Lokalisation und Ausdehnung des Tumors), Szintigraphie (Beurteilung der Aktivität).

Neurologische Erkrankungen
- **Karpaltunnelsyndrom (KTS)**

Schädigung des N. medianus im Karpaltunnel. Sensible Störungen, ggf. motorische Störung der vom Thenarast innervierten Daumenballenmuskulatur. Häufigstes Nervenkompressionssyndrom.
- **Ätiologie:** Meist idiopathisch. Einengung des Kanals von außen (perilunäre Luxation, Knochentumor u. a.). Zunahme des Tunnelinhalts (Tendosynovialitis beim Rheumatiker, Tuberkulose.). Akutes Trauma (z. B. Thrombose der A. mediana, Colles-Fraktur). Des Weiteren posttraumatisch, Narben, Tumoren des Nervs, Hämodialyse, nach Verbrennungen und Erfrierungen, Adipositas, hormonelle Veränderungen (Myxödem, Schwangerschaft, Hyperthyreose), Lymphödem nach Ablatio mammae, Neuropathien (Diabetes mellitus).
- **Anamnese:** Häufiger Frauen zwischen 40. und 50. Lebensjahr. Öfters rechts, in 50 % beidseits. Typisch sind brennende Schmerzen, die zum Teil bis in die Schulter ausstrahlen. Nächtliche, schmerzhafte Kribbelparästhesien an der radialen Handfläche und den Fingerspitzen der radialen 3 Finger (Brachialgia paraesthetica nocturna). Patient wacht dadurch auf, muss die Hände reiben und schütteln und lässt kaltes Wasser darüber laufen, um die Schmerzen zu lindern. Hand wird kraftlos und ungeschickt.

- **Untersuchung:** Druckschmerz über dem Karpaltunnel. Positives Hoffmann-Tinel-Zeichen (◐ Abb. 2.32, Klopfschmerz und Parästhesien bei Perkussion des N. medianus am Handgelenk). Später auch Atrophie des Thenars (◐ Abb. 2.42). Positiver Flaschentest (◐ Abb. 2.58, Daumen kann nicht weit genug abgespreizt werden, Flasche kann nicht richtig umfasst werden). Positiver Phalen-Test (bei max. Flexion im Handgelenk nach 1–2 min zunehmende Parästhesien).
- **Diagnostik:** Neurologisches Konsil (EMG, NLG, frische oder alte Schädigung, Denervierung, Reparation).

■ **Kompression in der Loge Guyon**

Isolierte oder kombinierte Schädigung des sensiblen und des motorische Endasts des N. ulnaris in Höhe des Handgelenks.
- **Ätiologie:** Frakturen, Schnittverletzungen, Narbenzug, Infektionen, Tumoren (Ganglien), chronische Druckschädigung beim Radfahren und bei bestimmten Arbeiten. Letzteres betrifft nur die rein motorischen Fasern des Ramus profundus.
- **Anamnese:** Gefühlsstörungen und/oder Atrophie des M. interosseus dorsalis I.
- **Untersuchung:** Wenn sensible Störungen auftreten, betreffen sie den Kleinfinger und die ulnare Seite des Ringfingers. Das Spatium interosseum I zwischen Daumen- und Zeigefingerstrahl erscheint bei motorischen Ausfällen etwas eingefallen.
- **Diagnostik:** Neurologisches Konsil (EMG, NLG, frische oder alte Schädigung, Denervierung, Reparation).

■ **Cheiralgia paraesthetica**

Isolierte Druckschädigung des rein sensiblen lateralen Endasts des N. radialis am dorsalen Handgelenk oder am Handrücken (relativ selten).
- **Ätiologie:** Uhrarmband, Handschellen, Arbeiten mit der Schere oder Malerpalette.
- **Anamnese:** Schmerzen und Parästhesien an Handrücken und Daumen.
- **Untersuchung:** Hypästhesie an der Dorsalseite der radialen 2½ Finger. Lokaler LA-Test bringt sofortige Schmerzfreiheit.

Untere Extremität

Andreas Roth

3.1 Anamnese – 112

3.2 Hüfte und Oberschenkel – 113
3.2.1 Systematische Untersuchung – 113
3.2.2 Leitsymptome – 119
3.2.3 Erkrankungen – 121

3.3 Kniegelenk und Unterschenkel – 129
3.3.1 Systematische Untersuchung – 129
3.3.2 Leitsymptome – 137
3.3.3 Erkrankungen – 140

3.4 Sprunggelenk und Fuß – 154
3.4.1 Systematische Untersuchung – 154
3.4.2 Leitsymptome – 161
3.4.3 Erkrankungen – 162

3.1 Anamnese

Lokalisation und Art der Beschwerden sind in ◘ Tab. 3.1 dargestellt, die zeitlichen Zusammenhänge zeigt ◘ Tab. 3.2. Eine Übersicht über die Begleitumstände und die bisherige Behandlung findet sich in ◘ Tab. 3.3 und ◘ Tab. 3.4

◘ Tab. 3.1 Lokalisation und Art der Beschwerden

Schmerz	Lokalisation	Umschrieben/ausstrahlend
	Charakter	Dumpf/stechend/bohrend/hämmernd/brennend/krampfartig
	Umstände	Bei bestimmten Bewegungen/bei Belastung/in Ruhe Anlaufschmerz Nachtschmerz
Schwellung	Lokalisation/Ausdehnung	
Bewegungsstörung	Lokalisation/Richtung	Einschränkung/Blockierung/Steifigkeit Morgensteifigkeit Bewegungsarmut (Säuglinge)
Gehstrecke	Unbegrenzt/eingeschränkt	-- km
Deformität	Lokalisation, Art	Fehlhaltung, Fehlstellung
Sensible Störung	Lokalisation, Art	Taubheit/Gefühlsminderung/Kribbeln/pelziges Gefühl
Motorische Störung	Lokalisation/Ausmaß (Umfänge)	Gangunsicherheit/Muskelatrophie
	Lokalisation/Ausmaß (M5–M0)	Schwäche/Kraftlosigkeit/Lähmung/Spastik Hüfte/Knie/Sprunggelenk/Fuß Beugung/Streckung/Abspreizen/-Anspreizen

◘ Tab. 3.2 Zeitliche Zusammenhänge

Beginn und Verlauf	Angeboren/erworben (Alter, Zeitpunkt) akut/chronisch schleichend/gleichmäßig zunehmend schubweise mit bzw. ohne beschwerdefreie Intervalle

◘ Tab. 3.3 Begleitumstände

Unfall	Ja/nein	
Ort	Freizeit/Arbeit	
Mechanismus/ Unfallhergang	Auslösendes Ereignis	Kein auslösendes Ereignis/Sturz/Anheben einer Last/schweres Tragen/Höhe/Gewichte/Lasten/Geschwindigkeiten/beteiligte Personen
	Verkehrsunfall	Fahrzeugtypen/Fahrtrichtung/Geschwindigkeiten/Aufprallwinkel/seitliche, Frontal- oder Heckkollision/Kopfanprall/Kopfstütze/Gurt

Tab. 3.3 (Fortsetzung)

Vorerkrankungen	Familiäre Belastung	
	Degenerativ/bakteriell/rheumatisch-entzündlich	Nein; wenn ja: lokal/systemisch
	Bakterielle Infektion/Virusinfekt	Nein; wenn ja: lokal/systemisch
	Traumatisch/tumorös	
	Fehlbildungen	
Allgemeine Symptome	Fieber, Gewichtverlust (Zeitraum), Leistungsabfall, Nachtschweiß	Ja/nein
Schwangerschaft (Säuglinge)	Beckenendlage/Sectio	Verlauf/Entbindung

Tab. 3.4 Bisherige Behandlungen

Medikamente	Präparate/Dosierung/Dauer	Lokal/systemisch
	Linderung	Ja/nein
Physiotherapie	Anwendung	Formen/Dauer/Häufigkeit
	Linderung	Ja/nein
Orthopädische Hilfsmittel	Gehstock/Unterarmgehstützen Bandage/Orthese/Gips	Ja/nein
Operationen	Zeitpunkt/Lokalisation/Art/Erfolg	

3.2 Hüfte und Oberschenkel

3.2.1 Systematische Untersuchung

Die systematische Untersuchung der Hüfte und Oberschenkel umfasst den Lokalbefund (◘ Tab. 3.5, ◘ Tab. 3.6), neurologische Untersuchungen (◘ Tab. 3.7) sowie die Durchblutung (◘ Tab. 3.8).

Tab. 3.5 Lokalbefund: Kinder und Erwachsene

Gangbild	Unauffällig/rechts-/linkshinkend	Schmerzhinken/Verkürzungshinken/ Schonhinken/Versteifungshinken
Beckenstand (◘ Abb. 3.1)	Beckengeradstand/Beckenschiefstand bei Verkürzungsausgleich	-- cm (rechts/links)
Achse	Physiologisch/pathologisch:	-- Grad (rechts/links) Femur varum Rotation (außen/innen)

Tab. 3.5 (Fortsetzung)

Schwellung/Rötung/Hyperthermie	Keine; wenn ja:	Lokalisation/Ausdehnung/Umfänge/Konsistenz (weich/derb/verschieblich)
Hämatom/Abschürfung/offene Wunde/Schorf	Keine; wenn ja:	Lokalisation/Ausdehnung/Umfänge
Narben	Keine; wenn ja:	Lokalisation/Ausdehnung/Konsistenz (weich/derb/verschieblich)
Muskulatur	Gesäß/Oberschenkel	Kräftig/abgeschwächt/verkürzt Atrophie (deutliche/geringe) weich/verspannt (rechts/links)
Trendelenburg-Zeichen	Negativ/positiv (rechts/links) (Abb. 3.2)	
Beweglichkeit Hüfte	Extension/Flexion (Abb. 3.3) Abduktion/Adduktion (Abb. 3.4) Außenrotation/Innenrotation (Abb. 3.5)	--/--/-- Grad (passiv; rechts/links)
	Drehmann-Zeichen (Abb. 3.6) Thomas-Handgriff (Beugekontraktur, Abb. 3.7)	Negativ/positiv (rechts/links)
Hüftschmerz	Bewegungsschmerz (aktiv/passiv, Richtung, kontinuierlich/endgradig Leistendruckschmerz, Trochanterklopfschmerz (Abb. 3.8) Piriformisdehnungsschmerz (Abb. 3.9) Zugschmerz/Stauchungsschmerz	Nein/ja (rechts/links)
	Impingementzeichen (Abb. 3.10)	Negativ/positiv (rechts/links)
Beinlänge	Absolut/relativ (Abb. 3.11)	-- cm (rechts/links)
Amputatiosstumpflänge	Sitzbein bis Stumpfende	-- cm (rechts/links)

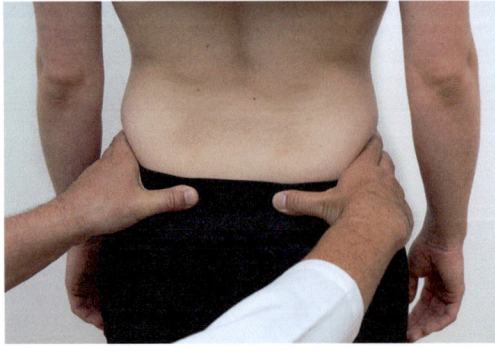

Abb. 3.1 Beckenstand: Bei ungleicher Höhe der Beckenkämme werden in halben bis ganzen Zentimeterschritten entsprechende Brettchen unter das verkürzte Bein gelegt und so der Verkürzungsausgleich dieser Seite bestimmt

3.2 • Hüfte und Oberschenkel

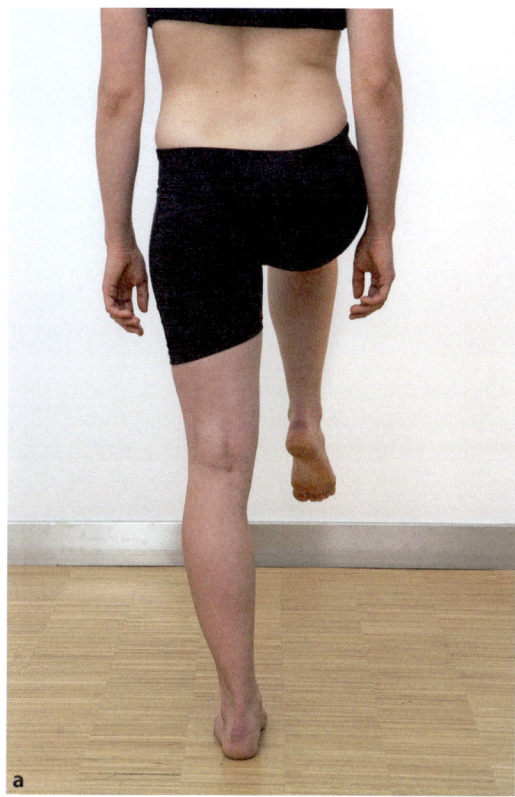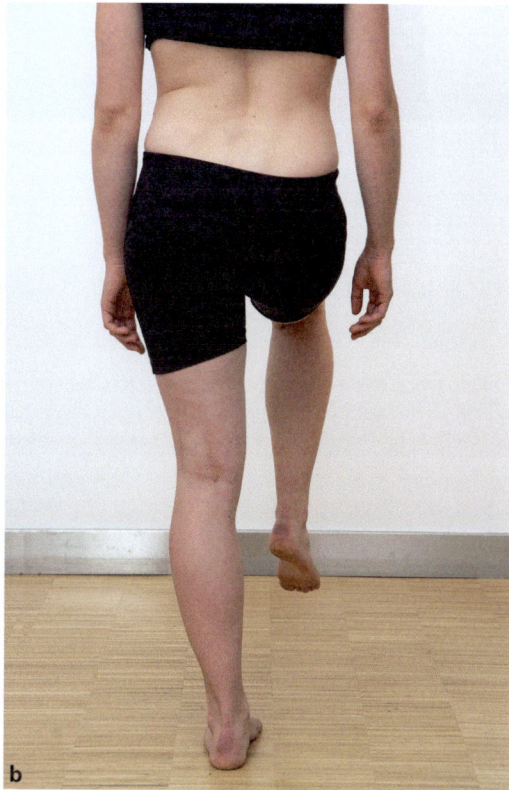

Abb. 3.2a,b Prüfung des Trendelenburg-Zeichens. **a** Beim Stehen auf dem gesunden Bein kann die Hüfte in der Waagrechte gehalten werden, der Test ist negativ. **b** Sinkt die gegenseitige Hüfte dagegen ab, ist der Test des Standbeines positiv. Dies spricht für eine Insuffizienz der pelvitrochantären Muskulatur des Standbeins

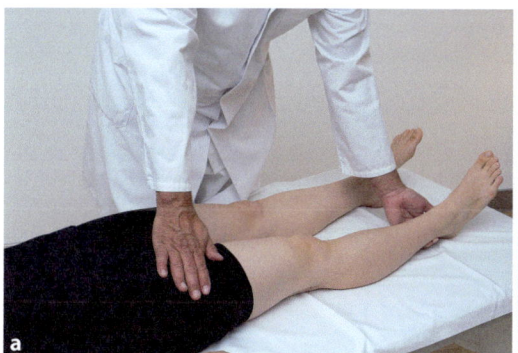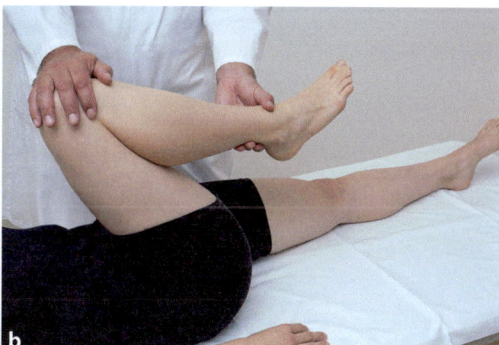

Abb. 3.3a,b Prüfung der Extension (**a**) und Flexion (**b**) im Hüftgelenk. Dazu befindet sich der Patient in Rückenlage. Die Prüfung der Extension wird in der Regel nicht vorgenommen. Der Untersucher umfasst den Unterschenkel und stabilisiert das Bein in Höhe des Kniegelenks mit der gegenseitigen Hand. Die Angaben von Extension und Flexion, Außenrotation und Innenrotation, Abduktion und Adduktion erfolgen in Anlehnung an die Neutral-Null-Durchgangsmethode. Normwerte für die Extension/Flexion: 0/0/130–140°

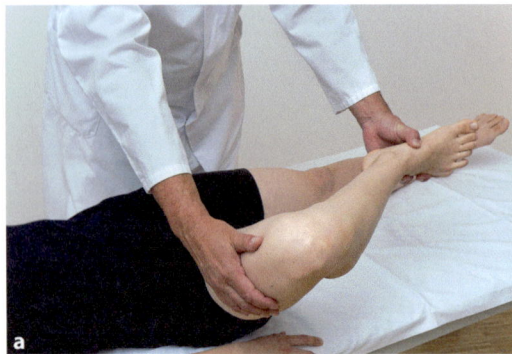 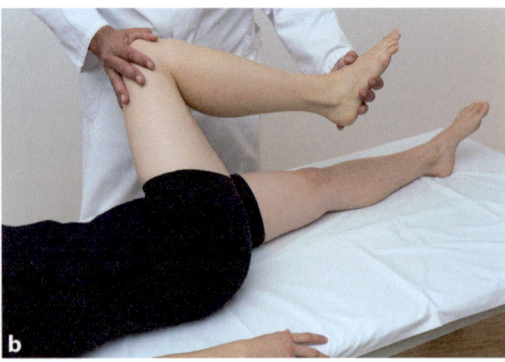

Abb. 3.4a,b Prüfung der Abduktion (**a**) und Adduktion (**b**) im Hüftgelenk. Hierbei ist auf die Fixierung des Beckens zu achten, um Ausgleichsbewegungen über die gegenseitige Hüfte zu vermeiden. Normwerte für die Abduktion/Adduktion: 30–45/0/20–30°. Die Prüfung erfolgt am 90° gebeugten Oberschenkel oder auch in Streckung des Beines

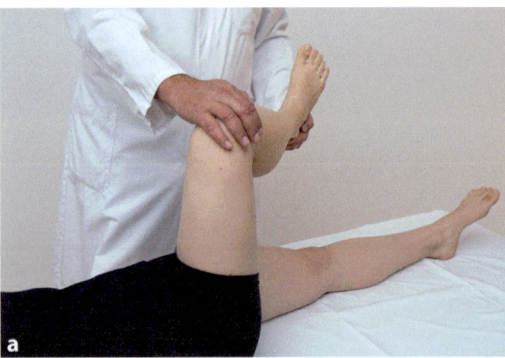 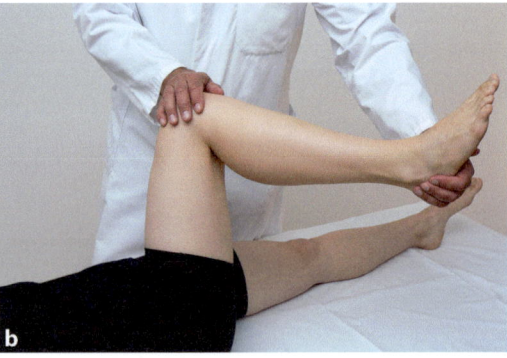

Abb. 3.5a,b Prüfung der Außenrotation (**a**) und Innenrotation (**b**) im Hüftgelenk. Der Untersucher beugt Hüfte und Knie des Patienten jeweils rechtwinklig an. Bei der Außenrotation wird der Fuß nach innen, bei der Innenrotation nach außen bewegt. Normwerte für die Außenrotation/Innenrotation: 40–50/0/30–45°

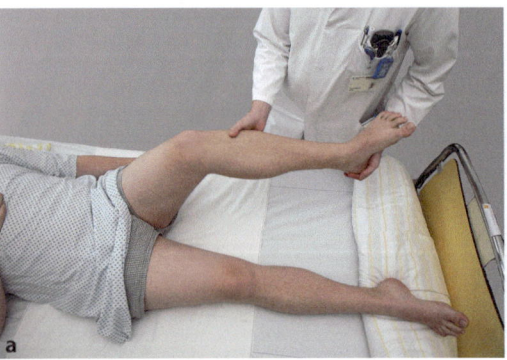 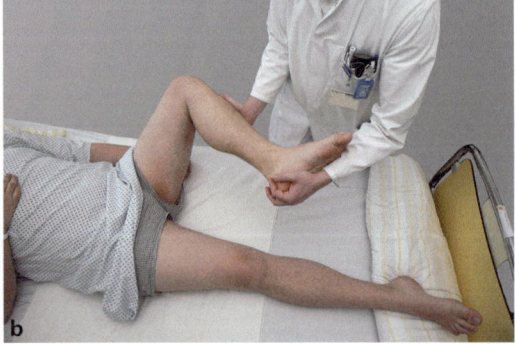

Abb. 3.6a,b Drehmann-Zeichen: Bei zunehmender Flexion im Hüftgelenk rotiert das Bein spontan nach außen. Das Drehmann-Zeichen ist positiv, wenn bei geführter Flexion des Hüftgelenks eine spontane Außenrotation und Abduktion des Beins eintritt. Dies ist typischerweise bei Abrutschen der Epiphyse (Epiphyseolysis capitis femoris im Jugendalter) der Fall. (Mit freundlicher Genehmigung von Dr. Eckehard Schumann, Universität Leipzig)

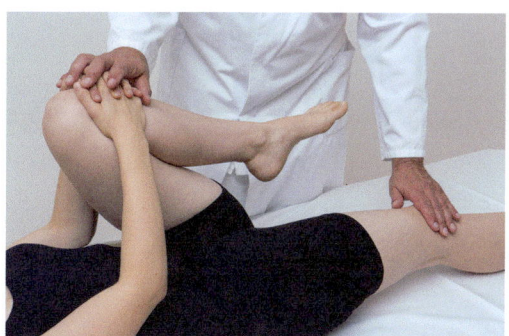

Abb. 3.7 Thomas-Handgriff: Dieser Test dient zum Nachweis von Flexionskontrakturen im Bereich des Hüftgelenks. Der Patient umfasst das gegenseitige Bein unterhalb des Kniegelenks und zieht es zum Oberkörper hin. Die LWS entlordosiert, und eine Beugekontraktur im zu untersuchenden Hüftgelenk wird sichtbar. Bei Zug mit forcierter Beugung in der Hüfte kommt es bei Vorliegen einer Kontraktur zu einem Anheben des gegenseitigen gestreckten Unterschenkels

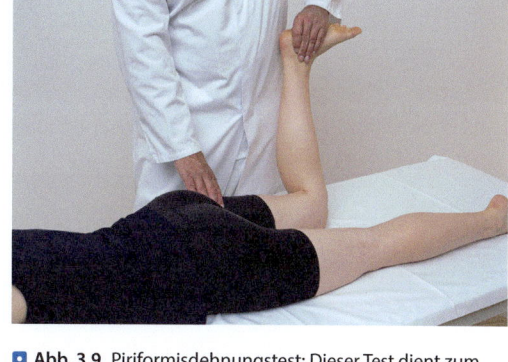

Abb. 3.9 Piriformisdehnungstest: Dieser Test dient zum Nachweis einer Irritation des M. piriformis, insbesondere als Differenzialdiagnose bei unklaren Hüftgelenkschmerzen. Der Patient liegt auf dem Bauch. Der Untersucher winkelt das Knie 90° an. Der Trochanterbereich wird dorsal mit 2 Fingern palpiert und der Unterschenkel gleichzeitig vermehrt nach innen gedreht (Fußbewegung nach außen). Der Test ist positiv bei Schmerzangabe am Gesäß in Höhe des Trochanter major (Ansatz des M. piriformis)

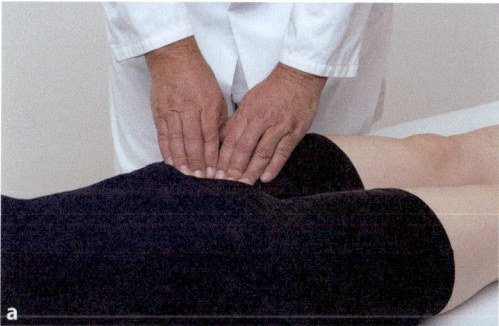

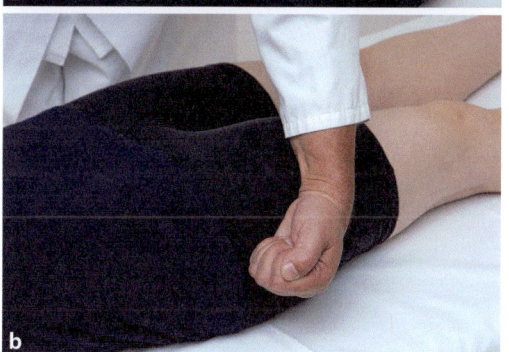

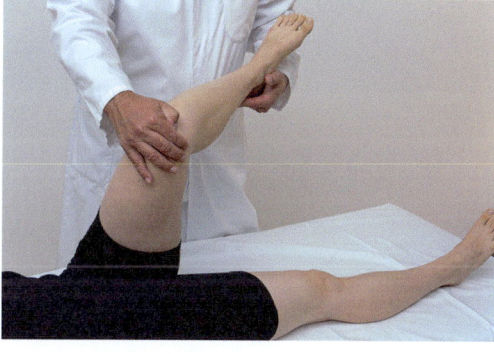

Abb. 3.10 Impingementtest: Dieser Test dient zur Prüfung einer Labrumschädigung des Hüftgelenks oder des Azetabulums. Die Hüfte wird 90° gebeugt und gleichzeitig in Richtung der gegenseitigen Schulter adduziert. Bei Schmerzangabe in der Leiste ist das Zeichen positiv

Abb. 3.8a,b Schmerzhafte Punkte am Hüftgelenk: Zur Beurteilung von Pathologien des Hüftgelenks, insbesondere bei Koxarthrose, erfolgt die Überprüfung des Leistendruckschmerzes und des Trochanterklopfschmerzes. Ein Leistendruckschmerz (a) spricht für eine entzündliche Reaktion im Bereich des Azetabulums, ein Trochanterklopfschmerz (b) spricht für eine entzündliche Veränderung der Bursa trochanterica, beides z. B. als Folge eines Verschleißes im Hüftgelenk. Achtung: Erkrankungen der Hüfte können sich zunächst als Kniegelenkschmerzen manifestieren!

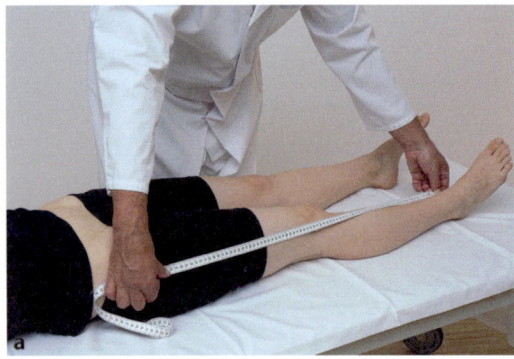
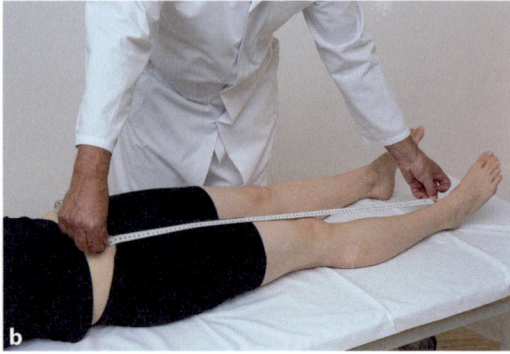

Abb. 3.11a,b Messung der Beinlänge. **a** Absolute Beinlänge: Trochanter major/Malleolus medialis, **b** relative Beinlänge: Spina iliaca anterior superior/Malleolus medialis. Eine Verkürzung der relativen Beinlänge hat ihre Ursache in einer Störung zwischen Schenkelhals und Becken

Tab. 3.6 Lokalbefund: Säuglinge

Bewegungsarmut	Keine; wenn ja:	Rechts/links
Faltenasymmetrie	Keine; wenn ja:	Oberschenkel/Gesäß (rechts/links) (Abb. 3.12)
Beinverkürzung	Keine; wenn ja:	Rechts/links (Abb. 3.13)
Abspreizhemmung	Keine; wenn ja:	Rechts/links (Abb. 3.14)
Ortholani-Test	Historischer Test	Sollte nicht mehr geprüft werden, weil damit der Luxationsweg gebahnt wird!

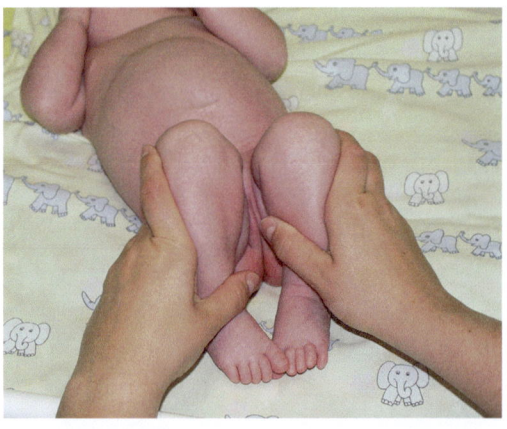

Abb. 3.13 Beinlängendifferenz: Sie ist typisch für eine Hüftdysplasie

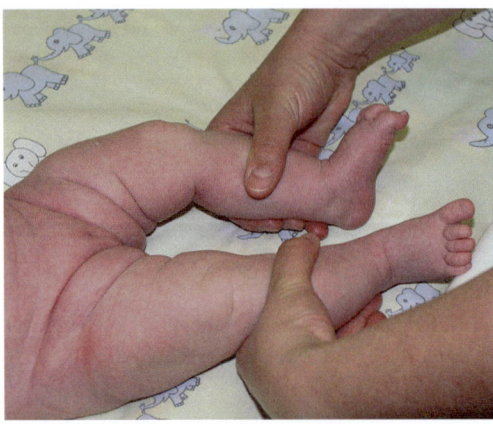

Abb. 3.12 Faltenasymmetrie: Sie ist typisch für eine Hüftdysplasie

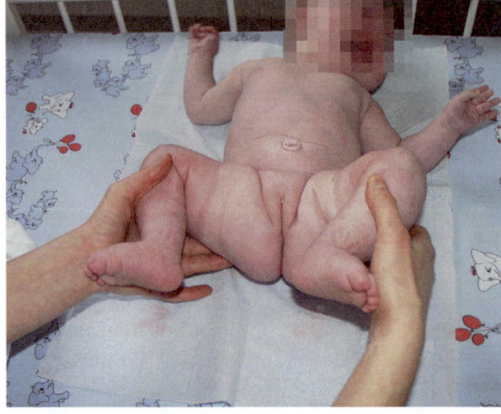

Abb. 3.14 Abspreizhemmung im linken Hüftgelenk. Sie ist typisch für eine Hüftdysplasie

Tab. 3.8 Durchblutung

Arterien	A. femoralis A. poplitea A. dorsalis pedis A. tibialis posterior	Kräftig/schwach/nicht tastbar (rechts/links)
Venen	Varicosis cruris venöse Stauung Hyperpigmentierung	Nein/ja (rechts/links)
Kapillarpuls	Zehenkuppen	Sichtbar/nicht sichtbar

Tab. 3.7 Neurologie

Reflexe	Patellarsehne (L4) (Abb. 1.41) Tibialis posterior (L5) Achillessehne (S1) (Abb. 1.42)	Lebhaft/abgeschwächt/nicht auslösbar/gesteigert/Kloni (rechts/links)
	Babinski (Abb. 1.43) Gordon (Abb. 1.44) Oppenheimer (Abb. 1.45)	Negativ/positiv (rechts/links)
Sensibilität	Dermatom (segmental bzw. einem Nerv zuzuordnen/nicht genau zuzuordnen)	Hypästhesie/Parästhesie/Dysästhesie (rechts/links)
Motorik	Kniebeugung/Hüftadduktion (L3) Kniestreckung/Hüftabduktion (L4) Hackenstand (Fuß-/Großzehenheber, L5, N. ischiadicus, N. peoneus) Zehenstand (Fußsenker, S1)	Intakt/abgeschwächt (M5–M0, rechts/links)

3.2.2 Leitsymptome

Die Leitsymptome der Hüfte sind in Tab. 3.9 dargestellt.

Tab. 3.9 Leitsymptome der Hüfte und Oberschenkel

Anamnese	Schmerz	Lokalbefund, Funktionstests	Sensible Störung	Motorische Störung	Spricht für
Präpuberales Alter, oft übergewichtige, pastöse Kinder (Typus adiposogenitalis), rasche Ermüdbarkeit, zunehmend Hinken	Zu Beginn oft Knieschmerzen, manchmal auch plötzliche Schmerzen in Hüfte und Bein mit Gehunfähigkeit	Schmerzhinken, zunehmend Außenrotationsstellung des Beins, Beinverkürzung, Leistendruckschmerz, Drehmann-Zeichen positiv	Keine	Keine	Epiphyseolysis capitis femoris
Alter 3–9 Jahre, rasche Ermüdbarkeit, zunehmend Hinken	Zu Beginn oft Knieschmerzen, später auch Hüftschmerzen	Schmerzhinken, Leistendruckschmerz, Einschränkung der Abduktion und Innenrotation, Beinverkürzung	Keine	Keine	Morbus Perthes
Alter 30–60 Jahre, zunehmend Hinken	Zu Beginn oft therapieresistente Knieschmerzen, Hüftschmerzen	Schmerzhinken, Leistendruckschmerz, Einschränkung der Beweglichkeit (Flexion häufig lange erhalten), später Beinverkürzung, Atrophie der Gesäß- und Oberschenkelmuskulatur	Keine	Keine	Hüftkopfnekrose des Erwachsenen, DD: Pseudoradikulärsyndrom der LWS

Tab. 3.9 (Fortsetzung)

Anamnese	Schmerz	Lokalbefund, Funktionstests	Sensible Störung	Motorische Störung	Spricht für
Alter 50–60 Jahre, zunehmende Einschränkung der Gehstrecke	Zu Beginn oft Knieschmerzen, später auch Hüftschmerzen (erst Belastungsschmerzen, dann auch Ruheschmerzen)	Schmerzhinken, später Verkürzungshinken, Leistendruckschmerz, Einschränkung der Beweglichkeit (zuerst Adduktion und Innenrotation), Beinverkürzung, Atrophie der Gesäß- und Oberschenkelmuskulatur	Keine	Keine	Koxarthrose
Totalendoprothesenimplantation (TEP), evtl. zunehmende Beinverkürzung (nicht obligat)	Knie- oder Hüftschmerz (nicht obligat), Anlaufschmerz	Rotationsschmerz, manchmal auch Zug- und Stauchungsschmerz, evtl. vermehrter Verkürzungsausgleich	Keine	Keine	TEP-Lockerung, DD: Pseudoradikulärsyndrom der LWS
Kind, Stolpern über eigene Füße, Laufen mit vermehrt nach innen gedrehten Füßen	Manchmal nach Wachstumsabschluss, belastungsabhängige Leistenschmerzen	Sitzen im umgekehrten Schneidersitz und Innenrotation (in Bauchlage) bis 90° möglich, Außenrotation eingeschränkt	Keine	Keine	Solitäre Coxa antetorta
Säugling, Beckenendlage, Frühgeburt oder Sectio, Bewegungsarmut, verzögertes Laufen	Keine	Faltenasymmetrie an Oberschenkel und Gesäß, Abspreizhemmung und Beinverkürzung, später positives Trendelenburg-Zeichen	Keine	Keine	Hüftdysplasie
Ruckartiges Schnappen über der Hüfte beim Laufen	Häufig Schmerzen über dem Trochanter beim Schnappen	Tastbares Schnappen über dem Trochanter major beim Laufen (Auflegen der flachen Hand)	Keine	Keine	Coxa saltans
Kind, meist unter 10 Jahre, vorangegangenes kleineres Trauma oder grippaler Infekt, Hinken, kein Fieber	Plötzliche Hüft- und Knieschmerzen (Ruhe- und Bewegungsschmerz)	Schmerzhinken, Außenrotationsstellung des Beins, Beweglichkeit eingeschränkt, v. a. Innenrotation und Abduktion	Keine	Keine	Coxitis fugax
Bakterieller Infekt, Punktion oder Operation am Hüftgelenk, Patient kann nicht laufen, Fieber, reduzierter Allgemeinzustand	Erst diffuse, dann starke Leisten- und Knieschmerzen	Patient kann nicht laufen, Bein steht in Adduktion, Flexion und Außenrotation, starker Leistendruck- und Trochanterklopfschmerz, Beweglichkeitsprüfung schmerzbedingt nicht möglich	Keine	Keine	Unspezifische bakterielle Koxitis
Meist ältere Patientin, Bagatelltrauma (Sturz im häuslichen Milieu)	Leistenschmerzen	Patient kann nicht laufen, Bein verkürzt, liegt in Außenrotation und Adduktion	Keine	Keine	Schenkelhalsfraktur

Tab. 3.9 (Fortsetzung)

Anamnese	Schmerz	Lokalbefund, Funktionstests	Sensible Störung	Motorische Störung	Spricht für
Jüngerer Patient, adäquates, schweres Trauma (Verkehrsunfall)	Starke Leistenschmerzen und Schmerzen im Bein	Patient kann nicht laufen, Bein verkürzt und in der Hüfte gebeugt, liegt in Adduktion und Innenrotation	Hypästhesie der Fußsohle	Fußheberparese	Hintere Hüftluxation (mit Schädigung des N. ischiadicus)

3.2.3 Erkrankungen

Klinische Krankheitsbilder

- **Coxa saltans (schnappende Hüfte)**

Ruckartiges Schnappen des Tractus iliotibialis über den Trochanter major bei aktiven Bewegungen im Hüftgelenk.
  - **Ätiologie:** Konstitutionelle Lockerung des Tractus iliotibialis. Seltener angeborene und erworbene Formstörungen des Trochanter major und Beinlängendifferenz.
  - **Anamnese:** Meist junge Mädchen. Unwillkürliches und/oder willkürlich auslösbares Schnappen über dem Trochanter major beim Laufen. Oft schmerzhaft.
  - **Untersuchung:** Oft lokaler Druckschmerz über dem Trochanter major. Fühlbares Schnappen über dem Trochanter major beim Laufen und beim Aufstehen aus der Hocke (flache Hand auflegen). Im Liegen nicht auslösbar. Gegebenenfalls Beinlängendifferenz (◘ Abb. 3.1, ◘ Abb. 3.11)
  - **Diagnostik:** Sonographie (dynamische Untersuchung), evtl. Röntgen der Hüfte in 2 Ebenen.

- **M.-piriformis-Syndrom**

Schmerzhafte Verkürzung des M. piriformis oder myofasziales Schmerzsyndrom.
  - **Ätiologie:** Fehlbelastung.
  - **Anamnese:** Lokale, mitunter ischialgiforme Schmerzen im Gesäß. In Ruhe und verstärkt bei Belastung.
  - **Untersuchung:** Druckschmerz über dem Gesäß, medial der Spitze des Trochanter major. Piriformisdehnungstest positiv (◘ Abb. 3.9, Schmerzprovokation durch Hüftinnenrotation in Bauchlage). Schmerzhafte Abduktion und Außenrotation gegen Widerstand.
  - **Diagnostik:** Bei persistierenden Schmerzen Röntgen der Hüfte in 2 Ebenen, evtl. auch LWS in 2 Ebenen (Ausschluss degenerativer Veränderungen).
  - **DD:** Ischialgie, Lumboischialgie, Koxarthrose.

- **Epiphyseolysis capitis femoris**

Dislokation der Hüftkopfepiphyse gegenüber dem Schenkelhals. Damit verbunden ist ein Gleiten des Hüftkopfes (meistens) nach hinten unten. Das Gleiten erfolgt in der Regel langsam (Epiphyseolysis capitis femoris lenta) oder auch (selten) akut (Epiphyseolysis capitis femoris acuta). Eine Lentaform kann in ein akutes Gleiten übergehen („acute-on-chronic slipping").
  - **Ätiologie:** Sowohl bei der Lenta- als auch bei der Akutform nicht genau bekannt. Endokrine Faktoren. Atraumatische Gefügelockerung.
  - **Anamnese:** Präpuberales Alter (Jungen 12–16 Jahre, Mädchen 10–14 Jahre). Auffällige Konstitutionstypen, übergewichtige, pastöse Kinder. Hypogonadismus (Typus adiposogenitalis). *Lentaform:* Initial geringe uncharakteristische Schmerzen in Hüfte, Rücken und Bein, oft auch Knieschmerzen. Relativ rasche Ermüdbarkeit beim Gehen und Stehen, später auch Hinken. Zunehmende Außenrotationsstellung des Beins. *Akutform:* Kaum Beschwerden oder ähnlich wie bei Lentaform. Dann plötzliche, komplette Belastungsunfähigkeit des Hüftgelenks. Schmerzen, Bewegungsunfähigkeit.
  - **Untersuchung:** Schmerzhinken, Beinverkürzung bei fortgeschrittenen Befunden. Außenrotationsstellung des Beins. Leistendruckschmerz, deutliche, schmerzhafte Minderung der Abduktion (◘ Abb. 3.4) und Innenrotation (◘ Abb. 3.5). Drehmann-Zeichen positiv

(◨ Abb. 3.6, bei passiver Hüftbeugung aus der Neutral-Null-Stellung zwangsweise zunehmende Außenrotation).

> Bei der Akutform besteht die Gefahr der sekundären Hüftkopfnekrose, sodass schnelles Handeln erforderlich ist.

- **Diagnostik:** Röntgen Beckenübersicht und Hüfte axial (Lauenstein-Aufnahme, Nachweis des Gleitens und Bestimmung des Abrutschwinkels).

Morbus Perthes

Partielle oder vollständige Nekrose des Hüftkopfes mit häufiger Beteiligung der Wachstumsfuge und der Metaphyse im Kindesalter. Durchläuft 4 relativ typische Stadien: Initial-, Kondensations-, Fragmentations- und Reparationsstadium. Diese Umbauprozesse dauern ca. 2–4 Jahre, in denen die Epiphyse wegen der Gefahr der Deformierung vermindert belastungsfähig ist.
- **Ätiologie:** Unklar. Ischämie, angeborene Gefäßanomalien und hormonelle Dysregulation.
- **Anamnese:** Jungen sind häufiger betroffen als Mädchen. Alter 3–9 Jahre. In ca. 20 % der Fälle beidseits, meist ist erst eine Seite betroffen. *Frühzeichen* vor allem auch Knieschmerzen. Leichter Schmerz in der Hüfte. Beschwerdefreie Intervalle. Dann rasche Ermüdbarkeit und Hinken.
- **Untersuchung:** Zu Beginn oft Abduktionsbehinderung. Dann Einschränkung der Innenrotation (◨ Abb. 3.5, Prüfung in Bauchlage) und endgradiger Bewegungsschmerz. Später auch Beugekontraktur, Atrophie der Gesäß- und Oberschenkelmuskulatur, Verkürzungsausgleich (◨ Abb. 3.1, ◨ Abb. 3.11, relative Beinlänge verkürzt) und positives Trendelenburg-Zeichen (◨ Abb. 3.2).
- **Diagnostik:** Röntgen der Hüfte in 2 Ebenen (Ausmaß der knöchernen Veränderungen nach Catteral), MRT (Nachweis der Nekrose im frühen Stadium, DD).
- **DD:** Coxitis fugax, septische Koxitis, epiphysäre Dysplasien.

Hüftkopfnekrose des Erwachsenen

Ischämische, nicht traumatische, nicht infektiöse Hüftkopfnekrose des Erwachsenen.
- **Ätiologie:** Unbekannt. Eine arterielle Durchblutungsstörung wird angenommen. Tritt auf nach Kortisontherapie, bei Alkoholabusus, Nierentransplantation und Chemotherapie als häufigste Ursachen. Weiterhin nach Radiatio (auch nach Jahren!), bei Stoffwechselstörungen (Hyperurikämie, Dyslipoproteinämie, Mobus Gaucher) und nach Pankreatitis. Bei Blutkrankheiten (z. B. Sichelzellanämie), Gefäßerkrankungen (z. B. periphere AVK, Thrombose, Panarteriitis nodosa), Bindegewebserkrankungen.
- **Anamnese:** Meist Männer im Alter zwischen 30 und 60 Jahren. Bei ca. 50 % beidseits, in der Regel aufeinander folgend innerhalb von 2 Jahren, danach sinkt das Risiko einer Erkrankung der Gegenseite. Oft zunächst therapieresistente Kniegelenkschmerzen. Zunehmend Leistenschmerzen mit Ausstrahlung in den Oberschenkel und Einschränkung der Beweglichkeit. Beinverkürzung. Ruhe- und Belastungsschmerz, Einschränkung der Gehstrecke.
- **Untersuchung:** Zu Beginn eher uncharakteristisch. Leistendruckschmerz, später Schmerzhinken. Atrophie der Gesäß- und Oberschenkelmuskulatur sowie im fortgeschrittenen Stadium Beinverkürzung (dann auch Verkürzungshinken). Dann zunehmende Einschränkung der Beweglichkeit, wobei die Flexion oft lange erhalten bleibt.

> Bei unklaren Kniegelenkbeschwerden ist immer an eine Erkrankung des Hüftgelenks zu denken.

- **Diagnostik:** Röntgen der Hüfte in 2 Ebenen. MRT (genauere Bestimmung der Lokalisation und Ausdehnung der Nekrose) als Goldstandard. CT, wenn unklar ist, ob bereits eine subchondrale Fraktur vorliegt. Szintigraphie (Mehrspeicherung) nur bei Kontraindikationen. ▶ www.awmf.org
- **DD:** Lumboischialgie, Koxarthrose, Koxitis, Tumoren.

- **Protrusio acetabuli**

Pathologische Vertiefung und Vorwölbung der Hüftpfanne in das kleine Becken. Der Hüftkopf steht dementsprechend tief und wird von der Pfanne teilweise umschlossen. Geht fast immer mit einer sekundären Koxarthrose einher.

— **Ätiologie:** Primär in Folge einer Besonderheit der Ossifikation der Pfanne. Sekundär bei Rheumatoidarthritis, bakterieller Koxitis, Osteomalazie, nach zentraler traumatischer Hüftluxation, Hemiendoprothesen u. a.
— **Anamnese:** *Primäre Protrusio acetabuli:* Immer doppelseitig. Meist im jüngeren und im mittleren Erwachsenenalter auffällig. Schmerzen aber erst bei sekundärer Koxarthrose. Nicht als störend empfundene schmerzfreie Bewegungseinschränkung. *Sekundäre Protrusio acetabuli:* Wird wesentlich durch die Grundkrankheit bestimmt. Schmerzen, Bewegungseinschränkungen, Minderung der Gehstrecke.
— **Untersuchung:** *Primäre Protrusio acetabuli:* Hyperlordose der LWS, Einschränkung der Rotation und der Streckung im Hüftgelenk, später Zeichen der Koxarthrose. *Sekundäre Protrusio acetabuli:* Schmerzhinken. Verkürzungsausgleich (dabei wird die Höhe beider Beckenkämme getastet und durch Unterlegen eines entsprechenden Brettchens auf der verkürzten Seite ausgeglichen; die Höhe des Brettchens entspricht dem Verkürzungsausgleich, der erforderlich ist, um Beckengeradstand zu erhalten). Atrophie der Gesäß- und der Oberschenkelmuskulatur. Leistendruckschmerz, Trochanterklopfschmerz, schmerzhaft eingeschränkte Beweglichkeit.
— **Diagnostik:** Röntgen Beckenübersicht, Funktionsaufnahmen (Nachweis der Schädigung und deren Einfluss auf die Beweglichkeit).
— **DD:** Alle ätiologisch bedeutsamen Differenzialdiagnosen.

- **Femoroazetabuläres Impingement (FAI)**

Mechanischer Konflikt zwischen dem vorderen Azetabulumrand am Becken oder seiner zirkulären knorpligen Gelenklippe und dem vorderen Schenkelhals des Oberschenkelknochens, der zu Schmerzen in der Hüfte führt. Unterschieden wird zwischen Pincer-FAI (Retrotorsion der Hüftpfanne oder zu stark ausgeprägte Überdachung des Hüftkopfes, z. B. bei Protrusio acetabuli oder Coxa profunda) und einem Cam-FAI (knöcherne Vorsprünge am gelenknahen Schenkelhals). Meist liegt eine Kombination aus beiden Typen vor.

— **Ätiologie:** Das Cam-Impingement entsteht wahrscheinlich durch ein Abrutschen des Hüftkopfes während der Wachstumsphase. Dabei wird die normale Taillierung des Kopf-Schenkelhals-Übergangs verändert (auch als Offsetstörung bezeichnet). Beim Pincer-Impingement wird der Hüftkopf zangenförmig vom Azetabulum umschlossen. Diese Störungen entstehen bereits im Säuglings- oder Kindesalter. In beiden Fällen stößt der Schenkelhals bei Hüftbeugung am Rand des Azetabulums an und verletzt das Labrum acetabuli (Gelenklippe) sowie den Knorpel.
— **Anamnese:** Schmerzen besonders bei Hüftbeugung, teilweise ausstrahlend bis in den Unterschenkel. Bei Beugung der Hüfte oder Drehung des Beins nach innen kommt es zu einschießenden Leistenschmerzen. Häufig bei langen Autofahrten oder körperlicher Belastung. Im Spätstadium Abnutzung des Hüftgelenks mit konsekutiven Bewegungseinschränkungen.
— **Untersuchung:** Schmerz bei Adduktion und gleichzeitiger Innenrotation (positiver Impingementtest; ◘ Abb. 3.10). Innenrotationsschmerz verschwindet bei leichter Abduktion (im Gegensatz zur Koxarthrose).
— **Diagnostik:** Röntgen a.-p. und Lauenstein-Aufnahme (Cam-Impingement: normale Taillierung fehlt, knöcherne Auflagerung am Übergang zwischen Hüftkopf und Schenkelhals; Pincer-Impingement: „cross-over sign" der Pfanne als Zeichen einer Retroversion im a.-p.-Strahlengang, kranial überdachendes Azetabulum).
— **DD:** Initiale Koxarthrose, Restdysplasie

- **Totalendoprothesenlockerung**

Lockerung einer Totalendoprothese (TEP), als Früh- und als Spätlockerung. Standzeit der zementierten Prothesen derzeit 12–20 Jahre. Lockerungen auch in den Jahren davor und (selten) später. Bei zementfreien Prothesen werden auch längere Standzeiten erwartet.

- **Ätiologie:** Aseptische Lockerung unter Einfluss von Polyethylenabriebpartikeln aus der Pfanne (jedoch nicht immer klar). Septische Lockerung als Frühinfekt nach Implantation der Prothese und als Spätinfekt durch hämatogene Aussaat von einem Infekt an anderer Stelle (Tonsillitis, Pyelonephritis, infizierte Pseudoexostose beim ausgeprägten Hallux valgus).
- **Anamnese:** Oft uncharakteristisch. Hüft-, Knie- oder Oberschenkelschmerzen. Verkürzung des operierten Beins. Manchmal spürbare Bewegung des Implantats. Abnahme der Gehstrecke. Anlaufschmerz.
- **Untersuchung:** Hinkendes Gangbild, evtl. Trendelenburg-Zeichen positiv (◘ Abb. 3.2). Zunahme des Verkürzungsausgleichs im Vergleich zu früheren Untersuchungen. Zug- und Stauchungsschmerz sind nicht immer zu finden, sie stellen ein relativ unsicheres Zeichen der Lockerung dar. Eher endgradiger Schmerz bei Rotation. Bei septischer Lockerung manchmal Fistel im Narbenbereich.

> Die klinischen Befunde sind häufig relativ uncharakteristisch. Das Ausmaß der im Rahmen der Lockerung entstandenen knöchernen Defekte korreliert nicht immer mit Schmerzen und Auffälligkeiten im Untersuchungsbefund. Eine gelockerte Prothese ohne größere Defekte des Knochens kann mehr Beschwerden machen als eine Lockerung mit ausgedehntem Knochenverlust.

- **Diagnostik:** Röntgen der Hüfte in 2 Ebenen (Nachweis der Lockerung: Lysesaum, veränderte Position), Szintigraphie (Mehrspeicherung), Abstrich/Punktion.
- **DD:** Alle ätiologisch bedeutsamen Differenzialdiagnosen, Pseudoradikulärsyndrom der LWS.

Angeborene Fehlbildungen und Stoffwechseldefekte

- **Hüftdysplasie und Hüftluxation**

Die Hüftdysplasie stellt eine Pfannendysplasie ohne Dislokation des Hüftkopfes dar. Sie geht mit einer Coxa valga (Steilstellung des Schenkelhalses) und einer Coxa antetorta (pathologische vermehrte Antetorsion des Schenkelhalses) einher. Bei der Hüftluxation (Luxatio coxae congenita) liegt eine Subluxation oder Luxation des Hüftkopfes aus der obligat dysplastischen Pfanne vor. Sie wird auch als angeborene Hüftluxation bezeichnet und führt langfristig zur sekundären Koxarthrose. Abzugrenzen davon ist die teratologische Hüftluxation, bei welcher der Hüftkopf primär neben der Pfanne steht (auch als pränatale Luxation bezeichnet).

- **Ätiologie:** Multifaktorielles Erbleiden (sog. Luxationsnester finden sich u. a. in Ostthüringen und Franken, Oberpfalz, Sachsen, Tschechien, Slowakei, Ungarn, Finnland, Jamaika und Pennsylvania). Öfter bei Geburt in Beckenendlage.
- **Anamnese:** Bei etwa 2–4 % aller Geburten in Deutschland. Verhältnis Mädchen zu Jungen ca. 6:1. Familiäre Belastung. Beckenendlage, Frühgeburt oder Sectio. Andere Fehlbildungen (Hackenfuß, Sichelfuß, Klumpfuß, muskulärer Schiefhals). Bewegungsarmut, betroffenes Bein wird beim Krabbeln geschont, verzögertes Laufen, Hinken. Bei Restdysplasie oft erst im mittleren Alter auftretende Schmerzen.
- **Untersuchung:** Faltenasymmetrie an Oberschenkeln und Gesäß (◘ Abb. 3.12). Beinverkürzung (◘ Abb. 3.13) und Abspreizhemmung (◘ Abb. 3.14) im Seitenvergleich (Vorsicht bei beidseitiger Erkrankung!). Positiver Ortholani-Test (sollte wegen Bahnung des Luxationswegs nicht getestet werden!). Bei älteren Kindern positives Trendelenburg-Zeichen (◘ Abb. 3.2), einseitiges oder beidseitiges Trendelenburg-Hinken. Bei Restdysplasie im mittleren Alter vermehrte Innenrotation in Bauchlage.

> Für den Verlauf dieser Erkrankung ist die Frühuntersuchung von entscheidender Bedeutung. Die klinischen Zeichen und Befunde gelten als unsicher und sind auf jeden Fall durch die apparative Diagnostik zu ergänzen.

- **Diagnostik:** Sonographie, Röntgen Beckenübersicht (nach dem 3. Lebensmonat, nach Ende einer Therapie). Bei unzureichender Deckung des Hüftkopfes im Röntgen besteht ein

Verdacht auf Restdysplasie (u. a. Bestimmung des CE-Winkels). MRT zum Ausschluss von beginnenden arthrotischen Zeichen (Labrumschädigung, Zysten).
- **DD:** Luxation bei infantiler Zerebralparese und bei Myelomeningozele, teratologische Hüftluxation.

- **Solitäre Coxa antetorta**

Pathologische Vergrößerung des Antetorsionswinkels des Schenkelhalses, meist beidseitig. Auch als idiopathische Coxa antetorta bezeichnet.
- **Ätiologie:** Angeborene Deformität bzw. verzögerte Rückbildung der im Kindesalter physiologisch vermehrten Antetorsion. Auch in Verbindung mit anderen angeborenen Deformitäten des Hüftgelenks, v. a. der angeborenen Hüftluxation.
- **Anamnese:** Keine Schmerzen. Betroffene Kinder laufen mit vermehrt nach innen gedrehten Füßen und stolpern zum Teil darüber. Manchmal nach Wachstumsabschluss deutliche belastungsabhängige Schmerzen.
- **Untersuchung:** Bei Prüfung der Rotation in Bauchlage ist die Innenrotation bis zu 90° möglich (◘ Abb. 3.5), die Außenrotation ist eingeschränkt. Sitzen im umgekehrten Schneidersitz möglich.
- **Diagnostik:** Röntgen Beckenübersicht, Rippstein-Aufnahme (Bestimmung der exakten Winkel).
- **DD:** Solitäre Coxa valga, Hüftdysplasie, Hüftluxation.

- **Solitäre Coxa valga**

Pathologische Vergrößerung des Schenkelhals-Schaft-Winkels (CCD-Winkel).
- **Ätiologie:** Angeboren (konstitutionelle Coxa valga). Erworben: Spastische oder schlaffe Lähmung. Schädigung der Wachstumsfuge (Entzündung, Trauma oder Tumor). In Fehlstellung verheilte Schenkelhals- oder subtrochantäre Fraktur. Nicht selten nach erfolgreicher konservativer Dysplasiebehandlung.
- **Anamnese und Untersuchung:** Konstitutionelle Coxa valga meist unauffällig. Erworbene Coxa valga: in Abhängigkeit vom Auftreten einer sekundären Koxarthrose.

- **Diagnostik:** Röntgen Beckenübersicht, Rippstein-Aufnahme (exakte Winkelbestimmung).
- **DD:** Solitäre Coxa antetorta, Hüftdysplasie, Hüftluxation.

- **Coxa vara congenita**

Varusdeformität mit Verkürzung und Verplumpung des Schenkelhalses. Dabei wird der altersphysiologische Schenkelhalswinkel (CCD-Winkel) unterschritten.
- **Ätiologie:** *Primäre Form:* Ante partum entstandene Fehlbildung wird angenommen. *Sekundäre Form:* Post partum auftretende Hypoplasie im Bereich der Schenkelhalsepiphysenfuge, die nach Laufbeginn zu einer varischen Deformierung führt.
- **Anamnese:** Tritt meist einseitig auf, Hinken zu Beginn des Laufalters.
- **Untersuchung:** Hinken, bei beidseitigem Befall Trendelenburg-Hinken („Watschelgang"). Positives Trendelenburg-Zeichen (◘ Abb. 3.2). Eingeschränkte Abduktion. Später konzentrische Bewegungseinschränkung.
- **Diagnostik:** Röntgen Beckenübersicht (Nachweis der Veränderung des Gelenks).
- **DD:** Coxa vara symptomatica (Folge von Systemerkrankungen, lokalen Entwicklungsstörungen, Traumata, Entzündungen und Tumoren).

Degenerative Erkrankungen

- **Koxarthrose**

Degenerative Veränderungen des Hüftgelenks.
- **Ätiologie:** *Primäre Koxarthrosen* (ca. 25 %): Unbekannt. *Sekundäre Koxarthrosen* (75 %): Angeborene Hüftluxation (30 %), Epiphyseolysis capitis femoris (20 %), entzündliche Erkrankungen (10 %). Seltener Morbus Perthes, Trauma, chronische Polyarthritis, Psoriasisarthritis u. a.
- **Anamnese:** Beginn meist zwischen dem 50. und 60. Lebensjahr. Sekundäre Koxarthrosen in Abhängigkeit von der strukturellen Schädigung auch mitunter deutlich früher. Oft primär Schmerzen im Kniegelenk. Meist erst im fortgeschrittenen Stadium Ruhe- und Belastungsschmerz, manchmal auch kaum Schmerzen (u. a. abhängig vom Grad der

Aktivität der Koxarthrose). Einschränkung der Gehstrecke.
- **Untersuchung:** Schmerzhinken, später auch Verkürzungshinken und Beinlängendifferenz. Leistendruckschmerz, Trochanterklopfschmerz (Abb. 3.8), Druckschmerz über dem ISG (Abb. 1.34). Mennell-Zeichen (Abb. 1.35) und Viererzeichen (Abb. 1.36) oft positiv. Zuerst sind die Adduktion und Innenrotation eingeschränkt, später auch die anderen Bewegungsrichtungen (Abb. 3.3, Abb. 3.4, Abb. 3.5). Beugekontraktur (Thomas-Handgriff, Abb. 3.7), Hyperlordose der LWS. Dann auch Atrophie der Gesäß- und Oberschenkelmuskulatur.
- **Diagnostik:** Röntgen der Hüfte in 2 Ebenen (Nachweis des Verschleißes).
- **DD:** Hüftkopfnekrose, Entzündung (rheumatisch, unspezifisch), Tumor.

Entzündliche Erkrankungen
- Unspezifische Entzündungen
- **Coxitis fugax**

Transitorische Synovialitis des kindlichen Hüftgelenks, auch „Hüftschnupfen" genannt.
- **Ätiologie:** Unbekannt, evtl. allergisch, toxisch oder infektiös ausgelöst.
- **Anamnese:** Kinder meist unter 10 Jahre. Oft im Anschluss an einen (grippalen) Infekt oder ein kleineres Trauma. Plötzliche Hüft- und Knieschmerzen, Ruhe- und Bewegungsschmerz, Schonhaltung, Hinken, kein Fieber, keine Beeinträchtigung des Allgemeinbefindens. Bildet sich innerhalb von 1–2 Wochen spontan zurück.
- **Untersuchung:** Schmerzhinken, Leistendruckschmerz, Außenrotationsstellung des Beins. Beweglichkeit, v. a. Innenrotation (Abb. 3.5) und Abduktion in Flexion (Abb. 3.4), schmerzhaft eingeschränkt.
- **Diagnostik:** Röntgen der Hüfte in 2 Ebenen (Ausschluss pathologischer knöcherner Veränderungen, DD), Sonographie (Erguss), Labor (Entzündungswerte eher unauffällig), evtl. Punktion/Abstrich.
- **DD:** Morbus Perthes, unspezifische bakterielle Koxitis.

- **Unspezifische bakterielle Koxitis**

Eitrige Infektion des Hüftgelenks. Prototyp der Infektarthritis.
- **Ätiologie:** Fast immer Staphylokokken. Oft Infektfokus anderer Lokalisation, dann hämatogene Streuung. Auch fortgeleitet aus phlegmonösem Prozess aus der Umgebung oder durch direkte Kontamination (Punktion, operativer Eingriff, offene Verletzung).
- **Anamnese:** Zunächst diffuse Leistenschmerzen, dann Oberschenkel- und Kniegelenkschmerzen. Reduzierter Allgemeinzustand, Fieber. Patient kann nicht laufen. Untersuchung nur im Liegen möglich. Schonhaltung, starke Schmerzen im Hüftgelenk bei geringster Bewegung.
- **Untersuchung:** Bein steht in Adduktion, Flexion und Außenrotation. Berührungsschmerz, starker Leistendruckschmerz und Trochanterklopfschmerz. Beweglichkeitsprüfung aufgrund der Schmerzen nicht möglich!
- **Diagnostik:** Röntgen der Hüfte in 2 Ebenen (Ausschluss pathologischer knöcherner Veränderungen, DD), Sonographie (Erguss), Labor (BSG, Leukozyten, CRP), Punktion/Abstrich.
- **DD:** Spezifische Koxitis, postinfektiöse reaktive Koxitis. Bei Kindern vor dem 10. Lebensjahr Coxitis fugax oder Frühstadium eines Morbus Perthes.

Traumatische Erkrankungen
- Traumatische Hüftluxation

> Hierbei handelt es sich um eine sehr schwere Verletzung, die im Rahmen eines Polytraumas leicht übersehen wird. Die vordere und die hintere Luxation stellen wegen des Risikos der Hüftkopfnekrose chirurgische Notfälle dar, die umgehend reponiert werden müssen.

- **Hintere Hüftluxation**

Bei weitem häufigster Typ einer traumatischen Hüftluxation. Oft in Kombination mit anderen Verletzungen der unteren Extremitäten. Geht in 10 % der Fälle mit einer Schädigung des N. ischiadicus einher.
- **Ätiologie:** Starke Gewalteinwirkung, die über den Femurschaft oder den Trochanter major fortgeleitet wurde. Dabei Adduktion und Flexion in der Hüfte.
- **Anamnese:** Ausgesprochen starke Schmerzen!

- **Untersuchung:** Das Bein ist verkürzt, es liegt adduziert, flektiert und innenrotiert. Eine Schädigung des N. ischiadicus fällt durch eine Fußheberparese (◘ Abb. 1.47) und eine Hypästhesie der Fußsohle auf (◘ Abb. 1.46).
- **Diagnostik:** Röntgen Beckenübersicht, Hüfte mit Oberschenkel und Kniegelenk in 2 Ebenen (Frakturausschluss, Nachweis der Luxation).
- **DD:** Schenkelhalsfraktur, Femurschaftfraktur.

Vordere Hüftluxation

Nicht so häufiger Typ einer traumatischen Hüftluxation. Neurovaskuläre Schäden sind möglich.
- **Ätiologie:** Starke Gewalteinwirkung, die über den Femurschaft oder den Trochanter major fortgeleitet wurde. Dabei Abduktion und Flexion in der Hüfte.
- **Anamnese:** Ausgesprochen starke Schmerzen!
- **Untersuchung:** Das Bein ist verkürzt, es liegt abduziert und außenrotiert. Eventuell neurologische Ausfälle (abgeschwächte Kniestreckung, Hypästhesie an der Oberschenkelvorderseite, ◘ Abb. 3.49).
- **Diagnostik:** Röntgen Beckenübersicht, Hüfte mit Oberschenkel und Kniegelenk in 2 Ebenen (Frakturausschluss, Nachweis der Luxation).
- **DD:** Schenkelhalsfraktur, Femurschaftfraktur.

Zentrale Hüftluxation

Sehr schwere Verletzung, die mit Schädigungen der Organe im kleinen Becken einhergehen kann.
- **Ätiologie:** Starke direkte Gewalteinwirkung, die vom Trochanter major über den Hüftkopf fortgeleitet wurde.
- **Anamnese:** Ausgesprochen starke Schmerzen!
- **Untersuchung:** Das Bein ist meist verkürzt und liegt in Neutralstellung.
- **Diagnostik:** Röntgen Beckenübersicht, Hüfte mit Oberschenkel und Kniegelenk in 2 Ebenen (Frakturausschluss, Nachweis der Luxation).
- **DD:** Schenkelhalsfraktur, Femurschaftfraktur.

- Proximale Femurfrakturen und Femurschaftfrakturen

Schenkelhalsfraktur/intertrochantäre Femurfraktur

Mediale (häufigste), intermediäre oder laterale Schenkelhalsfraktur. In Abhängigkeit vom Frakturwinkel (zwischen Horizontale und Frakturlinie) werden nach Pauwels drei Grade unterschieden: Pauwels-Grad I: <30°, Abduktionsfraktur; Pauwels-Grad II: 30–70°, Adduktionsfraktur; Pauwels-Grad III: >70°, Abscherfraktur. In Abhängigkeit von der Dislokation der Fragmente erfolgt die Einteilung nach Garden (Grad I–IV).
- **Ätiologie:** Sturz, oft im häuslichen Milieu (Bagatelltrauma). Schlechte Knochenqualität (Osteoporose, Osteomalazie).
- **Anamnese:** Nach dem Sturz Schmerzen in der Leistengegend.
- **Untersuchung:** Bein ist verkürzt, liegt meist in Adduktion und Außenrotation. Leistendruckschmerz, Beweglichkeitsprüfung wegen Schmerzen nicht möglich.
- **Diagnostik:** Röntgen der Hüfte in 2 Ebenen (Frakturnachweis).
- **DD:** Femurschaftfraktur, subtrochantäre Femurfraktur.

Subtrochantäre Femurfraktur

Fraktur des Femurs unterhalb der Trochanteren. Kommt relativ selten vor.
- **Ätiologie:** Fast immer pathologische Fraktur.
- **Anamnese** und **Untersuchungsbefund** sind ähnlich wie bei den anderen proximalen Femurfrakturen. Bei Verdacht auf eine pathologische Fraktur ist eine Fokussuche erforderlich.
- **Diagnostik:** Röntgen der Hüfte in 2 Ebenen (Frakturnachweis).
- **DD:** Schenkelhalsfraktur, intertrochantäre Fraktur, Femurschaftfraktur.

Kindliche Schenkelhalsfraktur

Einteilung in subkapitale, transzervikale, zervikobasale und intertrochantäre Frakturen. Führt aufgrund der fast immer eintretenden Störung der Gefäßversorgung des Hüftkopfes nahezu regelmäßig innerhalb der folgenden 2 Jahre zu einer Hüftkopfnekrose und einer sekundären Koxarthrose.
- **Ätiologie:** Fast immer ein adäquates Trauma mit starker Gewalteinwirkung (z. B. Mopedunfall) oder eine andere Grunderkrankung (Osteogenesis imperfecta, juvenile Knochenzyste, Tumoren).
- **Anamnese:** Starke Schmerzen in Hüfte und Bein.

- **Untersuchung:** Das Bein ist verkürzt. Es liegt in Adduktion und Außenrotation. Leistendruckschmerz. Beweglichkeitsprüfung wegen Schmerzen nicht möglich.
- **Diagnostik:** Röntgen der Hüfte in 2 Ebenen (Frakturnachweis).
- **DD:** Femurschaftfraktur.

Femurschaftfraktur beim Erwachsenen

Spiral- oder Querfraktur des Femurschafts. Führt insbesondere bei jungen Menschen mitunter zu einem hohen Blutverlust und damit einhergehend zum Schock.

- **Ätiologie:** Starke Krafteinwirkung beim Erwachsenen (bei Kindern auch geringere Gewalt). Spiralfrakturen durch Torsionskräfte, Querfrakturen durch direkte oder abknickende Kräfte. Querfrakturen auch typisch für pathologische Frakturen.
- **Anamnese:** Starke Schmerzen, Fehlstellung des Beins.
- **Untersuchung:** Gegebenenfalls Schwellung des Oberschenkels. Das Bein kann verkürzt sein. Außenrotation, Abduktion und Flexion des Beins proximal der Fraktur. Medialisierung des Beins distal davon. Beweglichkeitsprüfungen in Hüfte und Knie schmerzbedingt nicht möglich.
- **Diagnostik:** Röntgen der Hüfte mit Oberschenkel und Knie in 2 Ebenen (Frakturnachweis).
- **DD:** Schenkelhalsfraktur, intertrochantäre Fraktur, pathologische Fraktur.

Tumoröse Erkrankungen

Chondrosarkom

Primäres und sekundäres (ausgehend z. B. vom Osteochondrom oder Enchondrom) Chondrosarkom. Nach dem Osteosarkom zweithäufigster maligner Knochentumor. Befällt vorwiegend die langen Röhrenknochen, die Knochen des Stammskeletts, das Becken und den Schultergürtel. Wächst langsam, metastasiert lymphogen. Einteilung nach der Malignität in Grad I–IV. Je näher am Stammskelett, desto höher die Malignität.

- **Ätiologie:** Hauptvertreter der malignen Tumoren mit knorpeligem Ursprung.
- **Anamnese:** Tritt vorwiegend im Erwachsenenalter auf. Relativ uncharakteristische Schmerzen, z. B. im Bereich des Kniegelenks, oft über Jahre. Fällt manchmal erst durch Schwellung auf.
- **Untersuchung:** Eventuell tastbare Schwellung am Oberschenkel, lokaler Druckschmerz.
- **Diagnostik:** Röntgen des Oberschenkels mit Hüfte und Knie in 2 Ebenen (Tumornachweis), Szintigraphie (Mehrspeicherung), CT/MRT (Lokalisation und Ausdehnung des Tumors), Probeexzision (Histologie).
- **DD:** Enchondrom.

Neurologische Erkrankungen

Meralgia paraesthetica

Schädigung des rein sensiblen N. cutaneus femoris lateralis (L2–3) an seinem Durchtritt am Übergang vom äußeren zum mittleren Drittel des Leistenbands.

- **Ätiologie:** Druck oder Überdehnung, z. B. durch Hüftoperation mit ventralem Zugang oder bei Knochenspanentnahmen. Dehnung der Bauchdecken durch Adipositas oder Schwangerschaft.
- **Anamnese:** Brennende Schmerzen und Parästhesien an der Außen- und Vorderseite des Oberschenkels. Beschwerdeverschlimmerung durch langes Gehen, Stehen und Liegen. Bei Entlastung des Leistenbands im Sitzen bilden sich die Beschwerden meist zurück.
- **Untersuchung:** Parästhesien und Hypästhesien am anterolateralen Oberschenkel. Linderung im Sitzen. Diagnosesicherung durch LA-Test an der Durchtrittsstelle des Nervs (sofortige Schmerzfreiheit).

Ischiadicusparese (L4–S3)

Schädigung des N. ischiadicus, meist in Höhe des Gesäßes. Oft ist der Peroneusteil schwerpunktmäßig oder sogar ausschließlich betroffen.

- **Ätiologie:** Meist durch unsachgemäße i. m.-Injektion im Gesäßbereich („Spritzenparese"). Auch traumatisch bei Beckenfrakturen, Luxationen des Hüftgelenks und Schussverletzungen. Iatrogen bei TEP-Implantation.
- **Anamnese:** Gangunsicherheit, z. B. direkt nach der Injektion oder postoperativ, aber auch Stunden bis Tage später. Sensibilitätsstörungen am Fuß.

- **Untersuchung:** Bei Befall des Peroneusteils findet sich eine Fußheber- und Zehenheberschwäche (M4–M0; ▶ Abb. 1.47). Hypästhesie zwischen I. und II. Zehe, am Fußrücken und am lateralen distalen Unterschenkel (▶ Abb. 3.49). Achillessehnenreflex auslösbar! Bei kompletter Läsion zusätzlich Fußsenkerparese und Hypästhesie an der Fußsohle und der Wade. Aktive Hüftbeweglichkeit und abgeschwächte Kniebeugung erhalten. Tibialis posterior Reflex ausgefallen.
- **Diagnostik:** Eventuell neurologisches Konsil (EMG, NLG, frische oder alte Schädigung, Denervierung, Reparation).
- **DD:** Peroneusparese, Wurzelläsion L5/S1.

- **Femoralisparese (L1–L4)**

Schädigung des N. femoralis, meist in Höhe des Leistenbands oder bei einer intrapelvinen Schädigung.
- **Ätiologie:** Retroperitoneales Hämatom (z. B. unter Antikoagulanzientherapie), operative Eingriffe (Hüft-TEP-Implantation), Traumata, Aneurysmen der Aorta abdominalis, entzündliche Prozesse an den Hüftgelenken u. a.
- **Anamnese:** Fällt durch die Unfähigkeit, das Kniegelenk zu strecken, meist relativ rasch auf.
- **Untersuchung:** Kniestrecker- und Hüftbeugeschwäche (M4–M0, bei intrapelviner Schädigung). Alleinige Kniebeugerschwäche (M4–M0, bei Schädigung in Höhe des Leistenbands). Hypästhesie an der Vorderinnenseite des Oberschenkels, an Innen- und Vorderseite des Unterschenkels und am medialen Fußrand (▶ Abb. 3.49). Fehlender Patellarsehnenreflex (▶ Abb. 1.41).
- **Diagnostik:** Eventuell neurologisches Konsil (EMG, NLG, frische oder alte Schädigung, Denervierung, Reparation).
- **DD:** Wurzelläsion L3/L4.

3.3 Kniegelenk und Unterschenkel

3.3.1 Systematische Untersuchung

Die systematische Untersuchung von Kniegelenk und Unterschenkel umfasst den Lokalbefund (▶ Tab. 3.10), neurologische Untersuchungen (▶ Tab. 3.11) sowie die Durchblutung (▶ Tab. 3.12).

▶ Tab. 3.10 Lokalbefund		
Gangbild	Unauffällig/rechts-/linkshinkend	Schmerzhinken/Verkürzungshinken/Schonhinken/Versteifungshinken
Beckenstand	Beckengeradstand/Beckenschiefstand bei Verkürzungsausgleich	Rechts/links (-- cm)
Achsen	Physiologisch/pathologisch:	-- Grad (rechts/links) Genu valgum/varum (▶ Abb. 3.15) Genu recurvatum Crus varum Rotation (außen/innen)
	Interkondylärer Abstand und Malleolarabstand (▶ Abb. 3.16)	-- cm (rechts/links)
Schwellung/Rötung/Hyperthermie	Keine; wenn ja:	Lokalisation/Ausdehnung/Umfänge/Konsistenz (weich/derb/verschieblich)
Hämatom/Abschürfung/offene Wunde/Schorf	Keine; wenn ja:	Lokalisation/Ausdehnung/Umfänge
Narben	Keine; wenn ja:	Lokalisation/Ausdehnung/Konsistenz (weich/derb/verschieblich)
Kapselschwellung	Keine; wenn ja:	Gering/deutlich (rechts/links)

◘ **Tab. 3.10** (*Fortsetzung*)

Erguss	Keiner; wenn ja:	Gering/prall/tanzende Patella (rechts/links) (◘ Abb. 3.17)
Muskulatur	M. quadriceps femoris M. vastus medialis Kniebeuger	Kräftig/abgeschwächt Atrophie (deutliche/geringe, rechts/links)
Umfänge	20 cm oberhalb med. Gelenkspalt 10 cm oberhalb med. Gelenkspalt Kniescheibenmitte 15 cm unterhalb med. Gelenkspalt kleinster Umfang am Unterschenkel Knöchel Rist über Kahnbein Vorfußballen	-- cm (rechts/links)
Beweglichkeit Knie	Extension/Flexion (◘ Abb. 3.18)	--/--/-- Grad (passiv, rechts/links)
Beweglichkeit Patella	Mobilität	Hypermobil/normal/straff (rechts/links)
	Führung bei Flexion	Zentral/lateralisiert (rechts/links)
Krepitation	Keine; wenn ja:	Fein/grob (rechts/links) retropatellar/mediales Kompartiment/laterales Kompartiment
Kniegelenkschmerz	Bewegungsschmerz (Richtung, kontinuierlich/endgradig) Patellaverschiebeschmerz (◘ Abb. 3.19) Zohlen-Zeichen (◘ Abb. 3.20) Druckschmerz: Gelenkspalt (ventral/dorsal, medial/lateral), Seitenbandansatz (femoral/tibial), Femurkondyle, Patellafacette (◘ Abb. 3.21) Apley-Distraktionsschmerz (◘ Abb. 3.22)	Nein/ja (rechts/links)
Meniskuszeichen	Außenrotationsschmerz medial (Steinmann I)/Innenrotationsschmerz lateral (◘ Abb. 3.23) Druckschmerz Gelenkspalt (medial/lateral) (◘ Abb. 3.24) Druckschmerz medialer Gelenkspalt, bei Flexion weiter hinten (Steinmann II) Adduktionsschmerz medial/Abduktionsschmerz lateral (Böhler-Zeichen, ◘ Abb. 3.25) Überbeugeschmerz/Überstreckschmerz	Nein/ja (rechts/links)
	Payr-Test (◘ Abb. 3.26) Apley-Kompressionstest (◘ Abb. 3.27)	Negativ/positiv (rechts/links)
Seitenbänder	In Neutral-Null-Stellung und bei 30° Flexion (◘ Abb. 3.28)	Stabil/vermehrte Aufklappbarkeit (medial/lateral; rechts/links)

3.3 · Kniegelenk und Unterschenkel

Tab. 3.10 (Fortsetzung)

Kreuzbänder	Bei 90° Flexion (in Neutral-Null-Stellung, bei 15° Außenrotation, bei 30° Innenrotation) (Abb. 3.29)	Stabil/positive vordere Schublade (+/++/+++, rechts/links)
	Posterior-Sag-Zeichen (Abb. 3.30)	Negativ/positiv (rechts/links)
	Bei 90° Flexion	Stabil/positive hintere Schublade (+/++/+++, rechts/links)
	Anschlag bei Auslösen der Schublade	Hart/weich
	Lachmann-Test (Abb. 3.31) Pivot-Shift-Test (Abb. 3.32)	Negativ/positiv (rechts/links)
Amputationsstumpflänge	Innerer Kniegelenkspalt bis Stumpfende	-- cm (rechts/links)

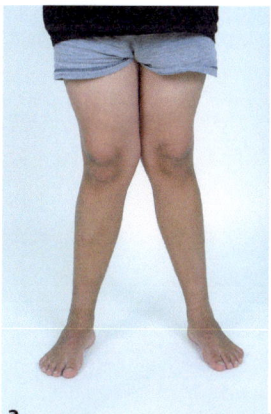 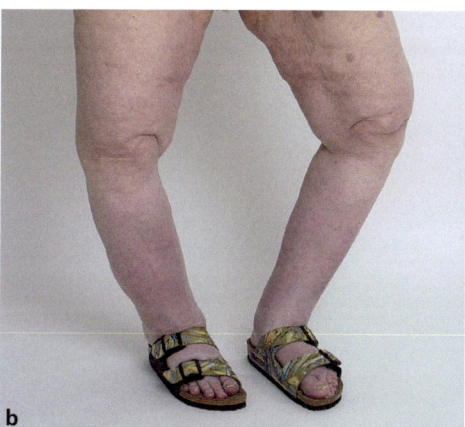 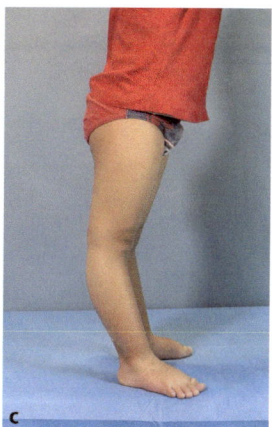

Abb. 3.15 a Genu valgum, b Genu varum, c Genu recurvatum

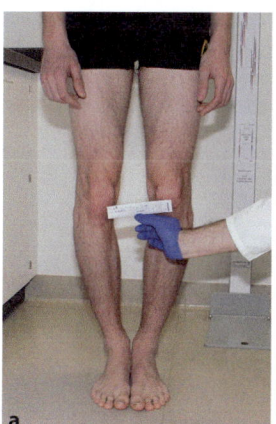 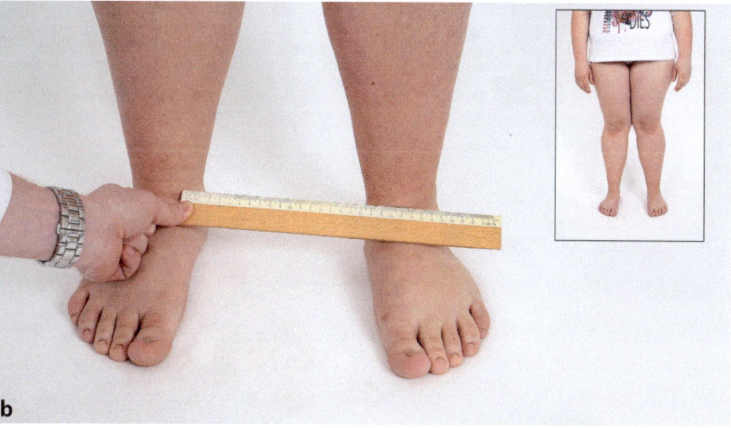

Abb. 3.16a,b Messung des interkondylären Abstands (a) und des Malleolarabstands (b). Beide Werte sind ein indirekter Maßstab für die Deformiät des Kniegelenks

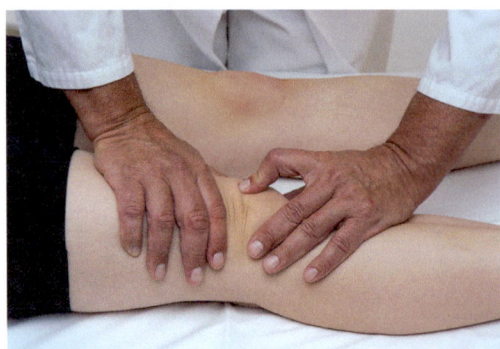

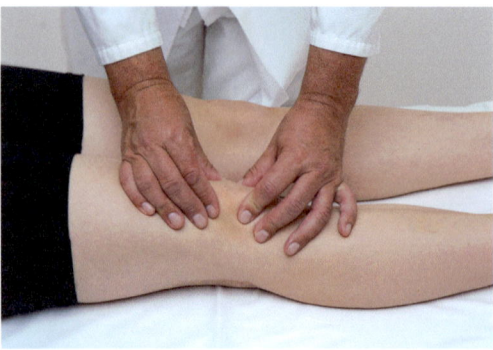

Abb. 3.17 Prüfung eines Kniegelenkergusses: Der Untersucher drückt mit der flach aufgelegten Hand den oberen Rezessus aus, um den vorhandenen Gelenkerguss auf kleinem Raum zu konzentrieren. Er umfasst dabei die Patella, ohne sie zu fixieren. Mit dem gegenseitigen Zeigefinger kann bei starkem Erguss die Patella federnd niedergedrückt werden und wippt wieder zurück („tanzende Patella")

Abb. 3.19 Patellaverschiebeschmerz: Fixierung der Patella zwischen Daumen und Zeigefinger sowohl am oberen als auch am unteren Pol. Bei Vorliegen einer retropatellaren Chondropathie werden Schmerzen geklagt, wenn die Patella horizontal nach medial und lateral verschoben wird

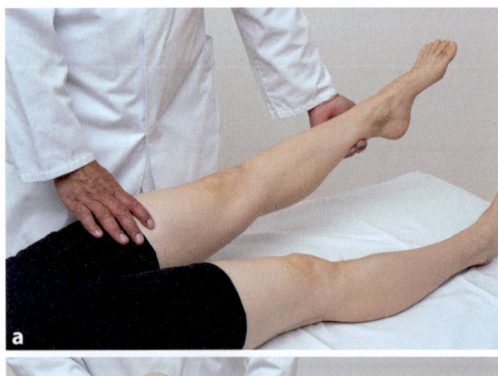

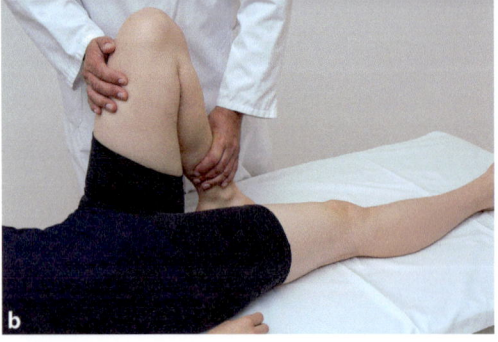

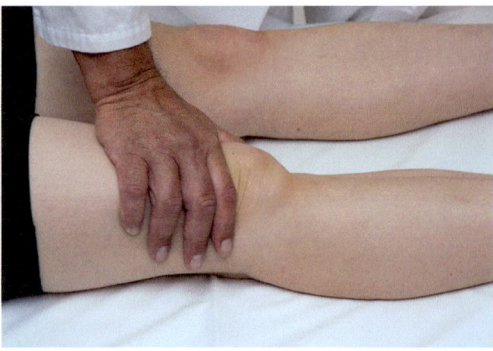

Abb. 3.20 Zohlen-Zeichen: Der Untersucher umfasst die Patella von proximal und fixiert sie mit leichtem Druck nach distal. Das Zeichen ist positiv, wenn der Patient beim aktiven Anspannen der Kniestrecker retropatellare Schmerzen angibt. Das Zeichen charakterisiert einen retropatellaren Knorpelschaden, ist aber häufig auch bei Gesunden positiv. Ein negativer Test spricht gegen einen retropatellaren Knorpelschaden

Abb. 3.18a,b Prüfung der Extension (**a**) und Flexion (**b**) im Kniegelenk. Der Bewegungsumfang wird nach der Neutral-Null-Methode angegeben. Normwerte: 5–10/0/120–150°

3.3 · Kniegelenk und Unterschenkel

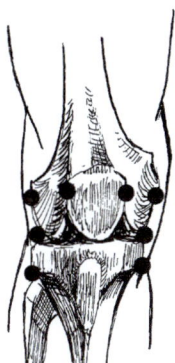

■ **Abb. 3.21** Prüfung druckschmerzhafter Punkte am Kniegelenk: medialer und lateraler Gelenkspalt (ventral/dorsal), mediales und laterales Seitenband (tibial und femoral), mediale und laterale Patellafacette (Facettendruckschmerz). Durch einen Druck auf den medialen und lateralen Gelenkspalt können die Menisken grob orientierend überprüft werden. Bei Meniskusriss ist ein Schmerzphänomen auslösbar. Ein Druckschmerz über dem Gelenkspalt besteht auch bei Seitenbandruptur, zur Differenzierung kann bei Überprüfung der Seitenbandstabilität durch Stresstestung auf eine Schmerzangabe geachtet werden. Ein rupturiertes Seitenband ist unter Anspannung schmerzhaft, ein Meniskusriss unter Kompression des betreffenden Gelenkspalts. Weitere druckschmerzhafte Punkte betreffen die Patellafacette und weisen auf eine Pathologie in diesem Bereich hin (Chondropathie, Plica mediopatellaris)

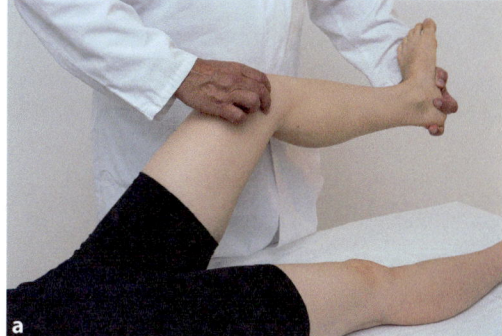

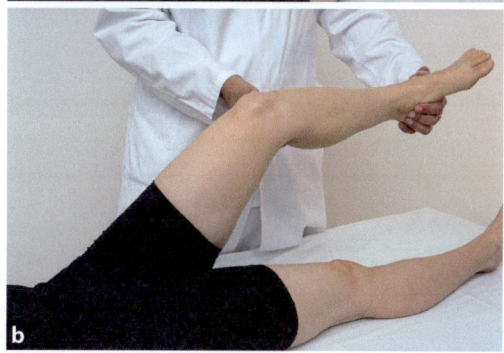

■ **Abb. 3.23a,b** Zur Prüfung des Innenmeniskus wird der Unterschenkel bei flektiertem Kniegelenk außenrotiert (**a**). Bei Innenmeniskusriss ist ein Schmerz auslösbar. Analog kommt es bei Innenrotation zur Schmerzprovokation bei Außenmeniskusriss (**b**, Steinmann I)

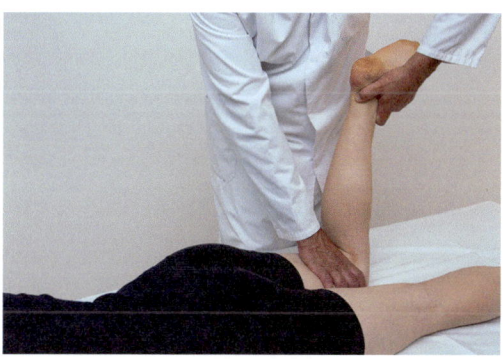

■ **Abb. 3.22** Apley-Distraktionstest: Der Patient liegt auf dem Bauch, der Untersucher rotiert den 90° gebeugten Unterschenkel unter Zug nach innen und außen. Treten die Schmerzen weiterhin auf, so besteht eine Kapselläsion. Bei einer Meniskusläsion ist keine Schmerzprovokation möglich

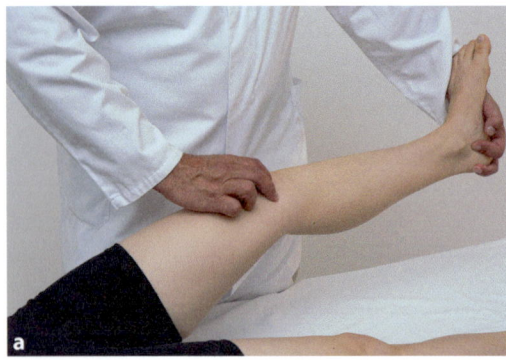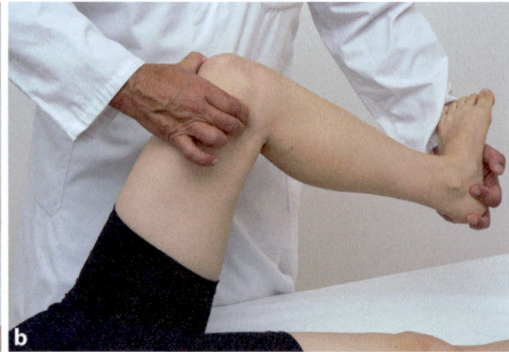

Abb. 3.24a,b Wandert ein im medialen Gelenkspalt auslösbarer Druckschmerz (**a**) bei Beugung des Kniegelenks weiter nach dorsal (**b**), liegt eine Innenmeniskusläsion am Hinterhorn vor. Dies geschieht, da die Menisken bei Beugung des Kniegelenks physiologischerweise zusammen mit den Femurkondylen auf der Tibiagelenkfläche nach dorsal wandern

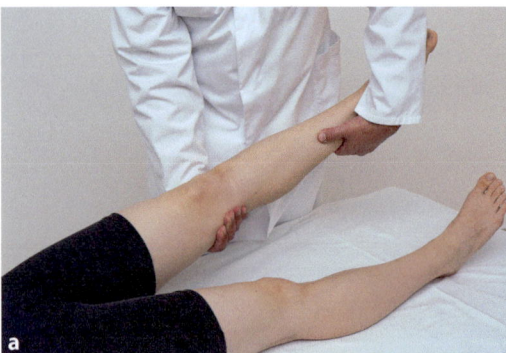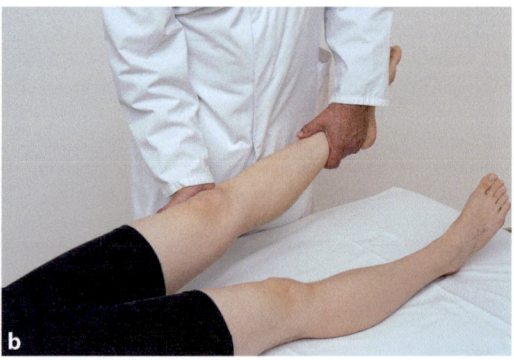

Abb. 3.25 a Adduktionsschmerz medial spricht für eine Innenmeniskusläsion, **b** Abduktionsschmerz lateral für eine Außenmeniskusläsion (Böhler-Zeichen)

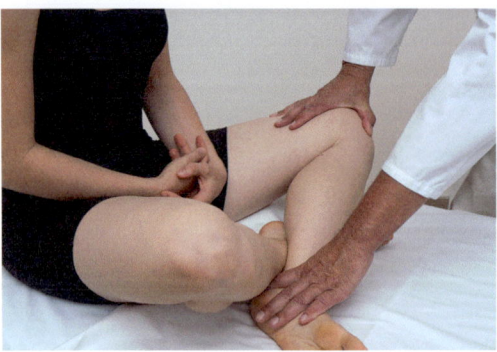

Abb. 3.26 Payr-Test: Der Patient sitzt im Schneidersitz, der Untersucher drückt das betroffene Kniegelenk nach unten. Hierbei kommt es zu einem Einklemmen des Innenmeniskus. Der Test ist positiv bei Angabe von Schmerzen am medialen Gelenkspalt. Dies spricht für eine Innenmeniskusläsion

3.3 · Kniegelenk und Unterschenkel

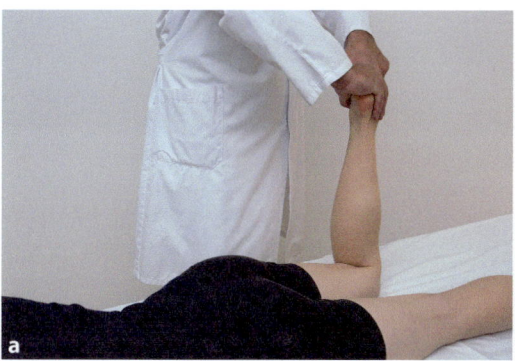 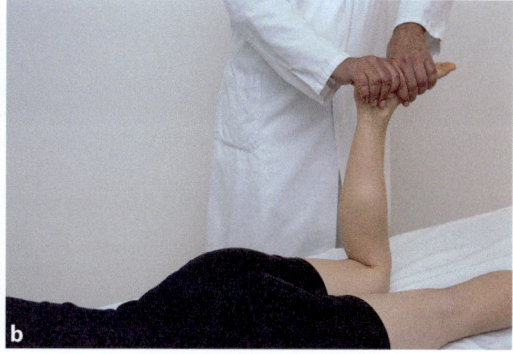

Abb. 3.27a,b Apley-Kompressionstest (Apley-Grinding-Test): Der Patient liegt auf dem Bauch, der Untersucher drückt den Unterschenkel nach unten und rotiert ihn gleichzeitig nach innen und außen. Ein Außenrotationsschmerz medial spricht für eine Innenmeniskusläsion (**a**), ein Innenrotationsschmerz lateral für eine Außenmeniskusläsion (**b**)

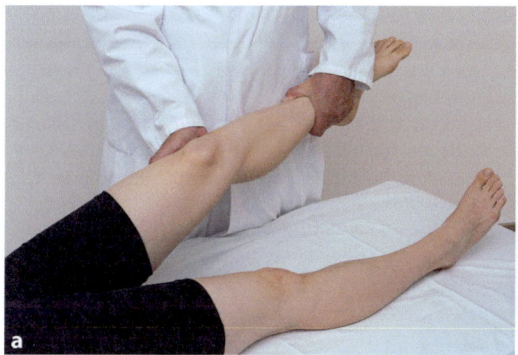 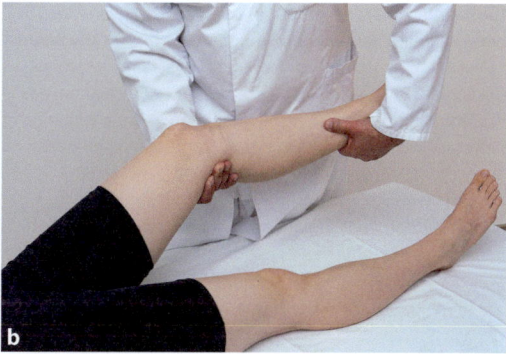

Abb. 3.28a,b Prüfung der medialen bzw. lateralen Aufklappbarkeit des Kniegelenks: Das Kniegelenk wird in leichter Beugung gehalten, um die stabilisierende Wirkung der hinteren Kapsel aufzuheben. Zur Prüfung des Innenbands (mediales Seitenband) erfolgt ein Valgusstress bei gestrecktem Kniegelenk (**a**), zur Prüfung des Außenbandes (laterales Seitenband) ein Varusstress (**b**). Der Unterschenkel liegt auf dem Unterarm des Untersuchers und wird mit der Hand von der Wade her stabilisiert. Mit der anderen Hand wird am Oberschenkel der Valgus- oder Varusstress ausgeübt. Die Seitenbandinstabilität wird subjektiv in 3 Grade eingeteilt (+, ++, +++). Bei gestrecktem Kniegelenk und intaktem Seitenband besteht ein fester endgradiger Anschlag. Bei Seitenbandinsuffizienz oder Seitenbandruptur besteht eine vermehrte mediale/laterale Aufklappbarkeit unter Valgus-/Varusstress und ein weicher endgradiger Anschlag. Physiologischerweise liegt bei ca. 20° flektiertem Kniegelenk eine geringe Aufklappbarkeit des medialen und lateralen Seitenbands vor

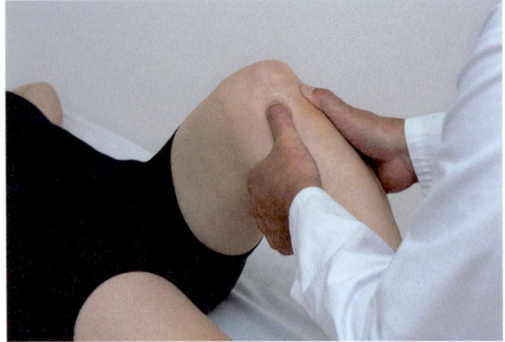

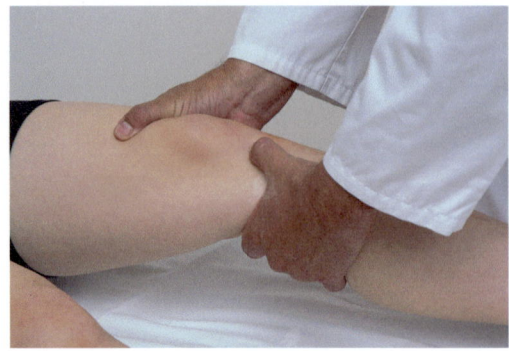

Abb. 3.29 Vordere und hintere Schublade: Die Prüfung erfolgt durch Ventral- und Dorsalzug des Tibiaplateaus. Dazu wird der Tibiakopf mit beiden Händen umfasst und das Tibiaplateau nach ventral gezogen oder nach dorsal geschoben. Die Daumen fixieren hierbei das Kniegelenk auf Höhe der Tuberositas tibiae. Bei vorderer Kreuzbandruptur ist die vordere, bei hinterer Kreuzbandruptur die hintere Schublade positiv. Die vordere Schublade in 90°-Position ist zur Beurteilung des vorderen Kreuzbands wenig aussagekräftig, da die Ventralbewegung des Tibiaplateaus in 90° Beugestellung ebenfalls durch die sekundären Kniegelenkstabilisatoren (Seitenbänder, Menisken und dorsale Kapselstrukturen) gehemmt wird. Die Rotationsschublade erlaubt eine Beurteilung der Beteiligung des seitlichen Kapsel-Band-Apparats. Die positive Schublade bei Außenrotation spricht für eine zusätzliche Schädigung des medialen, bei Innenrotation für eine zusätzliche Schädigung des lateralen Kapsel-Band-Apparats

Abb. 3.31 Lachmann-Test: Er ist zur Prüfung der vorderen Kreuzbandstabilität sensitiver als die vordere Schublade in 90°-Position. Das Kniegelenk ist in ca. 30° Beugestellung. Dabei umfasst eine Hand das Tibiaplateau von medial, die andere Hand den Oberschenkel von lateral. Anschließend wird das Tibiaplateau nach ventral gezogen, d. h. Femur und Tibiakopf werden a.-p. gegeneinander verschoben. Der Test ist valide beurteilbar, sofern ein endgradiger Anschlag verspürt wird. Physiologisch ist ein fester endgradiger Anschlag, der sowohl vom Untersucher als auch vom Patienten durch ein „Klacken" empfunden wird. Bei einer vorderen Kreuzbandruptur besteht eine verlängerte Ventralbewegung der Tibia mit endgradig weichem Anschlag. Die Ventralbewegung der Tibia (vordere Schublade) wird subjektiv in 3 Grade (+, ++, +++) eingeteilt, die Einschätzung erfolgt immer im Vergleich zur Gegenseite

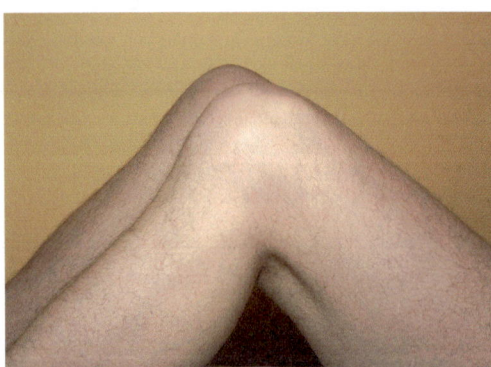

Abb. 3.30 Posterior-Sag-Zeichen: Durch dieses Zeichen kann eine hintere Kreuzbandruptur/-instabilität erkannt werden Das Kniegelenk wird 90° flektiert und der Fuß aufgestellt. Das Tibiaplateau sinkt bei rupturiertem hinterem Kreuzband im Vergleich zur Gegenseite durch die Schwerkraft zurück. Dies wird durch eine verminderte Prominenz der Tuberositas tibiae an der erkrankten Seite sichtbar. (Mit freundlicher Genehmigung von Prof. Pierre Hepp, Universität Leipzig)

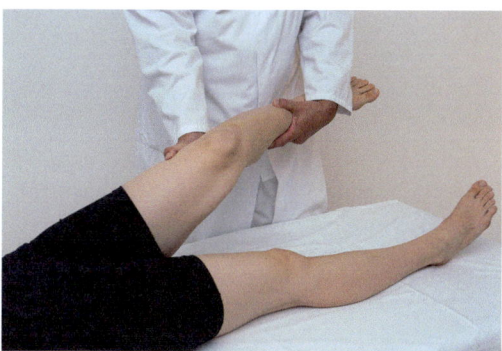

Abb. 3.32 Pivot-Shift-Test: Er beschreibt ein plötzliches Verrutschen des zentralen Gelenkpfeilers („Pivot central") und damit eine Verlagerung des Drehzentrums. Bei intaktem Innenband und Tractus iliotibialis ist das Pivot-Shift-Phänomen ein Zeichen einer vorderen Kreuzbandruptur. Der Unterschenkel wird umfasst und innenrotiert, während mit der anderen Hand am Tibiaplateau ein Valgusstress auf das Kniegelenk ausgeübt wird. Aus der gestreckten Stellung wird das Kniegelenk nun gebeugt. Bei rupturiertem oder chronisch insuffizientem vorderem Kreuzband kommt es in dieser Position zu einer Subluxation des (lateralen) Tibiaplateaus nach ventral. Bei ca. 30° Beugung wandert der Tractus iliotibialis hinter die Beugeachse des Kniegelenks und wird vom Extensor zum Flexor. Es kommt zu einer abrupten Reposition des Tibiaplateaus gegenüber dem Femur, dem „Pivot-Shift", mit einem für den Patienten und den Untersucher wahrnehmbaren Schnappphänomen. Dieser Mechanismus ist häufig Ursache des von dem Patienten empfundenen „Nachgebens" („giving way") des Kniegelenks. Achtung: Der Test ist nur beim entspannten, schmerzfreien Patienten durchführbar, da eine schmerzbedingte muskuläre Gegenspannung eine Subluxation des Tibiaplateaus verhindert

3.3.2 Leitsymptome

Die Leitsymptome von Knie und Unterschenkel sind in Tab. 3.13 dargestellt.

Tab. 3.11 Neurologie

Reflexe	Patellarsehne (L4) (Abb. 1.41) Tibialis-posterior-Sehne (L5) Achillessehne (S1) (Abb. 1.42)	Lebhaft/abgeschwächt/nicht auslösbar/gesteigert/Kloni (rechts/links)
Sensibilität	Dermatom (segmental bzw. einem Nerv zuzuordnen/nicht genau zuzuordnen) (Abb. 1.46)	Hypästhesie/Parästhesie/Dysästhesie (rechts/links)
Motorik	Kniebeugung (L3) Kniestreckung (L4) Hackenstand (Fuß-/Großzehenheber, L5, N. peroneus) Zehenstand (Fußsenker, S1)	Intakt/abgeschwächt (M5–M0, rechts/links)

Tab. 3.12 Durchblutung

Arterien	A. poplitea A. dorsalis pedis A. tibialis posterior	Kräftig/schwach/nicht tastbar (rechts/links)
Venen	Varicosis cruris venöse Stauung Hyperpigmentierung	Keine/vorhanden (rechts/links)
Kapillarpuls	Zehenkuppen	Sichtbar/nicht sichtbar

Tab. 3.13 Leitsymptome von Knie und Unterschenkel

Anamnese	Schmerz	Lokalbefund, Funktionstests	Sensible Störung	Motorische Störung	Spricht für
Vorwiegend jugendliche Mädchen, kein Trauma	Schmerzen im Bereich der Patella, v. a. beim Bergab- oder Treppabgehen und nach längerem Sitzen	Gel. Atrophie des M. vastus medialis, Facettendruckschmerz, Patellaverschiebeschmerz, Zohlen-Zeichen positiv, Lateralisation der Patella bei Flexion	Keine	Keine	Femoropatellares Schmerzsyndrom
Häufiger Frauen vor dem 20. Lebensjahr, leicht zu reponierende wiederholte Luxationen der Patella ohne Trauma	Kaum Schmerzen	Abnorm verschiebliche Patella, vermehrte Lateralisation der Patella bei Flexion	Keine	Keine	Habituelle Patellaluxation
Luxation der Patella durch Wegknicken oder Hinstürzen, später immer häufiger und leichter	Starke Schmerzen, v. a. nach den ersten Luxationen	Schwellung, Hämatom, tanzende Patella, Druckschmerz mediale Patellafacette, später evtl. vermehrte Lateralisation der Patella bei Flexion	Keine	Keine	Rezidivierende Patellaluxation
Jugendliche, uncharakteristische Beschwerden, kein Trauma, evtl. Einklemmungen, Schwellneigung	Belastungsabhängige Schmerzen im Kniegelenk	Evtl. Kapselschwellung, evtl. Erguss, evtl. Druckschmerz über dem medialen Gelenkspalt, kein Rotations- und Adduktionsschmerz, evtl. tastbarer freier Körper im oberen Rezessus	Keine	Keine	Osteochondrosis dissecans
Aufstehen aus der Hocke oder leichtes Verdrehtrauma, Schwellung des Kniegelenks, Streckhemmung oder Einklemmungen	Schmerzen bei Belastung bzw. (bestimmten) Bewegungen des Kniegelenks	Evtl. Kapselschwellung, evtl. Erguss, Druckschmerz medialer Gelenkspalt, Außenrotationsschmerz medial, Adduktionsschmerz medial	Keine	Keine	Mediale Meniskusläsion
Altes Verdrehtauma (Skiabfahrt, Fußball), „giving way", Unsicherheitsgefühl und wiederholtes Wegknicken, rezidivierende Schwellungen	Kaum	Evtl. Kapselschwellung, Erguss und positive Meniskussymptomatik, vordere Schublade positiv, Lachmann-Test positiv, Pivot-Shift-Test positiv	Keine	Keine	Veraltete vordere Kreuzbandruptur

Tab. 3.13 (Fortsetzung)

Anamnese	Schmerz	Lokalbefund, Funktionstests	Sensible Störung	Motorische Störung	Spricht für
Bekannte Unterschenkelfraktur, operiert oder konservativ versorgt	Kontinuierliche und krampfartige Unterschenkelschmerzen	Leichte Spitzfußstellung, zunächst lokale, zunehmende Weichteilschwellung, später prall gespannte Konsistenz der Muskulatur, Schmerzverstärkung bei aktiven und passiven Bewegungen	Können im Verlauf eintreten	Können im Verlauf eintreten	Kompartmentsyndrom
Vorwiegend Männer, Einklemmungen, Schwellneigung	Messerstichartige Schmerzen bei Bewegung und Belastung	Kapselschwellung, Erguss, evtl. tastbarer freier Körper, evtl. Einschränkung der Beweglichkeit	Keine	Keine	Chondromatose
Alter 50–60 Jahre, evtl. bekannte ältere Kniegelenkschädigung, zunehmende Einschränkung der Gehstrecke und Varus- oder Valgusstellung des Kniegelenks	Schmerzen im Kniegelenk nach längerer Ruhepause, Anlaufschmerz, später Belastungs- und Ruheschmerz	Schmerzhinken, vermehrtes Genu varum (valgum), Kapselschwellung, evtl. Erguss, Muskelatrophie am Oberschenkel, evtl. Streckdefizit, Beugehemmung, Krepitation, Zohlen-Zeichen positiv	Keine	Keine	Gonarthrose
Meist ältere Patienten, z.B. bekannte Rheumatoidarthritis oder (beginnende) Gonarthrose, Druck- oder Spannungsgefühl in der Kniekehle	Leicht ziehender Schmerz in der Kniekehle	Tastbare, prallelastische Schwellung in der Kniekehle	Keine	Keine	Poplitealzyste (Baker-Zyste)
Rezidivierende Schwellungen des Kniegelenks, (bekannte) enterale oder urogenitale Infektion, Zeckenbiss	Kaum	Geringe Kapselschwellung und Hyperthermie, Erguss, Muskelatrophie	Keine	Keine	Reaktive Arthritis
Kniegelenkspunktion, OP am Knie, Angina tonsillaris, Knie schwillt an und wird heiß, reduziertes Allgemeinbefinden, Fieber, Schüttelfrost	Heftige Knieschmerzen	Schmerzhinken, starke Schwellung, Rötung, Hyperthermie, tanzende Patella, Beweglichkeit stark schmerzhaft eingeschränkt	Keine	Keine	Bakterielle Gonitis

Tab. 3.13 (Fortsetzung)

Anamnese	Schmerz	Lokalbefund, Funktionstests	Sensible Störung	Motorische Störung	Spricht für
Säugling oder Kleinkind, auffällige Verbiegung des Unterschenkels auf einer Seite	Kaum	Varische Verbiegung des Unterschenkels im distalen Drittel, evtl. lokaler Druckschmerz am Scheitelpunkt und Instabilität	Keine	Keine	Crus varum congenitum
Kind (2–4 Jahre), zunehmende varische Verbiegung des Unterschenkels	Kaum	Genu varum mit Biegungsscheitel nahe dem Kniegelenk	Keine	Keine	Morbus Blount
Operativer Eingriff an der Hüfte oder am Knie, Gipsverband/Lagerungsschiene an Oberschenkel- oder Unterschenkel, Fuß kann nicht gehoben werden	Schmerzen im Bereich von Druckstellen möglich	(Steppergang), Trizepssehnenreflex auslösbar	Hypästhesie zwischen I. und II. Zehe, am Fußrücken und am lateralen distalen Unterschenkel	Fuß- und Großzehenheberschwäche	Peroneusparese

3.3.3 Erkrankungen

Klinische Krankheitsbilder

- **Erworbene Kontraktur**

Bewegungseinschränkungen des Kniegelenks in Form von Beugekontrakturen (Streckhemmung, Streckdefizit) und Beugehemmungen (Strecksteife) sowie fibröser oder knöcherner Ankylose (Versteifung).
— **Ätiologie:** Posttraumatisch, postoperativ. Nach akuten und chronischen Entzündungen. Durch zu lange Ruhigstellung, Morbus Sudeck, Hämophilie, Rheumatoidarthritis, fortgeschrittene Gonarthrose.
— **Anamnese:** Vor allem Funktionsstörung.
— **Untersuchung:** Bei Beugekontraktur funktionelle Beinverkürzung, kompensatorische Spitzfußstellung. Oft Atrophie der Oberschenkelmuskulatur. Bewegungsausmaß eingeschränkt, harter, weicher oder federnder Anschlag bei Bewegung. Verschieblichkeit der Patella meist deutlich eingeschränkt.

— **Diagnostik:** Röntgen des Kniegelenks in 2 Ebenen (Ausschluss knöcherner Schädigungen).
— **DD:** Orientieren sich an den ätiologisch bedeutsamen Erkrankungen.

- **Femoropatellares Schmerzsyndrom**

Schmerzen im Bereich der Patella. Ursache ist eine Chondromalazie (Erweichung) des retropatellaren Knorpels (Grad I–IV nach Outerbridge). Es besteht keine Korrelation der Schmerzen mit dem Grad der Chondromalazie.
— **Ätiologie:** Multifaktoriell. Patella bipartita, Genu valgum, Insuffizienz des M. vastus medialis, konstitutionelle Bänderschwäche, Überlastung und Kontusionen.
— **Anamnese:** Vorwiegend im Jugendalter und bei Mädchen. Schmerzen im Bereich der Patella (oft beidseits) bei Bergab- oder Treppabgehen. Auch nach längerem Sitzen (Kino, Autofahren).
— **Untersuchung:** Gelegentlich Atrophie des M. vastus medialis. Facettendruckschmerz

(◧ Abb. 3.21), Patellaverschiebeschmerz (◧ Abb. 3.19), Zohlen-Zeichen positiv (◧ Abb. 3.20). Zunehmende Lateralisation der Patella bei Flexion. Krepitation möglich.
- **Diagnostik:** Röntgen des Kniegelenks in 2 Ebenen (Ausschluss pathologischer knöcherner Veränderungen), Defilé-Aufnahmen der Patella (tangential in 30, 60 und 90° Flexion; zeigt eine mögliche Lateralisation bei Flexion).
- **DD:** Plicasyndrom, Patella bipartita.

- **Plicasyndrom**

Retropatellares und medial parapatellares Schmerzsyndrom, das mit einer Hypertrophie und Fibrosierung der Plica mediopatellaris einhergeht. Kann zu Druckschäden am femoralen und am patellaren Knorpel führen.
- **Ätiologie:** Einklemmungen der Plica mediopatellaris zwischen medialer Femurkondyle und medialer Patellafacette.
- **Anamnese:** Retropatellare und medial der Patella lokalisierte Schmerzen. Schnappen medial zwischen Patella und Patellagleitbahn beim Aufstehen aus dem Sitzen möglich.
- **Untersuchung:** Relativ uncharakteristisch. Eventuell tastbarer Strang medial der Patella unter der Haut, medialer Facettendruckschmerz (◧ Abb. 3.21) und (evtl.) positives Zohlen-Zeichen (◧ Abb. 3.20).
- **Diagnostik:** Röntgen des Kniegelenks in 2 Ebenen (Ausschluss pathologischer knöcherner Veränderungen), Defilé-Aufnahmen der Patella (tangential in 30, 60 und 90° Flexion; zeigt eine mögliche Lateralisation bei Flexion).
- **DD:** Femoropatellares Schmerzsyndrom, Patella bipartita.

- **Genu recurvatum**

Überstreckbares Kniegelenk.
- **Ätiologie:** Konstitutionelle Bindegewebeschwäche. Meist erworben: Trauma (Verletzungen der ventralen proximalen Tibiaepiphyse, in Fehlstellung verheilte Frakturen), Entzündungen, Tumoren. Neurogen (Poliomyelitis). Kompensatorisch: Beinverkürzung auf der Gegenseite, nicht ausgeglichener kontrakter Spitzfuß.
- **Anamnese:** Kniegelenk ist überstreckbar, evtl. Gang- und Standunsicherheit.
- **Untersuchung:** Im Stand deutlich überstrecktes Kniegelenk (◧ Abb. 3.15). Freie Beweglichkeit, wobei die Extension deutlich über 5–10 Grad möglich ist.
- **Diagnostik:** Röntgen des Kniegelenks mit Unterschenkel in 2 Ebenen im Einbeinstand (Ausschluss pathologischer knöcherner Veränderungen, Beurteilung der Kniegelenkachsen).

- **Genu varum/Genu valgum im Wachstumsalter**

Ein- oder beidseitige O- bzw. X-Fehlstellung des Beins. Physiologisch ist die beidseitige O-Beinstellung des Neugeborenen bis jenseits des 2. Lebensjahrs. Danach folgt bis etwa zum 7. Lebensjahr eine physiologische X-Beinstellung, die sich dann auf ca. 5–7 Grad reduziert. Pathologische Beinachsenfehlstellungen treten ein- und beidseitig auf.
- **Ätiologie:** Pathologische Beinachsenfehlstellungen. *Beidseits:* bei Rachitis, Phosphatdiabetes, Achondrodysplasie, Osteogenesis imperfecta. *Einseitig:* idiopathisch, Schädigung der Wachstumsfuge durch Trauma, Entzündung oder Tumoren. Morbus Blount, Lähmungen. Kompensatorisch (Hüftadduktionskontraktur).
- **Anamnese:** Im Vordergrund steht die augenfällige Deformierung. Kaum Schmerzen.
- **Untersuchung:** Beinachse im Sinne von vermehrtem Varus bzw. Valgus verändert (◧ Abb. 3.15). Interkondylärer bzw. intermalleolärer Abstand erhöht (◧ Abb. 3.16). Bei Genu valgum findet sich außerdem beidseits ein ausgeprägter Knick-Senk-Spreizfuß (◧ Abb. 3.34).

- **Kompartmentsyndrom des Unterschenkels**

Starke Schwellung der Muskulatur innerhalb der Faszienlogen, einhergehend mit Mikrozirkulationsstörungen, interstitiellem Ödem und Druckanstieg in den Logen. Am Unterschenkel existieren 4 Kompartimente: vorderes, fibuläres, oberflächliches dorsales und tiefes dorsales. Geht mit zunehmenden

Funktionsstörungen einher. Führt unbehandelt zur Nekrose der Muskulatur.
- **Ätiologie:** Frakturen, massive Metallimplantate, zu straffe Fasziennaht, Blutungen (Antikoagulanzien, Gefäßverletzung), Ödeme durch Kontusion, schnürende Verbände, Gips, Leistungssport (Gehen), Militärmärsche.
- **Anamnese:** Schwellung und Schmerzen (kontinuierlich und krampfartig). Sensible Störungen (Spätsymptom!), später schwere Funktionsstörungen.
- **Untersuchung:** Leichte Spitzfußstellung. Lokale Weichteilschwellung über den betroffenen Kompartimenten. Später prall gespannte bis steinharte Konsistenz der Muskulatur. Schmerzverstärkung bei aktiver Bewegung gegen Widerstand und bei passiver Dehnung der Muskulatur, aktive und passive Beweglichkeit schmerzhaft eingeschränkt. Peripherer Puls meist tastbar. Es folgen sensible und motorische Ausfälle.

> Der periphere neurovaskuläre Status muss regelmäßig untersucht und dokumentiert werden, um die Entwicklung eines Kompartmentsyndroms zu erkennen.

- **Diagnostik:** Perkutane Gewebedruckmessung.
- **DD:** Tiefe Unterschenkelvenenthrombose, Peroneusparese, akuter arterieller Verschluss bei peripherer arterieller Verschlusskrankheit.

- **Morbus Sudeck (Algodystrophie; CPRS – Komplexes regionales Schmerzsyndrom)**

Schmerzhafte Dystrophie an den Extremitäten mit regionaler Störung der Durchblutung und Atrophie der Weichteile und des Knochens.
- **Ätiologie:** Nach Frakturen oder operativen Eingriffen. Lokale Entzündungen u. a. Psychische Faktoren. In 20 % idiopathisch.
    - **CRPS I:** M. Sudeck (Trauma ohne Nervenverletzung)
    - **CRPS I:** Kausalgie (Trauma mit Nervenverletzung)
- **Anamnese:** *Akutes Stadium I:* **Entzündliche Phase mit Hyperämie.** Ödematöse Schwellung der Haut, Ruhe- und Belastungsschmerz. *Subakutes Stadium II:* Phase der Dystrophie nach 2–4 Monaten. Rückgang der Schwellung. Atrophie der Subkutis. Schrumpfung von Gelenkkapsel und Bandapparat. *Chronisches Stadium III (Endstadium):* Phase der Atrophie nach 3–6 Monaten. Atrophie von Haut, Subkutis und Skelett. Erhebliche Einschränkung der Beweglichkeit, Kontrakturen.
- **Untersuchung:** *Stadium I:* Fuß und Unterschenkel sind ödematös aufgequollen, die Haut ist bläulich livide gefärbt, glänzend und überwärmt. Sie macht den Eindruck, als sei sie stark gespannt. Schmerzen in Ruhe und bei Bewegung. *Stadium II:* Extremität abgeschwollen. Blasse, kühle „Glanzhaut". Beweglichkeit im Sprunggelenk eingeschränkt bis aufgehoben. *Stadium III:* Im Vergleich zur Gegenseite deutliche Atrophie des Unterschenkels. Einschränkungen der Beweglichkeit im Sprunggelenk.
- **Diagnostik:** Röntgen des Unterschenkels und Fußes in 2 Ebenen (Entkalkung, fleckige Zeichnung), Labor („cross-links" im Urin erhöht).

- **Patellaluxation**

Chronisch rezidivierende Luxation der Patella aus ihrem Gleitlager. Meist nach lateral. Es wird zwischen habitueller und rezidivierender Patellaluxation unterschieden.
- **Ätiologie:** Selten angeboren. Traumatisch (wird jedoch selten akut gesehen, da sie spontan reponiert). Einriss des medialen Retinakulums nach Luxation. Meist entwicklungsbedingte Formabweichungen der Gelenkkörper (Patelladysplasie, Dysplasie der Kondylen, Genu valgum, Genu recurvatum, pathologische Femurantetorsion, Lateralisation der Tuberositas tibiae) und am Streckapparat (Bandlaxizität, Patella alta). Atrophie des M. vastus medialis u. a.
- **Anamnese:** Frauen sind häufiger betroffen als Männer. Erste Luxation meist vor dem 20. Lebensjahr, häufig beidseitig. Bei der *habituellen Luxation* luxiert die Patella leicht und ohne wesentliche Beschwerden. Sie ist ebenso leicht zu reponieren. Bei der *rezidivierenden Luxation* tritt nach einem plötzlichen Wegknicken und Hinstürzen bei Drehbewegungen ein starker Schmerz auf. Die Reposition gelingt

nur unter Schmerzen. In der Folge luxiert die Patella immer leichter und häufiger. Sie kann vom Patienten selber reponiert werden bzw. reponiert sich spontan.
- **Untersuchung:** *Habituelle Luxation:* Abnorm starke Verschieblichkeit der Patella. Vermehrte Lateralisation der Patella bei zunehmender Flexion, mitunter bis zur lateralen Subluxation oder Luxation. Mögliche Begleitbefunde: Patella alta, Genu valgum (◘ Abb. 3.15), schwach ausgebildeter M. vastus medialis. *Rezidivierende Luxation:* Schwellung, evtl. Hämatom, Erguss (◘ Abb. 3.17). Starker Druckschmerz über der medialen Patellafacette (◘ Abb. 3.21). Später evtl. vermehrte Lateralisation der Patella bei Flexion und Druckschmerz über der medialen Patellafacette (bei sekundären degenerativen Veränderungen im Kniegelenk).
- **Diagnostik:** Röntgen des Kniegelenks in 2 Ebenen (Ausschluss knöcherner Verletzungen), Defilé-Aufnahmen der Patella (tangential in 30, 60 und 90° Flexion; zeigt u. a. eine mögliche Lateralisation bei Flexion, Patelladysplasie oder kleine knöcherne Fragmente).
- **DD:** Habituelle oder rezidivierende Patellaluxation.

- **Meniskusläsion**

Einriss des Meniskus. Tritt auf als Längsriss und Korbhenkelriss, Querriss und Lappenriss sowie als Horizontalriss. Betrifft das Vorderhorn, die Pars intermedia und das Hinterhorn. Vorwiegend finden sich Läsionen am Hinterhorn des Innenmeniskus, gefolgt von der Pars intermedia des Außenmeniskus.
- **Ätiologie:** In 50 % degenerativ, in etwa 40 % sekundär traumatisch (oft in Verbindung mit einer Kreuzbandläsion), nur 8 % primär traumatisch. Scheibenmeniskus.
- **Anamnese:** Männer sind häufiger betroffen als Frauen. Beginn der Schmerzen oft schleichend oder nach dem Aufstehen aus der Hocke, nach einem Verdreh- oder anderen Trauma. Nach einem Trauma tritt relativ rasch eine Schwellung des Kniegelenks auf. Streckhemmung, häufig fühlbares Schnappen im Gelenk. Einklemmungserscheinungen bzw. Blockierungen (können oft durch Schütteln, Drehen und vorsichtiges Bewegen des Kniegelenks gelöst werden).
- **Untersuchung:** Eventuell Kapselschwellung, Erguss (◘ Abb. 3.17). Bei verzögerter Vorstellung auch Muskelatrophie des M. vastus medialis. Überstreckschmerz (betrifft *Vorderhorn*). Überbeugeschmerz (betrifft *Hinterhorn*).
  - *Mediale Meniskusläsion:* Druckschmerz über dem medialen Gelenkspalt in Höhe der Läsion (◘ Abb. 3.21). Dieser liegt bei einer Läsion am *Innenmeniskushinterhorn* bei Flexion weiter hinten als bei Extension (◘ Abb. 3.24, Steinmann-Zeichen II). Außenrotationsschmerz medial (◘ Abb. 3.23, Steinmann-Zeichen I). Adduktionsschmerz medial (Böhler-Zeichen, ◘ Abb. 3.25). Apley-Kompressionstest bei Außenrotation positiv (◘ Abb. 3.27, Rotation des 90° gebeugten Kniegelenks in Bauchlage unter gleichzeitigem Druck). Payr-Test positiv (◘ Abb. 3.26, Schmerzen über dem medialen Gelenkspalt im Schneidersitz bei weiterem Herunterdrücken des Kniegelenks).
  - *Laterale Meniskusläsion:* Druckschmerz über dem lateralen Gelenkspalt in Höhe der Läsion (◘ Abb. 3.21), Innenrotationsschmerz außen (◘ Abb. 3.23), Abduktionsschmerz lateral (◘ Abb. 3.25), Apley-Kompressionstest bei Innenrotation positiv (◘ Abb. 3.27).
- **Diagnostik:** Röntgen des Kniegelenks in 2 Ebenen und Patellagleitbahn (Beurteilung von Gelenkspalten und Gelenkflächen), MRT (bei nicht eindeutiger Symptomatik!).
- **DD:** Chondropathie, beginnende Gonarthrose, Morbus Ahlbäck. Bei Einklemmungen: Plicasyndrom, freier Gelenkkörper (Chondromatose, Osteochondrosis dissecans) und partielle vordere Kreuzbandruptur.

- **Meniskusganglion**

Ganglion über der Basis des Meniskus, oft in Kombination mit einer basisnahen Meniskusläsion. Vorwiegend am Außenmeniskus.
- **Ätiologie:** Metaplasie von Mesenchymzellen. Meniskusfehlformen und -läsionen. Ernährungsstörungen und Überlastung.
- **Anamnese:** Tritt meist bei Männern im 3. Lebensjahrzehnt auf. Lokale Schmerzen und

umschriebene Schwellung mit wechselnder Ausdehnung.
- **Untersuchung:** Tastbarer (meist auch sichtbarer), prall elastischer Tumor über dem Gelenkspalt, lokaler Druckschmerz, oft positive Meniskussymptomatik.
- **Diagnostik:** Röntgen des Kniegelenks in 2 Ebenen und Patellagleitbahn (Beurteilung von Gelenkspalten und Gelenkflächen). Sonographie (Ausdehnung). MRT (bei nicht eindeutiger Symptomatik!).

Angeborene Fehlbildungen und Stoffwechseldefekte

- Crus varum congenitum/angeborene Unterschenkelpseudarthrose

Angeborene oder sich im ersten Lebensjahr entwickelnde Verbiegung des Unterschenkels im mittleren oder unteren Drittel, die später mit einer Pseudarthrose in diesem Bereich einhergeht. Meist einseitig, aber auch beidseits.
- **Ätiologie:** Sporadisch, aber auch familiär gehäuft. Bei Neurofibromatose bis zu 10 %. Umschriebene Knochenaufbaustörungen, Differenzierungsschwäche des Knochens, lokal begrenzte Kollagenstörung. Die Pseudarthrose tritt spontan oder nach unblutigen oder operativen Maßnahmen auf.
- **Anamnese:** Auffällige Verbiegung des Unterschenkels, meist einseitig. Verzögerter Laufbeginn und Störung des Gangbilds.
- **Untersuchung:** Relativ typisch ist die einseitige varische Verbiegung des Unterschenkels im distalen Tibiadrittel in Kombination mit Antekurvation und Beinverkürzung. Bei straffer Pseudarthrose lokaler Druckschmerz und Instabilität der Fragmente.
- **Diagnostik:** Röntgen des Unterschenkels in 2 Ebenen (Nachweis der Deformität und ggf. der Pseudarthrose, DD), MRT (bei nicht eindeutiger Symptomatik).
- **DD:** Rachitis, Lues connata, Osteogenesis imperfecta, Hypophosphatasie.

- Patella bipartita

Angeborene Teilung der Patella. In der überwiegenden Zahl der Fälle als Patella bipartita mit Lokalisation des zweiten (kleineren) Teils im lateralen oberen Quadranten. Auch Patella tripartita und multipartita (bis zu 6 Segmente möglich).
- **Ätiologie:** Wahrscheinlich Hemmungsfehlbildung.
- **Anamnese:** Meist Zufallsbefund, z. B. bei femoropatellarem Schmerzsyndrom.
- **Untersuchung:** Facettendruckschmerz, evtl. positives Zohlen-Zeichen, Patellaverschiebeschmerz und Krepitation.
- **Diagnostik:** Röntgen des Kniegelenks in 2 Ebenen und Patellagleitbahn (Nachweis der Teilung der Patella).
- **DD:** Femoropatellares Schmerzsyndrom, Plicasyndrom.

- Scheibenmeniskus

Scheibenform des Meniskus, wobei nahezu der gesamte betroffene Gelenkspalt ausgefüllt wird. Es ist fast ausschließlich der laterale Meniskus betroffen.
- **Ätiologie:** Wahrscheinlich Hemmungsfehlbildung während der Embryonalentwicklung.
- **Anamnese:** Kein Geschlechtsunterschied. Beschwerden erst im 2. Lebensjahrzehnt. Schmerzen und Schnappen oder Klicken beim Laufen oder Rennen. Unsicherheitsgefühl. Einklemmungen möglich.
- **Untersuchung:** Relativ uncharakteristisch. Druckschmerz über dem (lateralen) Gelenkspalt (Abb. 3.21) und Schnappen bei Bewegung möglich.
- **Diagnostik:** Röntgen des Kniegelenks in 2 Ebenen und Patellagleitbahn (Ausschluss pathologischer knöcherner Veränderungen), MRT (bei nicht eindeutiger Symptomatik!).
- **DD:** Meniskusläsion, Plicasyndrom.

- Morbus Ahlbäck

Aseptische Nekrose der medialen Femurkondyle im höheren Alter.
- **Ätiologie:** Primär (idiopathisch). Sekundär nach lokaler oder systemischer Kortisongabe. Zirkulationsstörungen bei Herz-Kreislauf-Erkrankungen, Hyperlipoproteinämie, Hyperurikämie und Diabetes mellitus.
- **Anamnese:** Seltene Erkrankung, die in der Mehrzahl bei Frauen über 60 Jahre auftritt. Plötzlich auftretende Belastungs-, aber auch Ruheschmerzen am medialen Gelenkspalt.

Kein Trauma. Schmerzbedingte Einschränkung der Gehstrecke.
- **Untersuchung:** Hinkendes Gangbild, bei fortgeschrittenen Befunden vermehrtes Genu varum (◘ Abb. 3.15). Druckschmerz über dem medialen Gelenkspalt (◘ Abb. 3.21). Einschränkung der Beweglichkeit.
- **Diagnostik:** Röntgen des Kniegelenks in 2 Ebenen im Einbeinstand und Patellagleitbahn (Nachweis der Osteonekrose, DD), Szintigraphie (Mehrspeicherung), MRT (Ausdehnung der Nekrose).
- **DD:** (Degenerative) Meniskusläsion, Osteochondrosis dissecans (bei jüngeren Patienten), primäre oder sekundäre (mediale) Gonarthrose.

- **Morbus Osgood-Schlatter**

Aseptische Nekrose der Apophyse der Tibia mit typisch stadienhaftem Verlauf.
- **Ätiologie:** Verstärkter Zug des Lig. Patellae, z. B. durch sportliche Überlastung.
- **Anamnese:** Überwiegend Jungen im Alter zwischen 10 und 16 Jahren. Diskreter Ruheschmerz, deutlicher Belastungsschmerz (beim Treppensteigen und beim Sport: Sprung, Fußball).
- **Untersuchung:** Schwellung und Rötung im Bereich der Tuberositas tibiae, lokaler Druckschmerz, Schmerzverstärkung bei Streckung des Kniegelenks gegen Widerstand.
- **Diagnostik:** Röntgen des Kniegelenks in 2 Ebenen (Nachweis der Nekrose an der Tuberositas tibiae).

- **Morbus Sinding-Larsen**

Aseptische Nekrose am distalen Patellapol.
- **Ätiologie:** Unbekannt.
- **Anamnese:** Jungen häufiger betroffen als Mädchen. Alter 10–14 Jahre. Diffuse Schmerzen im Knie oder lokalisierte Schmerzen an der Patella beim Treppensteigen und Sport (Sprung). Im Verlauf Beugebehinderung und Atrophie der Oberschenkelmuskulatur.
- **Untersuchung:** Lokaler Druckschmerz, Schmerzverstärkung bei Streckung des Kniegelenks gegen Widerstand, schmerzhafte Beugehemmung. Atrophie der Oberschenkelmuskulatur im Vergleich zur Gegenseite. Selten Schwellung an der Patellaspitze.
- **Diagnostik:** Röntgen des Kniegelenks in 2 Ebenen und Patellagleitbahn (Nachweis der Nekrose, DD).
- **DD:** Meniskusläsion, Plicasyndrom, femoropatellares Schmerzsyndrom, Patella bipartita.

- **Osteochondrosis dissecans**

Aseptische Nekrose eines subchondralen Knochenbezirks mit Tendenz zur kompletten Separation des darüber gelegenen Knochen-Knorpel-Stücks. Dieses wird zum freien Körper, der „Gelenkmaus". Der an der Gelenkfläche entstandene Defekt wird als „Mausbett" bezeichnet. Betrifft am Kniegelenk meist den medialen Femurkondylus, seltener den lateralen und die Patellarückfläche. Tritt in 10–30 % beidseitig auf.
- **Ätiologie:** Nicht gesichert. Entstehungstheorien: Ischämie, Ossifikationsstörung der Epiphyse, einmaliges Trauma, wiederholte Mikrotraumata, Fehl- oder Dauerbelastung. Konstitutionelle oder hereditär genetische Disposition.
- **Anamnese:** Vorwiegend gegen Ende des Wachstumsalters, oft als Zufallsbefund im Röntgen. Beschwerden oft uncharakteristisch. Nicht genau lokalisierbare belastungsabhängige Schmerzen im Kniegelenk. Auch Schwellneigung und Ergussbildung. Plötzlich auftretende rezidivierende Einklemmungen sind typisch, wenn sich eine „freie Gelenkmaus" gebildet hat.
- **Untersuchungsbefund:** Eventuell vermehrter Umfang des Beins in Höhe des medialen Kniegelenkspalts und Erguss. Manchmal Druckschmerz über dem (medialen) Gelenkspalt. Mitunter kann die (freie) „Gelenkmaus" im oberen Rezessus getastet werden.
- **Diagnostik:** Röntgen des Kniegelenks in 2 Ebenen und Patellagleitbahn (Nachweis der Nekrose, DD), evtl. MRT (Ausdehnung der Nekrose).
- **DD:** Meniskusläsion, Plicasyndrom, femoropatellares Schmerzsyndrom, Patella bipartita.

- **Morbus Blount (Tibia vara)**

Osteochondrose der proximalen medialen Tibiaepi- und -metaphyse. Das hier entstandene Wachstumsdefizit führt zu einer O-Deformität der Tibia.

- **Ätiologie:** Lokalisierte Form der epiphysären Dysplasie (enchondrale Dysostose). Auch eine avaskuläre Nekrose des medialen Teils der proximalen Tibiametaphyse wird diskutiert.
- **Anamnese:** Manifestation im 2.–4. Lebensjahr (infantile Form, häufiger), 4.–10. Lebensjahr (juvenile Form, seltener) und ab dem 10. Lebensjahr (adoleszente Form). Gehäuft in Finnland und auf Jamaika. Oft einseitige, manchmal auch beidseitige zunehmende varische Verbiegung des Unterschenkels.
- **Untersuchung:** Genu varum mit Biegungsscheitel nahe dem Kniegelenk (Abb. 3.15). Verkürzung des Unterschenkels (fast ausschließlich bei der infantilen Form). Kombination mit Innenrotationsfehler und Genu recurvatum möglich.
- **Diagnostik:** Röntgen des Kniegelenks mit Unterschenkel in 2 Ebenen (Nachweis der Nekrose, Bestimmung der Achsen, DD).
- **DD:** Physiologisches O-Bein, Crus varum congenitum, Chondrodystrophie, Rachitis, Osteogenesis imperfecta, durch Infekt, Trauma oder Tumor.

Degenerative Erkrankungen

- **Gonarthrose**

Degenerative Veränderungen des Kniegelenks. Oft viele Jahre unbemerkt verlaufend (latente Gonarthrose), dann treten immer häufiger schubartig Beschwerden auf (aktivierte Gonarthrose). Als Varus- und Valgusgonarthrose vorkommend. Befall aller Kompartimente (Pangonarthrose) oder auch isoliert des Femoropatellargelenks (Retropatellararthrose).

- **Ätiologie:** Primär (idiopathisch). Sekundär: traumatische Schäden von Knorpel, Knochen, Menisken und Bändern. Entzündungen (v. a. unspezifisch und rheumatisch), aseptische Knochennekrosen (z. B. Morbus Ahlbäck), Stoffwechselstörungen (Chondrokalzinose, Gicht, Hämophilie), Immobilisation.
- **Anamnese:** Primäre Gonarthrose vor allem im Alter, sekundäre Gonarthrosen auch früher. Anfänglich uncharakteristischer Gelenkschmerz, dann auch Schmerzen nach längeren Ruhepausen, Anlaufschmerz. Ruhe- und Belastungsschmerz, Nachtschmerz. Morgensteifigkeit für weniger als 30 min, Gehstrecke eingeschränkt. Zunehmende Beinfehlstellung und Bewegungseinschränkung. Atrophie der Oberschenkelmuskulatur. Zum Teil Schwellung des Kniegelenks.
- **Untersuchung:** Hinkendes Gangbild. Kniegelenkkonturen (zunehmend) verplumpt. Eventuell vermehrter Umfang des Beins in Höhe des Kniegelenks und Erguss. (Zunehmende) Varus- oder Valgusstellung der Kniegelenksachse (Abb. 3.15), einhergehend mit vermehrter medialer oder lateraler Aufklappbarkeit. Atrophie der Oberschenkelmuskulatur. Zohlen-Zeichen positiv (Abb. 3.20). Einschränkung der Beweglichkeit, evtl. Beugekontraktur. Verminderter Umfang des Oberschenkels im Vergleich zur Gegenseite. In der Kniekehle evtl. tastbare Poplitealzyste.
- **Diagnostik:** Röntgen des Kniegelenks in 2 Ebenen im Stehen und Patellagleitbahn (Beurteilung der Gelenkspalte und -flächen, Achsen).
- **DD:** Ursachen der sekundären Gonarthrose.

> Kniegelenkbeschwerden werden in ca. 20 % der Fälle durch eine Erkrankung des Hüftgelenks verursacht.

- **Poplitealzyste**

Aussackung der hinteren Kapselwand des Kniegelenks (Baker-Zyste) oder kommunizierende Schleimbeutel (Bursa des medialen M. gastrocnemius, des M. semimembranosus und des M. popliteus). Die Zyste wird durch einen Ventilmechanismus über eine stielartige Verbindung zum Gelenk gefüllt, kann sich aber nicht entleeren.

- **Ätiologie:** Schwäche der hinteren Kapselwand (oft in Verbindung mit degenerativen Veränderungen am Meniskushinterhorn oder am Knorpel) oder Kommunikation der Bursen.
- **Anamnese:** Uncharakteristisch. Meist leicht ziehender Schmerz sowie Druck- und Spannungsgefühl in der Kniekehle.
- **Untersuchung:** Prallelastische, abgegrenzte Schwellung unterschiedlicher Größe in der Kniekehle tastbar (Knie gestreckt!).

- **Diagnostik:** Röntgen des Kniegelenks in 2 Ebenen (Ausschluss einer Gonarthrose), Sonographie (Ausdehnung der Zyste, DD), MRT (nur bei unklaren Befunden).
- **DD:** Ganglion, Thrombose, Thrombophlebitis, Tumoren, Aneurysma, Lymphknoten.

Entzündliche Erkrankungen

- **Bursitis**

Häufige Schleimbeutelentzündung des Kniegelenks. Zu unterscheiden sind eitrige, hämorrhagische, serofibrinöse und seröse Schleimbeutelentzündungen. Es treten auch Verkalkungen der Bursa auf (Bursa calcarea). Akute und chronische Bursitiden. Meist sind die Bursae suprapatellaris, präpatellaris und infrapatellaris sowie die Bursa anserina betroffen.
- **Ätiologie:** Infektion. Chronische Druckschädigung (Fliesenleger).
- **Anamnese:** *Eitrige Bursitis:* Starke Schmerzen, lokale schmerzhafte Schwellung und Rötung, Fieber. *Chronisch abakteriell:* Störende Schwellung, geringe Schmerzen bei Belastung.
- **Untersuchung:** *Eitrige Bursitis:* Starke lokale Schwellung, Rötung, Hyperthermie, starke Berührungs- und Druckempfindlichkeit. *Chronisch abakteriell:* Lokale Schwellung, Fluktuation. Geringer oder auch kein Druckschmerz.
- **Diagnostik:** Röntgen des Kniegelenks in 2 Ebenen und Patellagleitbahn (Ausschluss pathologischer knöcherner Veränderungen), Labor (BSG, CRP, Leukozyten ggf. erhöht).

- **Bakterielle Gonitis (Kniegelenkempyem)**

Bakterielle, unspezifische Entzündung des Kniegelenks. Kommt als primäre und als sekundäre Gonitis vor.
- **Ätiologie:** Fast immer Staphylokokken, seltener Streptokokken, Gonokokken u. a. *Primäre Gonitis:* Direkte Kontamination mit Erregern bei offenen Verletzungen. Iatrogen bei operativen Eingriffen am Kniegelenk. *Sekundäre Gonitis:* Hämatogen von entferntem Fokus (Angina tonsillaris, Zahnwurzelgranulom, Furunkulose beim Kind u. a.) oder fortgeleitet aus einem Herd in der Nachbarschaft (Osteomyelitis, Weichteilinfektion).
- **Anamnese:** Zu Beginn heftige Knieschmerzen, das Gelenk wird heiß und schwillt an. Schüttelfrost, hohes Fieber, reduziertes Allgemeinbefinden.
- **Untersuchung:** Patient ist exsikkiert, Schmerzhinken, starke Schwellung, Rötung, Hyperthermie. Umfang des Beins in Höhe des Kniegelenks vermehrt, Erguss. Ausgeprägter Berührungs-, Druck- und Bewegungsschmerz, schmerzhaft eingeschränkte Beweglichkeit.
- **Diagnostik:** Röntgen des Kniegelenks in 2 Ebenen und Patellagleitbahn (Ausschluss pathologischer knöcherner Veränderungen), Labor (BSG, CRP, Leukozyten erhöht), Punktion (Abstrich, Bakteriologie).
- **DD:** Aktivierte Gonarthrose, reaktive Arthritis, chronische Polyarthritis. Diese Krankheitsbilder gehen allerdings nicht mit einer so ausgeprägten Reduktion des Allgemeinbefindens einher.

- **Tuberkulöse Gonitis**

Spezifische Entzündung des Kniegelenks durch den Typus humanus des Mycobacterium tuberculosae. Es werden die primär synoviale und die primär ossäre Form unterschieden.
- **Ätiologie:** Infektion meist hämatogen vom Primärherd aus (Mycobacterium tuberculosae). Seltener durch Einbruch eines Knochenherds in das Kniegelenk.
- **Anamnese:** Beginn eher uncharakteristisch. Diffuse Schmerzen, langsam zunehmende Schwellung, Muskelatrophie.
- **Untersuchung:** Haut blass (Tumor albus). Spindelförmige Verdickung im oberen Rezessus (Fungus), teigige Kapselschwellung. Atrophie der Oberschenkelmuskulatur im Vergleich zur Gegenseite.
- **Diagnostik:** Röntgen des Kniegelenks in 2 Ebenen und Patellagleitbahn (Ausschluss pathologischer knöcherner Veränderungen), Szintigraphie (Mehrspeicherung), evtl. CT/MRT (Ausdehnung des Prozesses), Tine-Test, Gastroskopie (säurefeste Stäbchen), Labor (BSG etwas erhöht).
- **DD:** Vor allem Tumoren.

- **Reaktive Arthritis**

Unspezifische postinfektiöse Arthritis des Kniegelenks. Kann unbehandelt zu einer Gonarthrose führen.
- **Ätiologie:** Tritt infolge einer enteralen oder urogenitalen Infektion auf. Häufige Erreger sind Chlamydien, Borrelien, Neisserien, Yersinien und Shigellen.
- **Anamnese:** Rezidivierende, mehr oder minder ausgeprägte Schwellung des Kniegelenks. Geringe Überwärmung. Muskelatrophie. Später sekundäre Veränderungen im Sinne einer Gonarthrose.
- **Untersuchung:** Geringe Kapselschwellung und Hyperthermie. Vermehrter Umfang des Kniegelenks, Erguss (Abb. 3.17). Später auch Atrophie der Oberschenkelmuskulatur im Vergleich zur Gegenseite und Einschränkungen des Bewegungsausmaßes.
- **Diagnostik:** Röntgen des Kniegelenks in 2 Ebenen (Ausschluss pathologischer knöcherner Veränderungen), Labor (BSG, CRP, Leukozyten, Arthritisserologie: Bestimmung von Antikörpern gegen potenzielle Erreger, DD).
- **DD:** Aktivierte primäre oder sekundäre Arthrose, chronische Polyarthritis, Psoriasisarthritis, Meniskusläsion, Chondromatose, Tumoren.

Traumatische Erkrankungen

- **Ermüdungsfraktur**

Infraktion (inkomplette Fraktur), die meist im Bereich der Tibia, der Fibula oder am Femur auftritt. Die Ermüdungsfraktur ist eine, wenngleich seltene, Ursache für ein plötzliches Spontanhinken bei Kindern.
- **Ätiologie:** Körperliche Überlastung.
- **Anamnese:** Kommt am ehesten bei Kindern vor. Schleichend zunehmende Schmerzen im Bereich des Kniegelenks. Dann plötzlich auftretendes Spontanhinken nach körperlicher Belastung.
- **Untersuchung:** Schmerzhinken, lokaler Druckschmerz.
- **Diagnostik:** Röntgen des Kniegelenks mit Unterschenkel in 2 Ebenen (Frakturnachweis), Szintigraphie (Mehrspeicherung im Frakturgebiet), MRT (Frakturausdehnung und -lokalisation).
- **DD:** Tumoren, Dauertherapie Bisphosphonate (meist Femurschaft betroffen).

- **Kreuzband- und Seitenbandruptur**

Rupturen der Kreuzbänder und/oder der Seitenbänder. Treten im Rahmen von Kapsel-Band-Schäden des Kniegelenks auf. Unterschieden werden: frische und „veraltete" Rupturen, komplette und partielle Rupturen, des Weiteren einfache, komplexe (Rotations-) und kombinierte Instabilitäten.

Einfache Instabilitäten sind durch eine pathologische Beweglichkeit in einer Achse oder Ebene gekennzeichnet. Dazu gehören die vordere, die hintere, die laterale und die mediale Instabilität. Bei *komplexen Instabilitäten (Rotationsinstabilitäten)* liegen neben einer Kreuzbandschädigung auch Schäden an Seitenband, Kapsel und Meniskus vor. Dazu gehören die anteromediale, die anterolaterale und die posterolaterale Rotationsinstabilität sowie die posteromediale Instabilität. *Kombinierte Instabilitäten* sind Kombinationen komplexer Instabilitäten bis hin zur kompletten Kniegelenkluxation.

Am häufigsten tritt die *anteromediale Rotationsinstabilität* auf. Diese ist definiert als vordere Kreuzbandruptur, Innenbandruptur und Innenmeniskusläsion („unhappy triad").
- **Ätiologie:** Meist frisches Valgus-Flexions-Außenrotations-Trauma (z. B. Fußball und andere Ballsportarten, Skiabfahrt; *anteromediale Instabilität*). Aber auch Umknicken aus dem Stand nach ungewohnter sportlicher Betätigung (z. B. Skiabfahrt).
- **Anamnese:** Angaben zu Unfalldatum, -zeit, -ort und -mechanismus. Geh- und Sportfähigkeit nach dem Unfall sowie Auftreten einer Gelenkschwellung (sofort oder verzögert). *Frische Ruptur:* Krachen oder Knacken beim Trauma, danach akut Schmerzen. Schwellung des Kniegelenks innerhalb von 6 h (Hämarthros). Beweglichkeit durch Schmerzen und mit zunehmender Schwellung eingeschränkt. *Veraltete Ruptur:* „giving way": Unsicherheitsgefühl beim Treppabsteigen, beim Laufen auf unebenem Gelände und beim plötzlichen Richtungswechsel im Lauf. Auch plötzliches Wegknicken. Teils rezidivierende Schwellungen. Manchmal wird ein beim Laufen auftretendes Schnappphänomen des Tibiakopfes beschrieben. Keine Bewe-

gungseinschränkung. Oberschenkelatrophie möglich.
- **Untersuchung:** Eventuell Kapselschwellung, Erguss (🔲 Abb. 3.17) und positive Meniskussymptomatik. *Frische Ruptur:* Beweglichkeit (schmerzhaft) eingeschränkt. *Veraltete Ruptur:* Eventuell Verminderung des Umfangs der Oberschenkelmuskulatur. Meist freie Beweglichkeit.

> **Die Untersuchung auf Instabilität ist *nach einem frischen Trauma* oft relativ schwierig, da die Tests manchmal nicht eindeutig positiv sind!**

- *Schublade:* Vordere und hintere Schublade normal, 0–5 mm (🔲 Abb. 3.29). Vordere bzw. hintere *passive Schublade* positiv (Prüfung in 90° Beugung). Fehlender harter Anschlag in Richtung des verletzten Bands. Gegebenenfalls *Rotationsschublade* positiv (bei Innenrotation wird der laterale, bei Außenrotation der mediale Kapsel-Band-Apparat beurteilt). Gegebenenfalls spontane hintere Schublade positiv. Instabilitäten stets wie folgt angeben: 3–5 mm +, 5–10 mm ++, >10 mm +++. Anteromediale Instabilität Grad I, II und III.
- *Aufklappbarkeit:* Normale Aufklappbarkeit bei 30° Flexion: medial 5–12 mm (Frauen weniger als Männer), lateral 10–15 mm. Medial bzw. lateral vermehrt (Prüfung in voller Streckung und bei 30° Beugung, 🔲 Abb. 3.28).
- *Lachmann-Test* positiv (🔲 Abb. 3.31, oft einziger Test, der bei frischen Verletzungen von den Patient toleriert wird). *Pivot-Shift-Test* positiv (🔲 Abb. 3.32, bei frischen Verletzungen fast nie sicher beurteilbar). *Überstrecktest* positiv (*Läsion des vorderen Kreuzbands* und dorsomediales/dorsolaterales Kapseleck – Überstreckbarkeit im Seitenvergleich, Prüfung in Rückenlage, Beine hochheben).

> **Grundsätzlich muss die Bandstabilität des verletzten Gelenks mit der (gesunden) Gegenseite verglichen werden, um das individuelle Ausmaß von Schublade und Aufklappbarkeit zu beurteilen.**

- **Diagnostik:** Röntgen des Kniegelenks in 2 Ebenen (Ausschluss knöcherner Verletzungen), evtl. gehaltene Aufnahmen, MRT (bei unklaren Befunden, meist bei veralteten Rupturen), Punktion bei frischen Verletzungen (Hämarthros spricht für Kreuzbandruptur).

■ **Ruptur der Sehne des M. quadriceps**

Ruptur der Sehne des M. quadriceps proximal der Patella. Wird relativ leicht übersehen.
- **Ätiologie:** Meist degenerative Veränderungen der Sehne. Stolpern oder Sturz ohne größere anderweitige Auswirkungen.
- **Anamnese:** Patienten mittleren Alters und ältere Patienten. Heftige Schmerzen, Patient kann nicht problemlos rückwärts laufen, Hämarthros.
- **Untersuchung:** Schwellung des Kniegelenks, Erguss (🔲 Abb. 3.17), lokaler Druckschmerz. Bei aktiver Streckung (Anheben des Beins) tastbare Lücke oberhalb der Patella.
- **Diagnostik:** Röntgen des Kniegelenks in 2 Ebenen (Ausschluss pathologischer knöcherner Veränderungen). Sonographie (Nachweis einer Lücke proximal der Patella, Erguss).
- **DD:** Tumoren, Patellarsehnenruptur und Abrissfraktur des unteren Patellapols (im seitlichen Röntgen: Patella alta).

■ **Patellafraktur**

Fraktur der Patella. Etwa 1 % aller Frakturen. Quer-, Längs-, Schräg-, Stern- und Trümmerfrakturen. Knöcherne Patellapolabrisse. Dislozierte und nicht dislozierte Frakturen.
- **Ätiologie:** Meist direkte Gewalteinwirkung (Schlag von vorn auf das Knie oder Armaturenverletzungen). Seltener indirekt durch plötzliche Behinderung der Kniestreckung.
- **Anamnese:** Vorwiegend jüngere Patienten. Starke Schmerzen (gebeugtes Knie wird mit beiden Hände festgehalten). Ausgeprägte Schwellung (Hämarthros). Beweglichkeit des Kniegelenks schmerzhaft eingeschränkt.
- **Untersuchung:** Starke Schwellung mit Anspannung der Haut, lokales Hämatom und Druckschmerz. *Dislozierte Frakturen:* tastbare Lücke über der Patella. Das Bein kann nicht gestreckt angehoben werden. *Nicht dislozierte*

Frakturen: Das Bein kann oft gestreckt angehoben werden.
- **Diagnostik:** Röntgen des Kniegelenks in 2 Ebenen (Frakturnachweis). Bei nicht eindeutigen Befunden auch Röntgen der Patellagleitbahn!

- Proximale Tibiafrakturen und Tibiaschaftfrakturen
- - Tibiakopffraktur

Fraktur der proximalen Tibia. Als mono- oder bikondyläre intraartikuläre Frakturen. Oft in Kombination mit Überdehnung oder Ruptur des (gegenseitigen) Kapsel-Band-Apparats. Einteilung nach Schatzker in 6 Typen. Durch die leichte physiologische Valgusstellung entstehen meist laterale Kompressionsfrakturen.
- **Ätiologie:** Entstehen generell durch Sturz auf das gestreckte Knie.
- **Anamnese:** Schwellung des Kniegelenks (Hämarthros). Ausgedehntes Hämatom möglich. *Luxationsfrakturen* gehen fast immer mit ausgedehnten Kapsel-Band-Läsionen und neurovaskulären Schäden einher.
- **Untersuchung:** Im akuten Stadium oft eher schwierig. Hämatom, Kapselschwellung, tanzende Patella. Eventuell oberflächliche Hautabschürfung. Lokaler Druckschmerz. Oft gegenseitig vermehrte seitliche Aufklappbarkeit (durch Schädigung des gegenseitigen Kollateralbands, Prüfung in Narkose).
- **Diagnostik:** Röntgen des Kniegelenks und proximalen Unterschenkels in 2 Ebenen (Frakturnachweis).

- - Tibiaschaftfraktur

Fraktur des Tibiaschafts. Bei Erwachsenen neben Sprunggelenk- und Schenkelhalsfraktur häufigste Fraktur an den unteren Extremitäten. Als isolierte Verletzung und bei Polytrauma. Es gibt Spiral-, Schräg- (am häufigsten) und Querfrakturen. Mit und ohne Drehkeil. Im Kindesalter auch als Grünholzfraktur. Die Frakturen sind disloziert oder nicht disloziert und erscheinen als offene oder geschlossene Verletzung.

> Die offene Tibiaschaftfraktur ist ein chirurgischer Notfall.

- **Ätiologie:** Indirekte (Torsionskräfte, z. B. bei Skiabfahrt, oft mit Fibulafraktur) und direkte Gewalteinwirkung (meistens im Sport, oft ohne begleitende Fibulafraktur).
- **Anamnese:** Akute Schmerzen, Bein kann nicht belastet werden.
- **Untersuchung:** Eventuell Abschürfungen oder ausgedehntere Verletzungen der Haut, Verschmutzung. Schwellung und Hämatom im Frakturbereich. Achsenabweichung möglich. Lokaler Berührungs- und Druckschmerz, Schmerzen bei (dem Versuch) der Funktionsprüfung der angrenzenden Gelenke.

> Bei Frakturen langer Röhrenknochen müssen immer die Gelenke oberhalb und unterhalb der Fraktur untersucht werden. Eine distal gelegene Tibiaschaftfraktur kann mit einer proximal gelegenen Fibulafraktur kombiniert sein.

- **Diagnostik:** Röntgen des Unterschenkels mit Kniegelenk und Sprunggelenk in 2 Ebenen (Frakturnachweis).

- Distale Femurfrakturen
- - Suprakondyläre und interkondyläre Femurfrakturen bei Patienten mittleren Alters und bei Älteren

Fraktur des distalen Femurs, ggf. mit intraartikulärer Beteiligung. Trifft häufig den osteoporotischen Knochen des älteren Menschen, was zu Problemen bei der Versorgung dieser Frakturen führt.
- **Ätiologie:** Sturz auf das Knie. Oft osteoporotischer Knochen.
- **Anamnese:** Heftige akute Schmerzen im Kniegelenk. Anschwellen des Kniegelenks (Hämarthros). Bewegungen im Kniegelenk wegen Schmerzen nicht möglich.
- **Untersuchung: Eventuell** pralle Schwellung des Kniegelenks, Hämatom, starker Berührungs- und Druckschmerz.
- **Diagnostik:** Röntgen des Kniegelenks mit Ober- und Unterschenkel in 2 Ebenen (Frakturnachweis).

Interkondyläre und kondyläre Femurfrakturen bei jungen Erwachsenen

Distale Femurfrakturen, oft mit intraartikulärer Beteiligung. Häufig in Kombination mit einer osteochondralen Fraktur, Meniskus- und Kapsel-Band-Verletzungen. Oft begleitende Verletzungen der Hüfte und Patellafraktur.

- **Ätiologie:** In der Regel starke Gewalteinwirkung.
- **Anamnese:** Heftige akute Schmerzen. Anschwellen des Kniegelenks (Hämarthros). Eventuell neurologische Ausfälle. Bewegungen im Kniegelenk wegen Schmerzen nicht möglich.
- **Untersuchung:** Pralle Kniegelenkschwellung. Untersuchung der neurovaskulären Strukturen: *Cave:* Pulsverlust der A. poplitea, A. tibialis posterior, A. dorsalis pedis (chirurgischer Notfall!).
- **Diagnostik:** Röntgen des Kniegelenks mit Ober- und Unterschenkel in 2 Ebenen (Frakturnachweis).
- **DD:** Auf begleitende Frakturen der Hüfte achten.

Epiphysenfraktur der distalen Femurepiphyse

Fraktur, die bei Jugendlichen in der Pubertät vorkommt.

- **Ätiologie:** Die kräftige Abduktion des gestreckten Kniegelenks kann zu einem Abrutschen der distalen Femurepiphyse nach lateral führen. Auch Hyperextension (Abrutschen nach vorn).
- **Anamnese:** Junge Patienten. Starke akute Schmerzen, Anschwellen des Kniegelenks (Hämarthros). Neurovaskuläre Ausfälle möglich (Einklemmen z. B. der A. poplitea durch die Fraktur). Bewegungen im Kniegelenk wegen Schmerzen nicht möglich.
- **Untersuchung:** Praller Kniegelenkerguss. Untersuchung der neurovaskulären Strukturen: *Cave:* Pulsverlust der A. poplitea, A. tibialis posterior, A. dorsalis pedis (chirurgischer Notfall!).
- **Diagnostik:** Röntgen des Kniegelenks mit Ober- und Unterschenkel in 2 Ebenen (Frakturnachweis).
- **DD:** Auf begleitende Frakturen achten.

Tumoröse Erkrankungen

Solitäre (juvenile) Knochenzyste

Wahrscheinlich häufigste Erkrankung aus der Gruppe der Tumoren und tumorähnlichen Erkrankungen. Bevorzugt am proximalen Humerus und am proximalen Femur, aber auch an der distalen Tibia und am Kalkaneus. Rezidive treten auf.

- **Ätiologie:** Tumorähnliche Erkrankung mit unbekanntem Ursprungsgewebe.
- **Anamnese:** Kann schon bei sehr jungen Kindern auftreten, meist aber zwischen dem 8. und 15. Lebensjahr. Keine klinischen Symptome oder auch Spontanfraktur.
- **Untersuchung:** Gegebenenfalls Frakturzeichen.
- **Diagnostik:** Röntgen des Kniegelenks mit angrenzendem Ober- und Unterschenkel in 2 Ebenen (Tumornachweis: glatter, oval begrenzter Defekt), Szintigraphie (evtl. Mehrspeicherung), Kürettage oder anderes Resektionsverfahren (Histologie).
- **DD:** Aneurysmatische Knochenzyste.

Aneurysmatische Knochenzyste

Macht 1–2 % aller primären Knochentumoren aus. Bevorzugt am proximalen und distalen Femur, an der Tibia sowie an Wirbelsäule und Becken. Rezidive in 20 %.

- **Ätiologie:** Benigner Tumor.
- **Anamnese:** Tritt meist vor dem 20. Lebensjahr auf. Kaum klinische Symptome oder auch Spontanfraktur.
- **Untersuchung:** Meist uncharakteristisch, evtl. Schmerzen und Schwellung.
- **Diagnostik:** Röntgen des Kniegelenks mit angrenzendem Ober- und Unterschenkel in 2 Ebenen (Tumornachweis: ähnlich wie bei der juvenilen Knochenzyste, Knochen aber weiter ausgeweitet), Szintigraphie (evtl. Mehrspeicherung), Kürettage oder anderes Resektionsverfahren (Histologie).
- **DD:** Solitäre (juvenile) Knochenzyste, Riesenzelltumor, fibröse Dysplasie.

Multiple kartilaginäre Exostosen

Exostosen, in der Regel vom Epiphysenknorpel der langen Röhrenknochen ausgehend. Finden sich insbesondere an Humerus und Tibia, Radius und Ulna.

- **Ätiologie:** Dominant vererbte Systemerkrankung, manifestiert sich bevorzugt bei Männern. Penetranz beim weiblichen Geschlecht geringer.
- **Anamnese:** Treten nicht selten schon im Säuglingsalter auf, manifestieren sich klinisch aber in der Regel im Wachstumsalter. Seltener Schmerzen, häufiger Druck auf angrenzende Nerven und Gefäße. Vereinzelt eingeschränkte Gelenkfunktion.
- **Untersuchung:** Meist tastbarer, oft in der Tiefe liegender Tumor. Leichter Druckschmerz. Sensible Störungen im Ausbreitungsgebiet anliegender Nerven, aber selten stärker ausgeprägt. Die Beweglichkeit im Kniegelenk ist kaum eingeschränkt. An der Hand häufig Verkürzung der Ulna und daraus resultierende Manum valgum. An der Hüfte Einschränkung der Außenrotation, Kleinschrittigkeit und Beckenrotation bei Vorsetzen des Beins.
- **Diagnostik:** Röntgen der druckschmerzhaften Region in 2 Ebenen (Nachweis der Exostose).

Synoviale Chondromatose

Multiple, zum Teil verknöcherte Knorpelneubildungen im Gelenk, die in und auf der Synovialis sowie teilweise als freie Körper im Gelenk liegen. Betrifft meist das Kniegelenk und den Ellenbogen, aber auch andere Gelenke.

- **Ätiologie:** Benigne Neoplasie der Synovialis. Metaplasie in der Gelenkkapsel mit Umwandlung in Knorpelgewebe. Ursache unbekannt, exogene und endogene Faktoren werden diskutiert. Häufung nach rezidivierenden Traumata am Ellenbogen wird beschrieben.
- **Anamnese:** Tritt vorwiegend bei Männern auf. Messerstichartige Bewegungs- und Belastungsschmerzen, Einklemmungserscheinungen. Führt unbehandelt am Knie nicht selten zu einer sekundären Gonarthrose.
- **Untersuchung:** Kapselschwellung, Erguss (◘ Abb. 3.17), manchmal tastbare freie Körper, wenn diese relativ groß sind. Beuge- und Streckdefizit sowie Achsenabweichungen treten erst später auf.
- **Diagnostik:** Röntgen des Kniegelenks in 2 Ebenen und Patellagleitbahn (Beurteilung der Gelenkspalte und -flächen, freie Körper, DD), arthroskopische Probeexzision (Histologie).
- **DD:** Aktivierte Gonarthrose, reaktive Arthritis, villonoduläre Synovialitis, Psoriasisarthritis.

Villonoduläre Synovialitis

Benigne, tumorähnliche Wucherung der Synovialis. Es wird zwischen einer nodulären und einer pigmentierten Form unterschieden. Wegen des erheblichen lokal destruktiven Charakters kann die pigmentierte Form durch Knochendestruktion zur Zerstörung des Gelenks führen.

- **Ätiologie:** Unbekannt. Wird auch als semimaligner Tumor angesehen.
- **Anamnese:** Die noduläre Form tritt akut auf, die diffuse Form meist monoartikulär. Gelenkschwellungen (rezidivierende blutige Ergüsse), Einklemmungen, später auch Atrophie der Oberschenkelmuskulatur, Fehlstellungen und Einschränkungen der Beweglichkeit.
- **Untersuchung:** Umfang des Kniegelenks vermehrt, Erguss (◘ Abb. 3.17). Später Atrophie der Oberschenkelmuskulatur. Einschränkung der Beweglichkeit (Streckdefizit, Beugehemmung).
- **Diagnostik:** Röntgen des Kniegelenks in 2 Ebenen und Patellagleitbahn (Ausschluss pathologischer knöcherner Veränderungen, DD), arthroskopische Probeexzision (Histologie).
- **DD:** Reaktive Arthritis, aktivierte Gonarthrose, Chondromatose, Psoriasisarthritis.

Riesenzelltumor

Relativ häufiger Tumor mit Lokalisation an der Epiphyse (diese ist sonst nur noch vom Chondroblastom betroffen). Neigt bei unzureichender Resektion sehr stark zu Rezidiven. In 10 % der Fälle echte Metastasierung mit destruktivem Charakter. Entwickelt sich relativ langsam. Einteilung nach Enneking in die Stadien I–III.

- **Ätiologie:** Wegen des besonders bösartigen lokalen Charakters und der Möglichkeit der Metastasierung auch als semimaligne bezeichnet.
- **Anamnese:** Tritt erst nach Wachstumsabschluss auf. Meist im Alter zwischen 30 und

40 Jahren. Am Knie Gelenkschmerzen, gelegentlich rezidivierende Schwellungen, manchmal Spontanfrakturen.
- **Untersuchung:** Eventuell Schwellung, Erguss (◘ Abb. 3.17), ggf. Frakturzeichen.
- **Diagnostik:** Röntgen des Kniegelenks mit angrenzendem Ober- und Unterschenkel in 2 Ebenen, evtl. CT/MRT (Ausschluss pathologischer knöcherner Veränderungen, DD), Szintigraphie (evtl. Mehrspeicherung), Probeexzision (Histologie).
- **DD:** Osteosarkom, Chondroblastom, aneurysmatische Knochenzyste, Metastasen.

- **Osteosarkom**

Mit etwa 40 % häufigster Vertreter aller malignen Knochentumoren. Befällt insbesondere die wachstumsintensiven Metaphysen um das Kniegelenk. Eine weitere bevorzugte Lokalisation stellt der proximale Humerus dar. Schnell wachsender Tumor, metastasiert hämatogen.
- **Ätiologie:** Maligner Tumor knöchernen Ursprungs.
- **Anamnese:** Betroffen sind vorwiegend Jugendliche, insbesondere in der Pubertät. Während der ersten 6–8 Wochen relativ uncharakteristische Schmerzen, z. B. im Bereich des Kniegelenks. Diese werden häufig mit Überlastung oder Traumata in Verbindung gebracht. Manchmal erst durch Spontanfraktur auffällig.
- **Untersuchung:** Eventuell tastbare Schwellung am Oberschenkel, lokaler Druckschmerz, ggf. auch Frakturzeichen.

> Bei unklaren Kniegelenkschmerzen ist immer auch an eine Erkrankung der Hüfte oder des Femurschafts zu denken!

- **Diagnostik:** Röntgen des Oberschenkels mit Hüfte und Knie in 2 Ebenen (Beurteilung pathologischer knöcherner Veränderungen). Szintigraphie (Mehrspeicherung). CT/MRT, Angiographie (Ausdehnung des Prozesses, Beurteilung der Nähe zum Gefäß-Nerven-Bündel). Probeexzision (Histologie).
- **DD:** Ewing-Sarkom, Riesenzelltumor, aneurysmatische Knochenzyste, fibröse Dysplasie u. a.

- **Ewing-Sarkom**

Dritthäufigster maligner Knochentumor. Befällt vorwiegend die Diaphysen und gelegentlich auch die Metaphysen von Femur, Tibia und Humerus sowie das Becken. Metastasiert frühzeitig hämatogen in Lunge und andere Organe.
- **Ätiologie:** Hochmaligner Tumor, der vom Markgewebe ausgeht.
- **Anamnese:** Tritt vorwiegend bei Kindern bis zum 15. Lebensjahr auf. Lokal wechselnd auftretende, ziehende Schmerzen und Schwellung über einige Monate. Abgeschlagenheit, reduzierter Allgemeinzustand, Fieber.
- **Untersuchung:** Eventuell tastbare Schwellung am Oberschenkel. Lokale Rötung und Hyperthermie, lokaler Druckschmerz.
- **Diagnostik:** Röntgen des Oberschenkels mit Hüfte und Knie in 2 Ebenen (Nachweis pathologischer knöcherner Veränderungen), Sonographie (Ausdehnung der Schwellung), Labor (Ausschluss Entzündung!), Szintigraphie (Mehrspeicherung), CT/MRT (Ausdehnung des Prozesses), Probeexzision (Histologie).
- **DD:** Osteosarkom, Neuroblastom, eosinophiles Granulom, akute Leukämie.

> Die wichtigste Differenzialdiagnose des Ewing-Sarkoms ist die hämatogene Osteomyelitis.

Neurologische Erkrankungen
- **Peroneusparese (L4–S2)**

Schädigung des N. peroneus, meist in Höhe des Fibulaköpfchens. 10 % der nicht traumatischen Nervenläsionen.
- **Ätiologie:** Meist Druckschädigung. Vorwiegend iatrogen: lagerungsbedingt (Narkose, Braun-Schiene, Bewegungsschiene, Gipsverband), intraoperative Schädigung. Direktes Trauma.
- **Anamnese:** Gangunsicherheit. Fuß kann nicht gehoben werden. Sensibilitätsstörungen am Fuß.
- **Untersuchung:** Steppergang, Fußheber- und Zehenheberschwäche (M4–M0; ◘ Abb. 1.47). Hypästhesie zwischen I. und II. Zehe, am Fuß-

rücken und am lateralen distalen Unterschenkel. Trizepssehnenreflex auslösbar!
— **Diagnostik:** Bei anhaltender Schädigung neurologisches Konsil (EMG, NLG, frische oder alte Schädigung, Denervierung, Reparation).
— **DD:** Wurzelläsion L5 (Tibialis posterior Reflex abgeschwächt oder ausgefallen).

- **N.-saphenus-Kompressionssyndrom**
Schädigung des N. saphenus, meist im Adduktorenkanal (Hunter-Kanal). Auch isolierte Schädigung des Ramus infrapatellaris (Gonalgia paraesthetica).
— **Ätiologie:** Iatrogen bei Varizenoperationen. Einengungen des Adduktorenkanals. Schädigung am Durchtritt durch die Fascia cruris.

— **Anamnese:** Schmerzen und sensible Ausfälle distal der Schädigung am Unterschenkel bzw. Knie.
— **Untersuchung:** Hypästhesie am medialen Unterschenkel bzw. medial unterhalb des Kniegelenks.

3.4 Sprunggelenk und Fuß

3.4.1 Systematische Untersuchung

Die systematische Untersuchung von Sprunggelenk und Fuß umfasst den Lokalbefund (◘ Tab. 3.14), neurologische Untersuchungen (◘ Tab. 3.15) sowie die Durchblutung (◘ Tab. 3.16).

◘ **Tab. 3.14** Lokalbefund

Gangbild	Unauffällig/rechts-/linkshinkend	Schmerzhinken/Verkürzungshinken/Schonhinken/Versteifungshinken
Achsen/Stellung	Physiologisch/pathologisch (rechts/links):	Ferse/Rückfuß/Mittelfuß/Vorfuß (◘ Abb. 3.33) Pes valgus/Pes varus (◘ Abb. 3.34) Pes equinus Pes adductus (◘ Abb. 3.35)/Pes supinatus Pes equinovarus adductus (◘ Abb. 3.36)
	Quer- und Längsgewölbe: Pes excavatus (◘ Abb. 3.37)/Pes planus; Schaukelfuß/Tintenlöscherfuß	Aktiv/passiv korrigierbar/nicht korrigierbar
	Großzehe: Hallux valgus (◘ Abb. 3.38) (varus/flexus)	-- Grad
	Zehe II–V: Krallenzehe /Hammerzehe/Klauenzehe (◘ Abb. 3.39, ◘ Abb. 3.40)	Kontrakt/nicht kontrakt
Metrische Abweichungen	Keine; wenn ja (rechts/links):	Lokalisation Plusvariante/Minusvariante Riesenwuchs/Minderwuchs Amputation
Schwellung/Rötung/ Hyperthermie	Keine; wenn ja:	Lokalisation/Ausdehnung/Umfänge/Konsistenz (weich/derb/verschieblich)
Gelenkschwellung	Keine; wenn ja:	Lokalisation gering/deutlich indolent/schmerzhaft
Hämatom/ Abschürfung/ offene Wunde/Schorf	Keine; wenn ja:	Lokalisation/Ausdehnung/Umfänge
Narben	Keine; wenn ja:	Lokalisation/Ausdehnung/Konsistenz (weich/derb/verschieblich)
Fußnägel	Unauffällig/pathologisch (rechts/links):	Onychomykose (Zehe I–V)

Tab. 3.14 (Fortsetzung)

Hautbeschaffenheit	Zehe I–V plantar/dorsal Ferse/Mittelfuß/Grundgelenk/PIP-/DIP-Gelenk	Trocken/feucht Rhagaden/Ulzerationen/Schwielen/Clavi (Abb. 3.41) Knoten/Stränge
Muskulatur	Wade M. tibialis anterior Peronealmuskulatur	Kräftig/abgeschwächt Atrophie (deutliche/geringe, rechts/links)
Umfänge	Unterschenkel kleinster Umfang Knöchel Rist über Kahnbein Vorfußballen	-- cm (rechts/links)
Beweglichkeit Sprunggelenk	Dorsalextension/Plantarflexion (Abb. 3.42) Eversion/Inversion (Abb. 3.43)	--/--/-- Grad (passiv, rechts/links)
Beweglichkeit Großzehe	Dorsalextension/Plantarflexion (Grundgelenk, Endgelenk)	--/--/-- Grad (passiv, rechts/links)
Beweglichkeit Zehe II–V	Dorsalextension/Plantarflexion (Grundgelenk, PIP-, DIP-Gelenk)	Frei/eingeschränkt (passiv; rechts/links)
Krepitation	Keine; wenn ja (rechts/links):	Fein/grob oberes Sprunggelenk/Goßzehengrundgelenk
Schmerzen Unterschenkel	Keiner; wenn ja (rechts/links):	Schmerz (und Instabilität) im Bereich der Syndesmose (Abb. 3.44, Abb. 3.45) Druckschmerz über der Tibia oder im Verlauf der Fibula
Sprunggelenkschmerz	Keiner; wenn ja (rechts/links):	Bewegungsschmerz (Richtung, kontinuierlich/endgradig)/Druckschmerz: Gelenkspalt (ventral/dorsal, medial/lateral), Malleolus medialis/lateralis
Rück-/Mittel-/Vorfußschmerz	Keiner; wenn ja (rechts/links):	Bewegungsschmerz/Druckschmerz: Achillessehne/Ferse, Mittelfuß/Zehengelenke (plantar/dorsal) Druckschmerz Basis Metatarsale V (Abb. 3.46)
Seitenbänder Sprunggelenk	In Neutral-Null-Stellung (Abb. 3.47)	Stabil/vermehrte Aufklappbarkeit/positive vordere Schublade (rechts/links; medial/lateral)
Achillessehne	Intakt/tastbare Lücke Thompson-Test (Abb. 3.48)	Negativ/positiv (rechts/links)

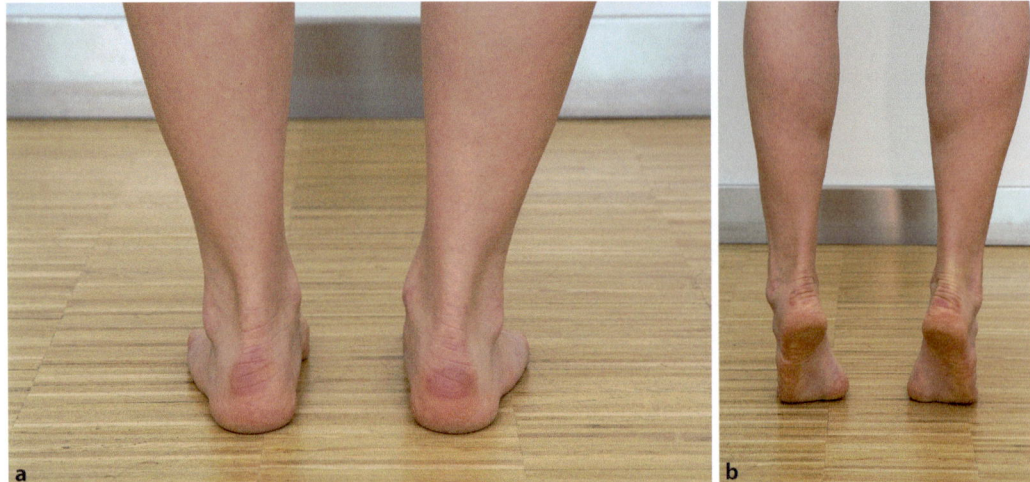

Abb. 3.33a,b Prüfung der Fersenstellung im Stand. **a** Zunächst erfolgt die Beurteilung der Valgusstellung der Fersen von dorsal. Gleichzeitig wird von dorsal die Konfiguration des Längsgewölbes beurteilt. **b** Der Patient stellt sich dann auf die Zehenspitzen. Dabei wird sichtbar, inwiefern sich das Längs- und Quergewölbe aufrichten. Eine fehlende Aufrichtung weist auf eine Insuffizienz des Fußgewölbes hin

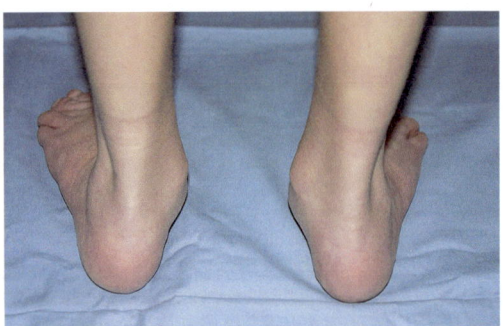

Abb. 3.34 Pes planovalgus

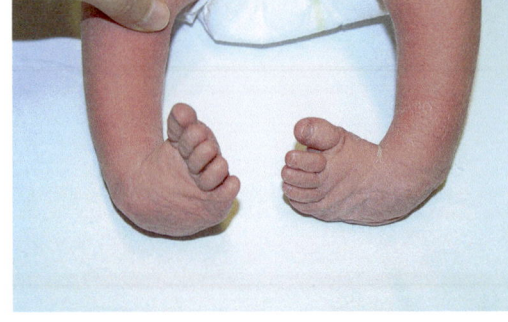

Abb. 3.36 Pes equinovarus adductus (Klumpfuß)

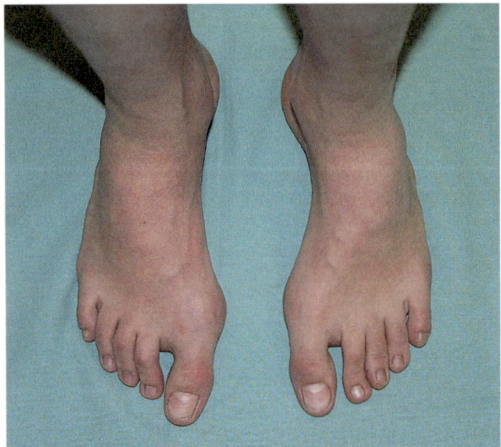

Abb. 3.35 Pes adductus mit Hammerzehe D II beidseits

Abb. 3.37 Pes excavatus

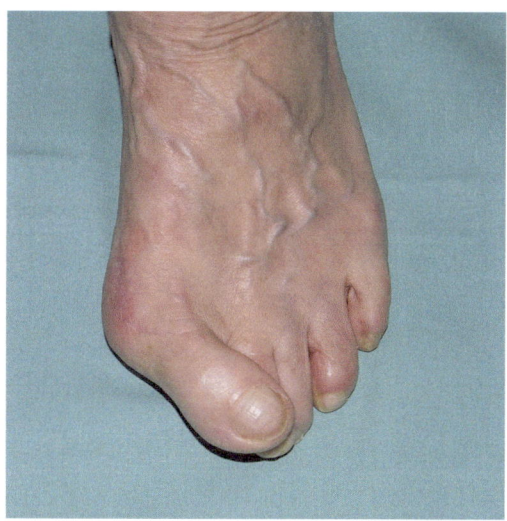

◘ **Abb. 3.38** Hallux valgus mit medialer Pseudoexostose

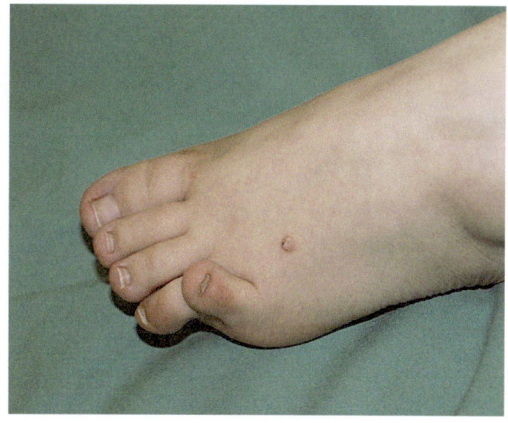

◘ **Abb. 3.40** Digitus quintus superductus

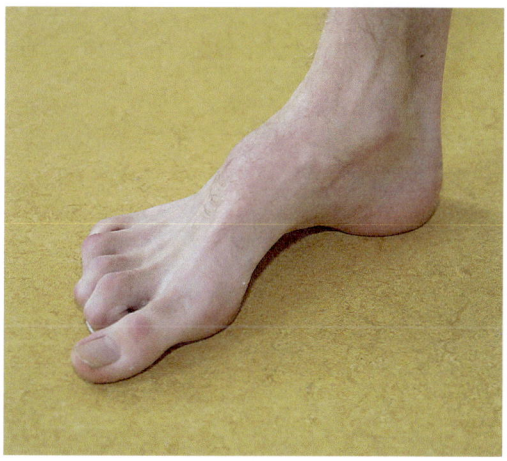

◘ **Abb. 3.39** Krallenzehen D II–IV

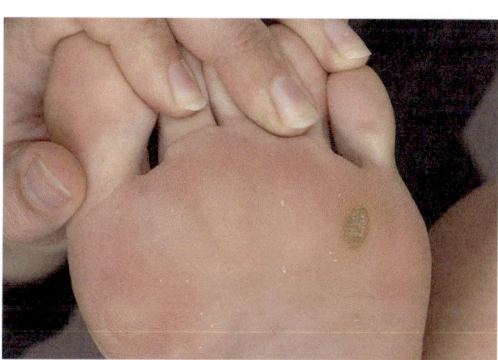

◘ **Abb. 3.41** Clavus

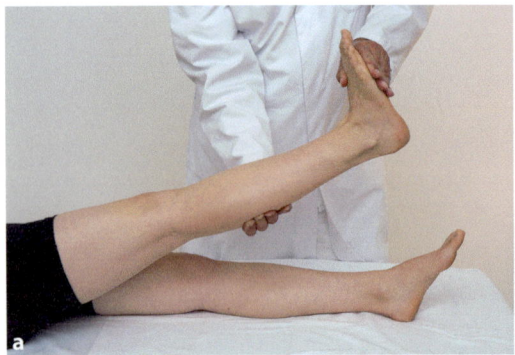
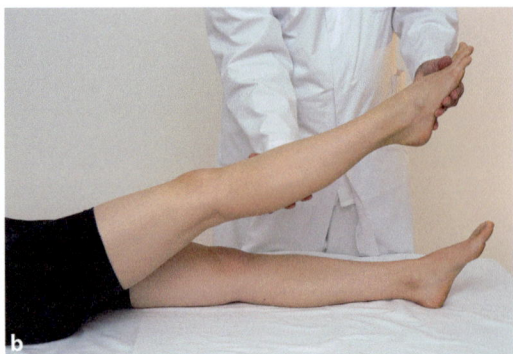
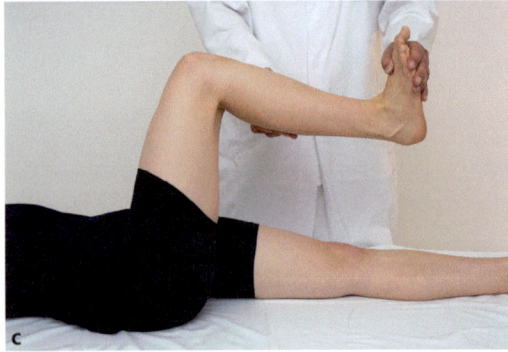

Abb. 3.42a–c Prüfung der Dorsalextension (**a**) und Plantarflexion (**b**). Normalwerte Dorsalextension/Plantarflexion: 30/0/50°. Bei bestehender Spitzfußdeformität kann durch Beugung im Kniegelenk bis 90° und Prüfung der Dorsalextension differenziert werden zwischen einer Verkürzung des M. gastrocnemius und des M. soleus. Bei alleiniger Verkürzung des M. gastrocnemius ist in Kniegelenkbeugung eine Dorsalextension möglich, da der Muskel entspannt wird (**c**)

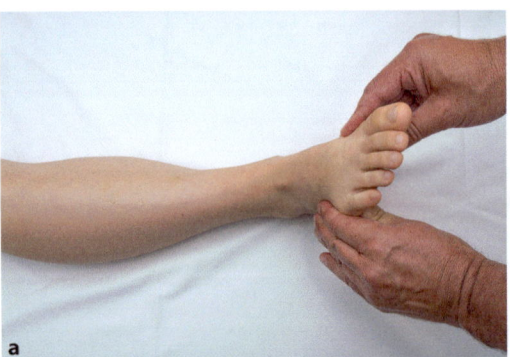
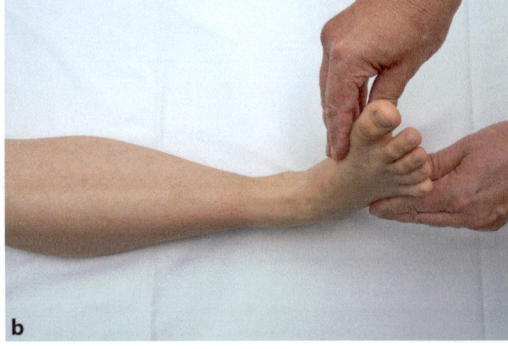

Abb. 3.43a,b Prüfung der Eversion (**a**) und Inversion (**b**) im unteren Sprunggelenk. Normalwerte Eversion/Inversion: 15/0/50°

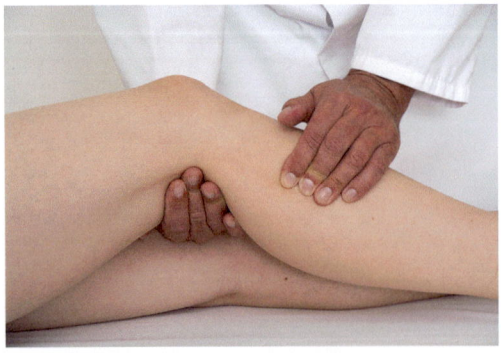

Abb. 3.44 Bei Verdacht auf eine Syndesmosenruptur muss immer eine hohe Fibulafraktur ausgeschlossen werden. Hierzu wird die Fibula in ihrem Verlauf bis nach proximal palpiert, bei Schmerzprovokation ist ein Röntgenbild über die gesamte Fibulalänge anzufertigen

3.4 · Sprunggelenk und Fuß

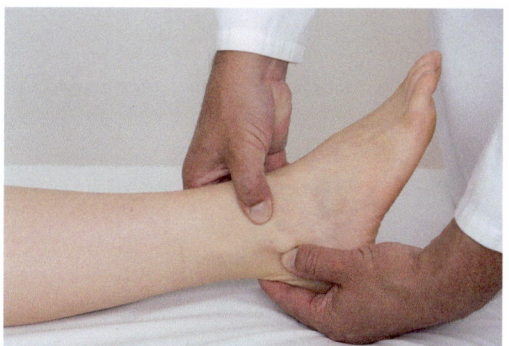

Abb. 3.45 Zur Prüfung der Syndesmosenstabilität wird der Malleolus lateralis von ventral und dorsal mit den Fingern fixiert, und eine a.-p.-Translation wird durchgeführt. Eine vermehrte Instabilität ist ein Zeichen für eine Schädigung der Syndesmose. Die Gegenseite sollte zum Vergleich herangezogen werden. Die Schädigung der Syndesmose kann auch durch eine Druckschmerzhaftigkeit ventral und dorsal des Malleolus lateralis getestet werden

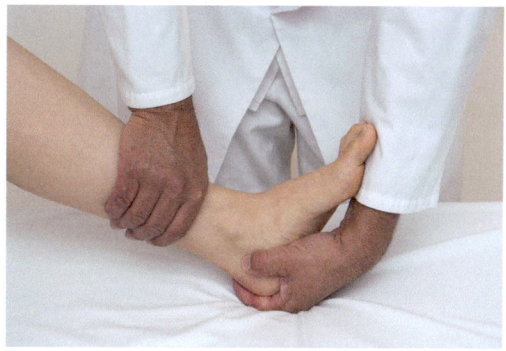

Abb. 3.47 Prüfung der vorderen Schublade im oberen Sprunggelenk. Dabei umfasst eine Hand die Ferse von plantar, die Gegenseite fixiert von ventral die distale Tibia. Der Test ist bei Auslösen eines Schubladenphänomens positiv

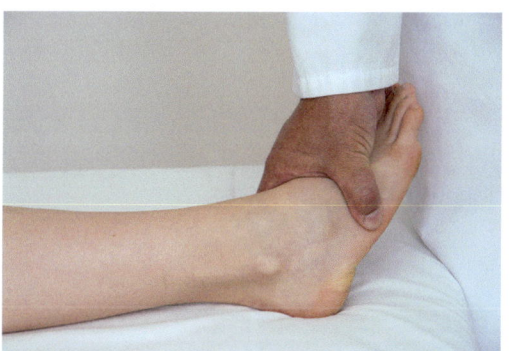

Abb. 3.46 Bei einem Distorsionstrauma des oberen Sprunggelenks kommt es durch plötzlichen Zug der Peronealsehne an ihrem Ansatz gelegentlich zu einer Fraktur der Basis des Metatarsale V. Bei der Untersuchung einer Sprunggelenkdistorsion sollte daher immer eine Metatarsale-V-Fraktur ausgeschlossen werden. Bei Fraktur besteht ein Druckschmerz über der Basis

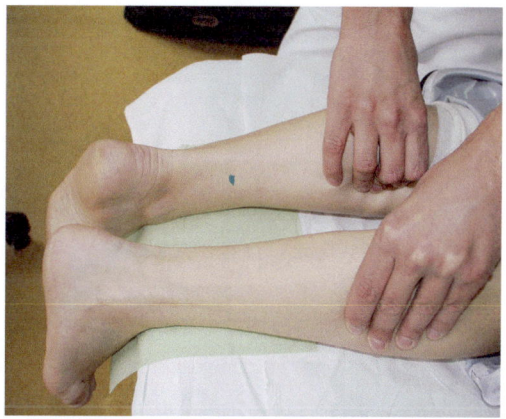

Abb. 3.48 Thompson-Test: Der Patient liegt auf dem Bauch, der Fuß hängt frei. Der Untersucher komprimiert die Wade. Bei fester Fixation der Wade kommt es physiologisch zu einer spontanen Plantarflexion des Fußes. Das Zeichen ist positiv, wenn der Fuß nicht plantar flektiert wird. Dies spricht für eine Achillessehnenruptur (hier rechts)

Tab. 3.15 Neurologie

Reflexe	Patellarsehne (L4) (Abb. 1.42) Tibialis posterior (L5) Achillessehne (S1) (Abb. 1.42)	Lebhaft/abgeschwächt/nicht auslösbar/gesteigert/Kloni (rechts/links)
Sensibilität	Dermatom (segmental bzw. einem Nerv zuzuordnen/nicht genau zuzuordnen) (Abb. 3.49)	Hypästhesie/Parästhesie/Dysästhesie (rechts/links)
Motorik	Hackenstand (Fuß-/Großzehenheber, L5, N. peroneus) Zehenstand (Fußsenker, S1)	Intakt/abgeschwächt (M5–M0) (rechts/links)

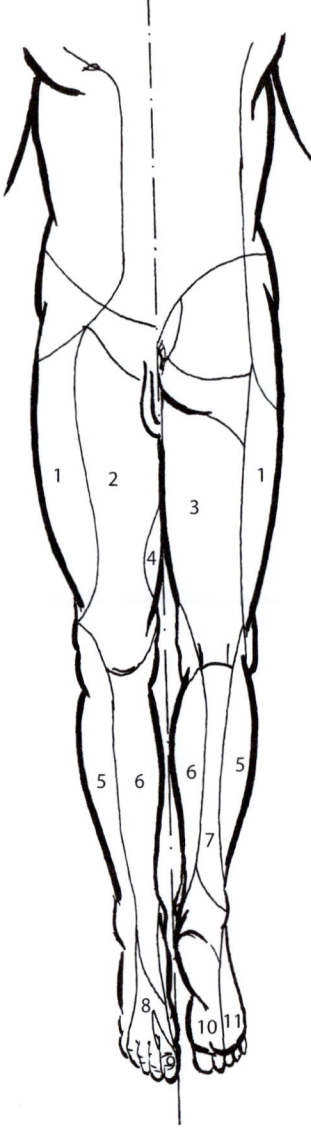

Abb. 3.49 Periphere sensible Innervation des Rumpfes und der unteren Extremitäten. 1 N. cutaneus femoris lateralis; 2 N. femoralis; 3 N. cutaneus femoris posterior; 4 N. obturatorius (Ramus cutaneus); 5 N. cutaneus surae lateralis; 6 N. saphenus; 7 N. suralis; 8 N. peroneus superficialis; 9 N. peroneus profundus; 10 N. plantaris medialis; 11 N. plantaris lateralis

Tab. 3.16 Durchblutung

Arterien	A. dorsalis pedis A. tibialis posterior (Abb. 3.50)	Kräftig/schwach/nicht tastbar (rechts/links)
Venen	Varicosis cruris venöse Stauung Hyperpigmentierung	Keine/vorhanden (rechts/links)
Kapillarpuls	Zehenkuppen	Sichtbar/nicht sichtbar

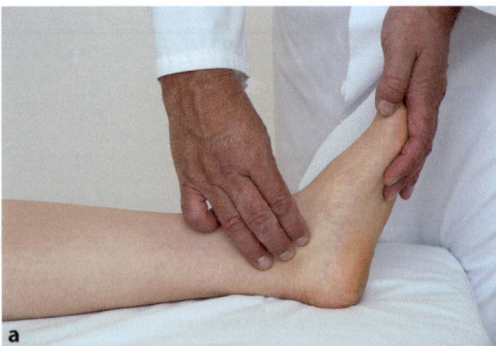

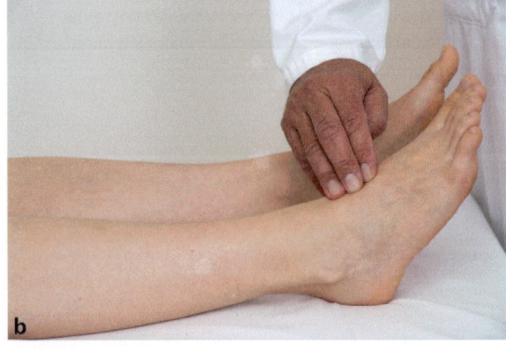

Abb. 3.50a,b Prüfung der A. tibialis posterior (a) und der A. dorsalis pedis (b)

3.4.2 Leitsymptome

Die Leitsymptome von Sprunggelenk und Fuß sind in ◘ Tab. 3.17 dargestellt.

◘ Tab. 3.17 Leitsymptome von Sprunggelenk und Fuß

Anamnese	Schmerz	Lokalbefund, Funktionstests	Sensible Störung	Motorische Störung	Spricht für
Drückendes Schuhwerk im Bereich der Ferse	Schmerzen an der Ferse beim Gehen	Prominenz des Fersenbeins am Ansatz der Achillessehne, lokale Rötung, lokaler Druckschmerz	Keine	Keine	Haglund-Exostose
Meist ältere Patienten, stehender Beruf	Belastungsabhängiger, stechender Schmerz unter der Ferse	Lokaler Druckschmerz unter der Ferse	Keine	Keine	Fersensporn
Meist Jungen, ca. 6 Jahre, eingeschränktes Abrollen des Fußes über den Fußaußenrand	Belastungsabhängige Schmerzen an der Fußwurzel	Lokale Schwellung und Druckschmerz über dem Os naviculare	Keine	Keine	Morbus Köhler I
Meist Männer, Schwellung des Großzehengrundgelenks, Abrollen des Fußes über den Fußaußenrand	Belastungsabhängige Schmerzen im Großzehengrundgelenk	Großzehengrundgelenk verdickt, lokaler Druck- und Bewegungsschmerz, Dorsalextension schmerzhaft eingeschränkt	Keine	Keine	Hallux rigidus
Nach reichlichem Essen oder Alkoholgenuss akute Rötung und Schwellung des Großzehengrundgelenks	Akute stechende Schmerzen am Großzehengrundgelenk	Lokale Rötung und Schwellung des Großzehengrundgelenks, ausgeprägter lokaler Schmerz bei Berührung, Druckschmerz	Keine	Keine	Gicht
Bekannte Rheumatoidarthritis, zunehmende Fußdeformität	Vor allem Belastungsschmerzen	Ausgeprägter Senk-Spreiz-Fuß, Hallux valgus, Hammer- und Krallenzehen, Schwielen	Keine	Keine	Rheumatischer Fuß
Bekannter Diabetes mellitus, zunehmende Fußdeformität	„Unruhige Füße" und Fußsohlenbrennen (v. a. nachts)	Diffuse oder umschriebene Schwellung, Verplumpung des Fußes (kubischer Fuß, Tintenlöscherfuß), evtl. Ulzera, meist fehlende Fußpulse, PSR und ASR abgeschwächt	Strumpfförmig begrenzt	Keine	Diabetischer Fuß

Tab. 3.17 (Fortsetzung)

Anamnese	Schmerz	Lokalbefund, Funktionstests	Sensible Störung	Motorische Störung	Spricht für
Bei sportlicher Betätigung plötzlich „Tritt in die Ferse gespürt", normales Gehen nicht möglich	Akuter Schmerz oberhalb der Ferse	Hinkendes Gangbild, tastbare Lücke im Verlauf der Achillessehne, positiver Thompson-Test	Keine	Keine	Achillessehnenruptur
Supinationstrauma (Fußball, Volleyball), langsame Schwellung unterhalb des Malleolus lateralis	Schmerzen im Sprunggelenk in Ruhe und v. a. bei Belastung	Lokale Schwellung und Hämatom, lokaler Druckschmerz, Schmerzverstärkung bei forcierter passiver Inversion des Fußes, evtl. positive vordere Schublade	Keine	Keine	Außenbandruptur
Längerer Lauf oder Marsch	Verzögert einsetzende Belastungsschmerzen im Vorfuß	Lokale Schwellung und Druckschmerz über dem II. oder III. Os metatarsale	Keine	Keine	Marschfraktur
Oft Hallux valgus und Spreizfuß	Brennende, „elektrisierende" Schmerzen am Vorfuß v. a. nach längerem Laufen	Starker intermetatarsaler Druckschmerz, lokaler LA-Test bringt schlagartig Schmerzfreiheit für 1–3 h	Parästhesien im Vorfußbereich	Keine	Morton-Metatarsalgie

3.4.3 Erkrankungen

Klinische Krankheitsbilder

- **Schwiele, Clavus**

Die Schwiele stellt eine flächenhaft ausgedehnte Verdickung der Hornschicht der Haut dar. Beim Clavus (Hühnerauge) liegt ein bis in die Subkutis reichender Dorn vor.
- **Ätiologie:** Unphysiologischer Druck bei Fuß- und Zehendeformitäten und zu engen Schuhen.
- **Anamnese:** Lokale Belastungsschmerzen, beim Clavus stechend. Bes. plantar über dem Köpfchen der Metatarsalia sowie dorsal über den kontrakten Gelenken bei Hammer- und Krallenzehen.
- **Untersuchung:** Lokale Schwielenbildung (Abb. 3.41). Druckschmerz, beim Clavus sehr heftig.

- **Plattfuß**

Pes planus gilt u. a. als Sammelbegriff für eine Pronationsdeformität des Fußes. Es handelt sich um die Entwicklung einer Fußdeformität in verschiedenen Lebensphasen.

- **Angeborener Plattfuß**

Angeborener Knick-Platt-Fuß mit radiologisch nachweisbarer Fehlstellung des Talus (Talus verticalis). Je nach Ausprägung auch als Schaukelfuß (plantarkonvexe Fußsohle) oder Tintenlöscherfuß bezeichnet. Tritt selten auf.
- **Ätiologie:** Nicht geklärt. Diskutiert werden: Kombinationsfehlbildung, Fehlhaltung in uteri, knöcherne Dystopien, Neuropathien, Hemmungsfehlbildungen, endogene Ursachen.
- **Anamnese:** Oft in Kombination mit anderen Fehlbildungen. Deformierung des Fußes. Kinder stolpern häufig.
- **Untersuchung:** Konvex gebogene Fußsohle (Tintenlöscherfuß). Pronation der Ferse.

Pronation und Abduktion des Vorfußes. Tiefe Hautfalten vor und hinter dem Außenknöchel. Keine Änderung der Form durch Belastung. Beim Laufen werden die Füße weit nach außen gedreht. Beweglichkeit des Fußes rigide.
- **Diagnostik:** Röntgen des Fußes in 2 Ebenen (auf der seitlichen Aufnahme erkennt man u. a. einen Talus verticalis).
- **DD:** Erworbener kindlicher Knick- und Plattfuß, überkorrigierter Klumpfuß.

■ ■ Erworbener kindlicher Knick- und Plattfuß
Kindlicher Knick- und Plattfuß, der sich mit dem Beginn des Laufalters entwickelt. Übergänge zum Physiologischen fließend.
- **Ätiologie:** Nicht eindeutig geklärt. Möglicherweise durch die Entwicklung des O- zum X-Bein begünstigt.
- **Anamnese:** Tritt auf bei asthenischen, motorisch wenig aktiven und bei gedrungenen, sportlich interessierten Kindern. Meist zu Gehbeginn erkennbar am abgeflachten Längsgewölbe und der vermehrten Valgusstellung der Ferse. Keine Schmerzen.
- **Untersuchung:** Innenrotierter Unterschenkel, verstärkte Valgusstellung der Ferse, Längsgewölbe abgeflacht, Vorfuß abduziert und proniert. Im Zehenstand aktiv aufrichtbar (◘ Abb. 3.33, ausgleichbare Deformität) oder nicht aufrichtbar (fixierte Deformität).
- **Diagnostik:** Röntgen des Fußes im Stehen in 2 Ebenen und schräge Aufnahmen bei fixierter Deformität (talokalkanealer Öffnungswinkel evtl. verkleinert), Podographie (abgeflachtes Fußgewölbe).
- **DD:** Kindlicher Senkfuß (passiv und im Zehenstand aktiv ausgleichbar).

■ ■ Adoleszentenplattfuß
Pes planovalgus im Adoleszentenalter.
- **Ätiologie:** Nicht sicher durch Überlastung. Als Folge eines kindlichen Plattfußes.
- **Anamnese:** Tritt fast ausschließlich im Pubertätsalter auf. Meist beidseitig, oft gering ausgeprägter Pes planovalgus. Plötzlich stärkste Schmerzen bei geringster Bewegung, Beweglichkeit im unteren Sprunggelenk aufgehoben.
- **Untersuchung:** Valgusstellung der Ferse, Längsgewölbe abgeflacht, Vorfuß abduziert und proniert (◘ Abb. 3.34). Sehr starke Schmerzen bei Bewegungsprüfung des unteren Sprunggelenks. Reflektorische Abwehrspannung der Peronealmuskulatur bei der Bewegungsprüfung im unteren Sprunggelenk. Durch intraartikulären LA-Test (Talonavikulargelenk) sofortige Beschwerdefreiheit. Eversion/Inversion komplett eingeschränkt.
- **Diagnostik:** Röntgen des Fußes im Stehen in 2 Ebenen und schräge Aufnahmen (talokalkanealer Öffnungswinkel evtl. verkleinert, degenerative Veränderungen des unteren Sprunggelenks), Labor (Entzündungsparameter normal), Podographie (abgeflachtes Fußgewölbe).
- **DD:** Arthritis (Tuberkulose, beginnende chronische Polyarthritis).

■ ■ Erwachsenenplattfuß
Fixierter Pes planovalgus mit degenerativen Veränderungen an der Fußwurzel.
- **Ätiologie:** Immer der Endzustand vom kindlichen bzw. Adoleszentenplattfuß. Auch bei zu hohem Körpergewicht (Überlastungsplattfuß). Exogene Ursachen: posttraumatisch (Kalkaneusfraktur), Narbenzug nach Verbrennungen, Morbus Sudeck, Kompartmentsyndrom, Paresen, Poliomyelitis, Rheumatoidarthritis.
- **Anamnese:** Belastungsabhängige Schmerzen, jedoch ohne Korrelation zum Ausmaß des Plattfußes. Deformierung, zunehmende Einschränkung der Beweglichkeit.
- **Untersuchung:** Patient läuft mit nach auswärts gerichteten Füßen, Valgusstellung der Ferse, Längsgewölbe abgeflacht, Vorfuß abduziert und proniert. Anfangs im Zehenstand noch aktiv aufrichtbar (◘ Abb. 3.33, ausgleichbare Deformität), bei fortgeschrittenen Befunden weder aktiv noch passiv aufrichtbar (fixierte Deformität).
- **Diagnostik:** Röntgen des Fußes im Stehen in 2 Ebenen und schräge Aufnahmen (talokalkanealer Öffnungswinkel evtl. verkleinert, evtl. degenerative Veränderungen des unteren Sprunggelenks), Podographie (abgeflachtes Fußgewölbe).

- **Hohlfuß (Pes excavatus)**

Beschreibt grob den kurzen, plumpen Fuß mit zu hohem Längsgewölbe. Dynamische Deformität, die durch eine Störung des Muskelgleichgewichts gekennzeichnet ist. Geht mit einer Krallenzehenbildung der I. bis V. Zehe einher. Es werden der Ballenhohlfuß und der Hackenhohlfuß unterschieden. Der *Ballenhohlfuß* (häufiger) ist durch eine übermäßige Steilstellung des Os metatarsale I gekennzeichnet. Beim *Hackenhohlfuß* ist die Ferse steil gestellt. Der kindliche Hohlfuß ist noch flexibel und wird später kontrakt. In Abhängigkeit von der Flexibilität wird der flexible Hohlfuß bis hin zum kontrakten, schmerzhaften Hohlfuß unterschieden.
- **Ätiologie:** Selten kongenital, meist idiopathisch. Tritt meist mit aufrechtem Laufen auf. Als *neuropathischer Klumpfuß* (Friedrich-Ataxie, Zerebralparese, Poliomyelitis, Enzephalitis u. a.), als *myelodysplastischer Hohlfuß* bei Myelodysplasie bzw. Spina bifida occulta, selten als *traumatischer Hohlfuß* nach Morbus Sudeck, Erfrierungen und Verbrennungen.
- **Anamnese:** Familiäre Häufung. Besonders Männer vom athletischen Typ betroffen. Belastung weitgehend über die Außenseite des Fußes. Beschwerden erst ab dem 3. Lebensjahrzehnt.
- **Untersuchung:** Übermäßig erhöhtes Längsgewölbe (◘ Abb. 3.37), Ferse steht oft varisch, vermehrte Beschwielung der Außenseite der Fußfläche, zum Teil stark ausgeprägte Krallenzehenstellung (sog. *Klauenhohlfuß*). Schwielen und Clavi plantar unter den Mittelfußköpfchen und dorsal über den Zehengelenken, eingeschränkte Dorsalextension.
- **Diagnostik:** Röntgen des Fußes in 2 Ebenen (Steilstellung des Fersenbeins, seitlich überkreuzen sich Os metatarsale I und V), Podographie (erhöhtes Fußgewölbe).
- **DD:** Alle ätiologisch bedeutsamen Krankheitsbilder.

- **Hochgesprengter Fuß**

Deutlich vom Hohlfuß abzugrenzen. Fuß mit hohem Spann, der noch im Normbereich liegt.
- **Ätiologie:** Nicht bekannt. Am ehesten Normvariante.
- **Anamnese:** Kaum Leistungseinschränkung. Schmerzen bei Belastung nur bei Verwendung von unpassendem Schuhwerk.
- **Untersuchung:** Hoher Fußrücken, Längsgewölbe kaum oder wenig verstärkt. Die Ferse weist eine normale Stellung auf.
- **Diagnostik:** Eventuell Röntgen des Fußes in 2 Ebenen (DD), Podographie (DD).
- **DD:** Hohlfuß.

- **Spitzfuß**

Kontrakte, in der Regel erworbene Plantarflexion des Fußes.
- **Ätiologie:** Folge eines kontrakt gewordenen Hängefußes, spastische Lähmung mit Ungleichgewicht zugunsten der Wadenmuskulatur. Sehr selten angeboren, tritt als Begleitkomponente beim Klumpfuß auf, auch bei langer Bettlägerigkeit.
- **Anamnese:** Der betroffene Fuß kann aktiv nicht angehoben werden.
- **Untersuchung:** Steppergang, hochstehende Ferse, der Fuß steht in Plantarflexion. Ein Fußheben ist weder aktiv noch passiv möglich.
- **Diagnostik:** Röntgen des Fußes in 2 Ebenen (Ausschluss pathologischer knöcherner Veränderungen). Eventuell neurologisches Konsil (EMG, NLG).
- **DD:** Alle ätiologisch bedeutsamen Erkrankungen.

- **Spreizfuß (Pes transversus planus)**

Absenkung des Fußquergewölbes mit Verbreiterung des Vorfußes durch Aufbiegen des I.–V. Strahls. Führt zu einer pathologischen Belastung des II. und III. Metatarsalköpfchens. Geht mit sekundären Deformitäten der Zehen einher: Hallux valgus, Digitus quintus varus superductus, Krallenzehen und Hammerzehen.
- **Ätiologie:** Konstitutionelle Bänderschwäche, hormonelle Veränderungen (Gravidität, Menopause). Begünstigende Faktoren: Übergewicht, hohe Schuhabsätze, Plattfuß und Hohlfuß. Polyarthritis.
- **Anamnese:** Kommt häufiger bei Frauen vor. Schmerzen im Vorfußbereich (Metatarsalgien). Belastungsabhängig beim Gehen und Stehen, in Ruhe nachlassend.

- **Untersuchung:** Verbreiterung bzw. Auffächerung des Vorfußes. Abgeflachtes Quergewölbe (Podographie). Plantare Schwielen bzw. Clavi über den Metatarsalköpfchen. Dort lokaler Druckschmerz. Beim *Platt-Spreiz-Fuß* oft auch Hallux valgus und Hammerzehen, beim *Hohl-Spreiz-Fuß* oft Krallenzehen, Digitus quintus superductus (◘ Abb. 3.40). Passive Redression des Quergewölbes durch retrokapitalen Daumendruck beim *kontrakten Spreizfuß* nicht mehr möglich.
- **Diagnostik:** Röntgen des Vorfußes in 2 Ebenen im Stand (Bestimmung tarsometatarsaler und intermetatarsaler Winkel), Podographie (Fußgewölbe abgeflacht).

Hallux valgus

Laterale Abweichung der Großzehe im Grundgelenk. Geht mit einer Innenrotation der Großzehe und evtl. einem Metatarsus primus varus einher. Tritt häufig beidseits auf.
- **Ätiologie:** Selten durch angeborene Epiphysenstörung, meist sekundäre Belastungsdeformität bei Spreiz-, Knick oder Plattfuß. Konstitutionelle Bänderschwäche, posttraumatisch, nach Entzündungen, bei Rheumatoidarthritis, Lähmungen.
- **Anamnese:** Meist Frauen betroffen, vor allem im Erwachsenenalter, bei zu engem Schuhwerk. Belastungsschmerzen, Schmerzen im Bereich des Großzehenballens. Dort auch Schwellung und Rötung (sog. Frostballen). Oft begleitet von Deformitäten der II.–V. Zehe.
- **Untersuchung:** Meist Senk-Spreiz-Fuß mit Hallux valgus (◘ Abb. 3.38). Mediale Pseudoexostose (Prominenz des Metatarsalköpfchens I), teilweise mit lokaler Schwiele, oft gerötet, seröse oder putride Sekretion möglich. Häufig begleitend Hammer- und Krallenzehen, Großzehe steht oft über oder unter der II. Zehe (Digitus II superductus oder infraductus).
- **Diagnostik:** Röntgen des Vorfußes in 2 Ebenen im Stand (Bestimmung des tarsometatarsalen, intermetatarsalen und Hallux-valgus-Winkels).
- **DD:** Alle ätiologisch bedeutsamen Krankheitsbilder. Hallux rigidus, Arthritis urica, Morbus Köhler.

Hammer-, Krallen- und Klauenzehen

Kontraktur im Bereich der Mittel- und/oder Endgelenke der Zehen II–V. Am häufigsten tritt die Hammerzehe auf.
- **Ätiologie:** Meist sekundär bei Knick-, Senk-Spreiz-Fuß, Plattfuß und Hohlfuß. Im Rahmen rheumatischer Erkrankungen, bei Morbus Sudeck und Lähmungen. Häufige Ursache ist das Tragen von zu engen Schuhen mit hohen Absätzen. Selten ist die angeborene Krallenzehe (betrifft II. Zehe).
- **Anamnese:** Schmerzen im Vorfußbereich und über den sekundär entstandenen Schwielen bzw. Clavi. Die *Hammerzehe* tritt häufig in Kombination mit einem Hallux valgus, die *Krallenzehe* oft in Kombination mit einem Hohlfuß auf. Meist alle Zehen (II–V) betroffen.
- **Untersuchung:** Die betroffenen Gelenke sind zunächst noch passiv korrigierbar. Sie werden später zunehmend kontrakt. *Hammerzehe:* Beugekontraktur im DIP- oder (seltener) PIP-Gelenk (◘ Abb. 3.35). Dorsale Schwielenbildung über dem kontrakten Gelenk und plantar unter dem Grundgelenk. *Klauenzehe:* Überstreckung im Grundgelenk, Beugekontraktur im PIP-Gelenk, DIP-Gelenk in kontrakter Streckung oder Überstreckung. *Krallenzehe:* Beugung im PIP- und DIP-Gelenk, Überstreckung im Grundgelenk (◘ Abb. 3.39). Häufig finden sich Schwielen dorsal über dem PIP-Gelenk, über der Zehenspitze und unter dem Grundgelenk.
- **Diagnostik:** Röntgen des Vorfußes in 2 Ebenen (Subluxation und Luxation der Zehen im Grundgelenk, Ankylosen).

Dorsale Exostose (dorsaler Fußhöcker/ Morbus Silfverskjöld)

Umschriebene knöcherne Prominenz auf dem Fußrücken zwischen Os cuneiforme I und Os metatarsale, seltener Os naviculare. Kommt selten vor.
- **Ätiologie:** Häufig keine echte Exostose.
- **Anamnese:** Schmerzen am Fußrücken durch Druck des Schuhwerks.
- **Untersuchung:** Tastbare Prominenz am Fußrücken, lokale Rötung und leichte Schwellung möglich, lokaler Druckschmerz.

- **Diagnostik:** Röntgen des Fußes in 2 Ebenen (Nachweis der Exostose, DD).
- **DD:** Arthrose im Gelenk zwischen Os cuneiforme I und Os metatarsale I (arthrotische Randzacken), Ganglion des Talonavikulargelenks, Talusnase.

■ **Haglund-Exostose**

Formvariante des Fersenbeins mit Prominenz am kranialen, hinteren, lateralen Rand des Tuber calcanei, oft in Verbindung mit einer Bursitis am Ansatz der Achillessehne.
- **Ätiologie:** Mechanische Überlastung durch Schuhdruck (Fersenkappe, niedrige Schuhkante).
- **Anamnese:** Fersenschmerzen beim Gehen.
- **Untersuchung:** Prominenz des Fersenbeins im Bereich des Achillessehnenansatzes, lokale Rötung und Verdickung der Haut, evtl. Schwellung und Schwielenbildung, lokaler Druckschmerz. Schmerzverstärkung bei aktiver und passiver Dorsalextension.
- **Diagnostik:** Röntgen des Rückfußes seitlich (Nachweis der Exostose).
- **DD:** Achillodynie, ossifizierende Periostitis.

■ **Fersensporn**

Reaktive Knochenbildung in Form eines Sporns. Häufig an der medioplantaren Seite des Kalkaneus, zehenwärts gerichtet (unterer Fersensporn). Seltener als dorsaler Fersensporn im Bereich der Achillessehne. Beginnt häufig als Insertionstendopathie.
- **Ätiologie:** *Unterer Fersensporn:* chronische Überlastung am Ansatz der kleinen Fußmuskulatur und der Plantaraponeurose. Begünstigt durch Abflachung des Längsgewölbes, besonders beim Knick-Senk-Fuß. *Dorsaler Fersensporn:* Insertionstendopathie der Achillessehne.
- **Anamnese:** Belastungsabhängiger, stechender Schmerz unter der Fußsohle. *Unterer Fersensporn:* Meist ältere Patient betroffen und/oder Patient, die beruflich lange stehen müssen oder übergewichtig sind. *Dorsaler Fersensporn:* Insbesondere Leichtathleten der Laufdisziplinen betroffen.
- **Untersuchung:** Lokaler Fersendruckschmerz (medialer Vorderrand des Tuber calcanei).

- **Diagnostik:** Röntgen des Rückfußes seitlich (Nachweis des Fersensporns).
- **DD:** Insertionstendopathie (Achillodynie), spezifische oder unspezifische Entzündung (Knochen, Gelenke, Weichteile), chronische Polyarthritis, Morbus Bechterew, Gicht, diabetische Polyneuropathie, Tumoren (Zyste im Kalkaneus).

■ **Chronische Bandinstabilität am oberen Sprunggelenk**

Instabilität meist des lateralen Bandapparats. Kann zu einer sekundären Arthrose führen.
- **Ätiologie:** Folge einer Außenbandruptur, besonders wenn diese nicht erkannt oder unzureichend behandelt wurde.
- **Anamnese:** Unsicherheit beim Laufen, besonders auf unebenem Gelände, häufiges Umknicken, Belastungsschmerz, Instabilitätsgefühl.
- **Untersuchung:** Oft lokaler Druckschmerz im Bereich des Lig. fibulotalare anterius. Dort manchmal Lücke tastbar, vermehrter Talusvorschub (◨ Abb. 3.47), manchmal auch vermehrte Inversion und vermehrte laterale Aufklappbarkeit (◨ Abb. 3.43, relativ schwer zu differenzieren). Immer im Seitenvergleich beurteilen.
- **Diagnostik:** Röntgen des oberen Sprunggelenks (Stressaufnahmen mit Haltegerät, vermehrte laterale Aufklappbarkeit).
- **DD:** Konstitutionelle Bandlaxizität.

■ **Morbus Ledderhose**

Kontraktur der Plantaraponeurose. Meist in nodulärer, seltener in flächiger Form. Wird auch als Dupuytren der Fußsohle bezeichnet. Tritt jedoch seltener auf. Hohe Rezidivgefahr.
- **Ätiologie:** Unbekannt.
- **Anamnese:** Häufig in Kombination mit einem Morbus Dupuytren der Hand. Schmerzen im Bereich des Mittelfußes, v. a. bei Belastung, aber auch in Ruhe.
- **Untersuchung:** Strangförmige und zum Teil knotige Verdickung unter der Haut der Fußsohle. Meist plantar-medial unter dem Längsgewölbe, aber auch unter den Mit-

telfußköpfchen. Selten unter dem lateralen Fußrand mit Ausdehnung bis zum Fußrücken.
- **Diagnostik:** Röntgen des Fußes in 2 Ebenen (Ausschluss pathologischer knöcherner Veränderungen).
- **DD:** Weichteiltumoren, Fremdkörpergeschwülste.

Angeborene Fehlbildungen und Stoffwechseldefekte

- **Akzessorische Fußknochen**

Segmentation von Fußknochen. Kommen relativ häufig vor, werden aber meist zufällig entdeckt. In der Regel symmetrisch auftretend.
- **Ätiologie:** Verknöcherungsstörungen, Spontanfrakturen, Ermüdungsbrüche, aseptische Knochennekrosen, Morbus Köhler u. a.
- **Anamnese:** Spontan- und Belastungsschmerzen zwischen dem 25. und 40. Lebensjahr.
- **Untersuchung:** Lokale, geringe Schwellung bzw. Prominenz und Druckschmerz.
- **Diagnostik:** Röntgen des Fußes in 2 Ebenen (Nachweis der akzessorischen Knochen, DD).
- **DD:** Arthrose, Spätzustand nach Fraktur oder aseptischer Knochennekrose, Metastasen.

- **Coalitio tarsi**

Synostosen der Fußwurzelknochen. Es werden die Coalitio calcaneonavicularis, die Coalitio talocalcanearis und die Coalitio talonavicularis (am seltensten) unterschieden.
- **Ätiologie:** Familiäre Disposition. In 80 % der Fälle beidseits. Zwei Theorien: Verschmelzung von Knochenkernen der Fußwurzel, möglicherweise zum Teil mit denen akzessorischer Knochen, oder fehlende Segmentation des primitiven Mesenchyms.
- **Anamnese:** Fallen auf als rigider Knick-Platt-Fuß. *Coalitio calcaneonavicularis:* Funktionsausfall wird kaum wahrgenommen. Schmerzen erst bei Dysfunktion und beginnender Arthrose der angrenzenden Gelenke. Beginnen meist im Schulalter, dann vor allem als Belastungsschmerz. *Coalitio talocalcanearis:* Belastungsschmerzen, teilweise krampfartige Schmerzen im Bereich der Peronealmuskulatur. *Coalitio talonavicularis:* relativ wenig Schmerzen bei Belastung.
- **Untersuchung:** *Coalitio calcaneonavicularis:* Knick-Platt-Fußstellung. Bei Pronation/Supination zunächst noch Wackelbewegungen möglich, später auch völlig fixiert. *Coalitio talocalcanearis:* Valgusstellung der Ferse, Einschränkung der Inversion. *Coalitio talonavicularis:* starke Valgusstellung der Ferse, Pronation und Supination völlig aufgehoben.
- **Diagnostik:** Röntgen des Fußes in 2 Ebenen (Nachweis der Coalitio).

- **Angeborener Sichelfuß (Pes adductus)**

Adduktionsstellung des Vorfußes, die sich an den einzelnen Mittelfußknochen von lateral nach medial verstärkt. Der Rückfuß steht vermehrt in Valgusstellung. Das Längsgewölbe ist abgeflacht. Die Adduktionsdeformität nimmt mit dem Alter zu.
- **Ätiologie:** Nicht geklärt. Eine erbliche Komponente wird diskutiert.
- **Anamnese:** Jungen sind öfter betroffen als Mädchen. Tritt häufig doppelseitig auf, oft schon nach der Geburt sichtbar. Kinder fallen später beim Laufen regelrecht über die eigenen Füße.
- **Untersuchung:** Bei leichten Fällen nur Adduktionsstellung der Großzehe (Hallux varus), sonst typische Adduktionsabweichung des Vorfußes (Metatarsus adductus, ◘ Abb. 3.35). Mit zunehmender Deformität erscheint der laterale Teil des Fußrückens immer mehr hochgezogen, während das Längsgewölbe abgeflacht ist (Ähnlichkeit zum Pes planus). Ferse steht in Neutral- oder (meist) Valgusstellung. Eventuell Schwielen plantar/lateral über dem Os cuboideum. Fehlstellung kann teilweise (teilkontrakt) oder gar nicht (kontrakt) ausgeglichen werden (Fixation von Ferse und Os cuboideum mit einer Hand, Gegendruck auf das mediale Längsgewölbe mit dem Daumen der anderen Hand).
- **Diagnostik:** Röntgen des Fußes in 2 Ebenen (Nachweis der Deformität, Ausmaß).
- **DD:** Klumpfuß, Einwärtsgang bei Coxa antetorta.

- **Angeborener Hackenfuß (Pes calcaneus congenitus)**

Ausgeprägte Dorsalextension des Fußes. Der Fußrücken kann die Tibia berühren. Die Ferse ist der distalste Punkt.
  - **Ätiologie:** Nicht eindeutig geklärt. Diskutiert werden: intrauteriner Lagerungsschaden, familiäres, dominant erbliches Fehlbildungssyndrom (Kombination mit Spina bifida occulta, anderen Fußdeformitäten u. a.), Imbalance der Fußheber und der Fußsenker.
  - **Anamnese:** Der Fuß des Neugeborenen erscheint als Pes planus und ist im oberen Sprunggelenk extrem dorsalextendiert.
  - **Untersuchung:** Extrem dorsalextendierter Fuß. Mit dem Fußrücken kann bei Prüfung der passiven Dorsalextension die Tibia berührt werden. Die Plantarflexion ist weder aktiv noch passiv möglich.
  - **DD:** Hackenfußstellung (verschwindet spontan bzw. nach kurzer Redressionsbehandlung).

- **Kongenitaler Klumpfuß (Pes equinovarus adductus supinatus [excavatus])**

Komplexe Fußdeformität mit den Komponenten Spitzfuß und Varusstellung der Ferse (Pes equinovarus), Adduktion des Vorfußes und Hohlfuß (Pes adductus supinatus excavatus). Bei ca. 0,1 % der Neugeborenen.
  - **Ätiologie:** Nicht eindeutig geklärt. Multifaktoriell, evtl. polygener, latent rezessiver Erbgang.
  - **Anamnese:** Jungen doppelt so häufig betroffen wie Mädchen. In 50 % beidseitig. Die 4 wesentlichen Komponenten des Klumpfußes fallen bereits unmittelbar nach der Geburt relativ deutlich ins Auge.
  - **Untersuchung:** Bei 90° Beugung in Knie- und Hüftgelenk: Spitzfußstellung mit hochstehendem Tuber calcanei, manuell nicht korrigierbar, Varusstellung des Rückfußes, Adduktion in Mittel- und Vorfuß, Supination des gesamten Fußes (◘ Abb. 3.36). Der Hohlfuß ist nicht immer deutlich ausgeprägt (subkutanes Fettpolster). Später Atrophie der Wade (Streichholzwade).
  - **Diagnostik:** Röntgen des Fußes, evtl. zusätzlich des oberen Sprunggelenks in 2 Ebenen, jedoch erst ab Ende des 1. Lebensjahrs (Verlaufskontrolle, Talus-Kalkaneus-Winkel).

> In 5 % der Fälle bestehen begleitende Deformitäten oder Fehlbildungen, nach denen gefahndet werden muss (Hüftdysplasie bis zur Hüftluxation, Spina bifida occulta, Arthrogrypose, neurologische Defekte).

  - **DD:** Klumpfußhaltung (vollständige manuelle Korrektur möglich), teratogener (Arthrogrypose), neurogener (Meningozele, Myelomeningozele, Zerebralparese, Myelodysplasie) und erworbener posttraumatischer oder entzündlicher Klumpfuß.

- **Polydaktylie**

Überschüssige Zehen.
  - **Ätiologie:** Autosomal dominant vererbliche Fehlbildung.
  - **Anamnese:** Kosmetisch als störend empfunden, evtl. Probleme beim Tragen von Schuhen.
  - **Untersuchung:** Überschüssige Zehe auf der Seite des Hallux, der Kleinzehe oder zentral als Verdopplung der Kleinzehen. Betrifft das distale Glied, das distale und das mittlere Glied oder die ganze Zehe.
  - **Diagnostik:** Röntgen des Vorfußes in 2 Ebenen im Stand (Beurteilung der knöchernen **Fehlbildung**).

- **Syndaktylie**

Unvollständige Trennung bzw. Ausdifferenzierung zweier Zehen.
  - **Ätiologie:** Angeboren.
  - **Anamnese:** Meist weder funktionell noch kosmetisch störend.
  - **Untersuchung:** Basisnah oder nur am Endglied miteinander verwachsene Zehen.
  - **Diagnostik:** Röntgen des Vorfußes in 2 Ebenen im Stand (Ausschluss einer knöchernen Fehlbildung).

- **Digitus quintus varus superductus**

Varische Stellung der Kleinzehe, die dadurch über der IV. Zehe steht.
- **Ätiologie:** Angeboren. Eventuell Schrägstellung des Metatarsalköpfchens.
- **Anamnese:** Probleme beim Tragen von Schuhen (die Schuhe sind „zu eng"), manchmal chronische Reizzustände.
- **Untersuchung:** Meist beidseits. V. Zehe ist nach außen rotiert und adduziert, liegt auf der IV. Zehe (◘ Abb. 3.40).

- **Aseptische Osteochondronekrosen**
- ■ ■ **Morbus Köhler I**

Spontane aseptische Nekrose des Os naviculare pedis. Ähnlicher stadienhafter Verlauf wie beim Morbus Perthes über ca. 2 Jahre.
- **Ätiologie:** Unklar. Diskutiert werden passagere Durchblutungsstörungen und Überlastung.
- **Anamnese:** Kinder (Altersgipfel 6 Jahre) im Schulalter. Jungen sind doppelt so häufig betroffen wie Mädchen. Tritt in ca. 30 % beidseitig auf. Belastungsschmerzen, zum Teil Schwellungen im Bereich des betroffenen Fußes.
- **Untersuchung:** Schonhinken, beim Laufen wird auf den lateralen Fußrand getreten und eingeschränkt abgerollt. Geringe lokale Schwellung über dem Os naviculare möglich, lokaler Druckschmerz.
- **Diagnostik:** Röntgen des Fußes in 2 Ebenen (im Initialstadium relativ uncharakteristisch), evtl. MRT (Nachweis der Nekrose).
- **DD:** Erworbener kindlicher Knick-Platt-Fuß. Seltener Osteomyelitis, Tuberkulose und Tumoren.

- ■ ■ **Morbus Köhler II**

Aseptische juvenile Nekrose des Metatarsalköpfchen II, seltener III und IV. Führt fast immer zu einer Arthrose des betroffenen Gelenks.
- **Ätiologie:** Unklar. Diskutiert werden passagere Durchblutungsstörungen und Überlastung.
- **Anamnese:** Kinder im Schulalter und Jugendliche (Altersgipfel 12–18 Jahre). Jungen sind 4-mal so häufig betroffen wie Mädchen. Lokale Belastungsschmerzen (beim Abrollen) und dorsale Schwellungen im Bereich des betroffenen Vorfußes.
- **Untersuchung:** Schmerzhinken. Oft Spreizfuß. Lokaler, dorsaler Druckschmerz über dem Metatarsalköpfchen. Zehenkontrakturen bei älteren Befunden.
- **Diagnostik:** Röntgen des Vorfußes in 2 Ebenen (Nachweis der Nekrose).

- ■ ■ **Osteochondrosis dissecans tali**

Osteochondronekrose am Talus. Betrifft fast immer die mediale Talusrolle.
- **Ätiologie:** Nicht geklärt. Traumatische Genese wird diskutiert.
- **Anamnese:** Belastungsabhängige Schmerzen im Sprunggelenk, rezidivierende Schwellungen, Einklemmungserscheinungen (bei freiem Dissekat).
- **Untersuchung:** Eventuell Schwellung des oberen Sprunggelenks und Druckschmerz über dem (medialen) vorderen Gelenkspalt. Schmerzhafte Einschränkung der Beweglichkeit.
- **Diagnostik:** Röntgen des oberen Sprunggelenks in 2 Ebenen, evtl. MRT (Nachweis der Nekrose).
- **DD:** „flake fracture".

- **Gicht (Podagra)**

Arthritis urica des Großzehengrundgelenks. Die Gicht an sich beginnt meist monoartikulär, seltener oligoartikulär. Erst bei längerem Bestehen führt sie zu einem polyartikulären Befall. Die Großzehe ist die häufigste Lokalisation eines akut entzündlichen Gichtanfalls. Geht bei chronisch entzündlichem Verlauf mit einer zunehmenden Gelenkdestruktion einher.
- **Ätiologie:** *Primäre Hyperurikämie* (genetischer Enzymdefekt des Purinstoffwechsels): verminderte renale Harnsäureausscheidung, vermehrte Synthese. Wesentlicher Manifestationsfaktor ist die Überernährung. *Sekundäre Hyperurikämie:* besonders bei hämatologischen Erkrankungen (vermehrter Zelluntergang) und bei Erkrankungen mit gestörter Nierenfunktion.
- **Anamnese:** Relativ typisch ist der akute Beginn entzündlicher Veränderungen am

Großzehengrundgelenk. Auslösende Faktoren sind z. B. fettreiches Essen, Alkoholabusus, ein Trauma oder ein operativer Eingriff. Typischerweise kann „die Decke nicht auf den Großzeh gelegt werden, da dies die Schmerzen unerträglich verstärkt". Es folgen beschwerdefreie Intervalle, deren Dauer ohne Behandlung immer kürzer wird.
- **Untersuchung:** Lokale Rötung und Schwellung des Großzehengrundgelenks. Druck- und Bewegungsschmerz im Großzehengrundgelenk.
- **Diagnostik:** Labor (Harnsäure, Leukozyten, BSG erhöht). Bei chronischer Gicht: Röntgen des Vorfußes in 2 Ebenen (Beurteilung der Gelenkspalte und -flächen).
- **DD:** *Akuter Gichtanfall:* Pseudogicht (Kalziumpyrophosphatgicht), akute Rheumatoidarthritis, Infektarthritis, spezifische Arthritis u. a. *Chronische Gichtarthritis:* Hallux rigidus, chronische Polyarthritis, diabetische Arthropathie.

- **Diabetische Osteoarthropathie (diabetischer Fuß)**

Relativ seltene Arthropathie, die vorwiegend im Bereich des Fußskeletts vorkommt. Noch seltener sind Sprunggelenk oder Kniegelenk betroffen. Am Fuß gekennzeichnet durch die diabetische Angiopathie, die Polyneuropathie, reaktionslose Osteolysen im Bereich der Mittelfußknochen, Spontanfrakturen der Fußwurzelknochen, Gelenkergüsse und massive Gelenkzerstörungen mit Luxation und Subluxationen. Neuropathische Ulzerationen, später auch ischämisch-gangränöses Ulkus.
- **Ätiologie:** Polyneuropathie, die mit neuralen Veränderungen einhergeht, wird als entscheidender Faktor angesehen.
- **Anamnese:** Kann sich ca. 10 Jahre nach Auftreten des Diabetes mellitus entwickeln. Diffuse, später umschriebene schmerzlose Schwellung des Fußes, dann Spontanfrakturen und Luxationen/Subluxationen. Deformierung des Fußes, Fußsohlenbrennen („burning feet"), „unruhige" Füße („restless legs", stören nachts den Schlaf): Relativ typisch ist, dass dies durch Bewegung gelindert werden kann. Wadenschmerzen. Sensible Störungen, v. a. nachts, meist einseitig, distal betont. Ulzerationen besonders am Vorfuß (Malum perforans) bei reduzierter Schmerzwahrnehmung oder trockene oder feuchte, meist schmerzhafte Gangrän. Sekundäre Infektionen möglich.
- **Untersuchung:** Diffuse oder umschriebene Schwellung des Fußes. Kubischer Fuß/Tintenlöscherfuß (bei Subluxationen und Luxationen sowie Spontanfrakturen). Verplumpung (bei Destruktionen). Wadendruckschmerz. Strumpfförmig begrenzte Parästhesien, Eigenreflexe (ASR, PSR) abgeschwächt. Malum perforans (kaum Schmerzen) oder ischämisch-gangränöses Ulkus (meist schmerzhaft). Meist fehlende Fußpulse.
- **Diagnostik:** Röntgen des Fußes in 2 Ebenen, MRT (Beurteilung der Schädigung von Knochen und Gelenken), Doppler-Sonographie, evtl. Angiographie, Abstrich (Antibiogramm).
- **DD:** Ischämische Gangrän bei peripherer arterieller Verschlusskrankheit, Osteomyelitis, Psoriasisarthritis, Tabes dorsalis, Syringomyelie, Myelodysplasie, Tumoren.

Degenerative Erkrankungen
- **Arthrose des oberen Sprunggelenks**

Degenerative Erkrankung des oberen Sprunggelenks.
- **Ätiologie:** Meist posttraumatisch, auch sekundär nach Entzündungen.
- **Anamnese:** Anlauf- und Belastungsschmerzen. Schwellneigung bei Belastung.
- **Untersuchung: Eventuell** Schwellung des oberen Sprunggelenks. Druckschmerz über dem vorderen Gelenkspalt, (schmerzhafte) Einschränkung der Beweglichkeit (◘ Abb. 3.42, ◘ Abb. 3.43).
- **Diagnostik:** Röntgen des oberen Sprunggelenks in 2 Ebenen (Beurteilung der Gelenkspalte und -flächen).

- **Hallux rigidus**

Arthrose im Großzehengrundgelenk. Tritt meist einseitig auf. Kann mit einem Hallux flexus kombiniert sein.
- **Ätiologie:** Meist unklar. Sekundär posttraumatisch, nach Entzündungen und bei Rheumatoidarthritis.
- **Anamnese:** Vorwiegend sind Männer betroffen. Schmerzen im Großzehengrundgelenk bei

Belastung, insbesondere beim Laufen. Patient läuft mit adduziertem Bein und rollt über den Fußaußenrand ab.
- **Untersuchung:** Grundgelenk häufig verdickt, lokaler Druck- und Bewegungsschmerz. Dorsalextension schmerzhaft eingeschränkt. Später auch Beugekontraktur im Endgelenk (Hallux flexus).
- **Diagnostik:** Röntgen des Vorfußes in 2 Ebenen im Stand (Beurteilung der Gelenkspalte und -flächen).
- **DD:** Arthritis urica (hier anfallsartige, starke Schmerzen).

Entzündliche Erkrankungen

- Unguis incarnatus

Eingewachsener Zehennagel. Meist ist die Großzehe betroffen.
- **Ätiologie:** Seitlicher Druck gegen die Nagelfalz, der sekundär zu einer Entzündung führt. Häufig durch zu enges Schuhwerk begünstigt.
- **Anamnese:** Entzündliche Veränderung der seitlichen Nagelfalz
- **Untersuchung:** Rötung und Schwellung der seitlichen Nagelfalz. Oft putride Sekretion. Der Nagel ist häufig verdickt und seitlich eingerollt. Lokaler Druckschmerz.

- Rheumatischer Fuß

Beinhaltet deformierende Veränderungen des gesamten Fußes.
- **Ätiologie:** Chronisch rheumatisch-entzündlicher Prozess.
- **Anamnese:** Geht durch die progrediente Destruktion der Gelenke mit einer Zunahme der Valgus-/Pronationsdeformierung einher. Es entwickelt sich ein entzündlicher Spreizfuß mit Hallux valgus sowie Subluxation und Luxation der Grundgelenke der Zehen II–V. Es treten Schwielen auf. Infektionen im Bereich der Pseudoexostose am Großzehengrundgelenk sind möglich.
- **Untersuchung:** Ausgeprägter Senk-Spreiz-Fuß, Hallux valgus (◘ Abb. 3.38), Krallen- und Hammerzehen (ausgleichbar, teilfixiert, kontrakt bzw. fixiert). Plantare Schwielen unter den Metatarsalköpfchen, dorsale Schwielen über den Zehengelenken. Mediale Pseudoexostose, evtl. gerötet. Manchmal liegt hier eine seröse oder putride Sekretion vor.
- **Diagnostik:** Röntgen des Fußes in 2 Ebenen (Beurteilung des tarsometatarsalen, intermetatarsalen und Hallux-valgus-Winkels), evtl. Podographie (abgeflachtes Fußgewölbe).
- **DD:** Psoriasisarthritis, posttraumatische Fußdeformität.

Traumatische Erkrankungen

- Peronealsehnenluxation

Luxation der Peronealsehne aus ihrem Bett über der Außenknöchelspitze nach ventrolateral durch Schädigung des Retinaculum superius (Dehnung oder Abheben mit dem Periost vom Außenknöchel). Vorstellig als akute und als chronische Peronealsehnenluxation.
- **Ätiologie:** Plötzliche passive Dorsalextension und Eversion des Fußes (z. B. durch Frontalsturz beim Skifahren).
- **Anamnese:** Schmerzhaftes, rezidivierendes Schnappen der Peronealsehne über den Außenknöchel. Kann häufig spontan ausgelöst werden.
- **Untersuchung:** Schwellung vor dem hinteren Anteil des Außenknöchels. Dort lokaler Druckschmerz. Luxationsphänomen bei passiver und aktiver Dorsalextension tastbar, zum Teil tastbare Krepitation.

- Achillessehnenruptur

Ruptur der Achillessehne. Im akuten Zustand nicht selten übersehen!
- **Ätiologie:** Degenerative Sehnenveränderungen. Lokale Steroidinjektionen.
- **Anamnese:** Nach plötzlicher Muskelkontraktion tritt akut ein Schmerz auf, „als ob mich jemand von hinten in die Wade getreten hätte". Normales Gehen nicht möglich.
- **Untersuchung:** Hinkendes Gangbild. Tastbare Lücke im Verlauf der Achillessehne, ca. 4–6 cm oberhalb des Sprunggelenks. Positiver Thompson-Test (◘ Abb. 3.48). Aktive Plantarflexion (Stehen auf der Fußspitze) nicht möglich.

- Außenbandruptur

Verletzung der Außenbänder am oberen Sprunggelenk, meist des Lig. fibulotalare anterius. Es werden

Distorsion, Überdehnung, Teilruptur und Ruptur unterschieden, weiterhin isolierte und kombinierte sowie frische und alte Rupturen.

- **Ätiologie:** Supinationstrauma (z. B. Fußball, Volleyball).
- **Anamnese:** Oft beim Trauma hörbares und spürbares Krachen beim Umknicken mit dem Fuß, zunehmende Schwellung, Schmerzen. Gehen wegen Schmerzen nicht möglich.
- **Untersuchung:** Schwellung des lateralen oberen Sprunggelenks, Hämatom. Lokaler Druckschmerz, Beweglichkeit schmerzhaft eingeschränkt. Schmerzverstärkung bei forcierter passiver Inversion, evtl. vermehrte laterale Aufklappbarkeit, vermehrter Talusvorschub im Seitenvergleich (Abb. 3.44, ist nicht immer nachweisbar, da der Patient aus Angst vor Schmerzen gegenspannt).
- **Diagnostik:** Röntgen des oberen Sprunggelenks in 2 Ebenen (a.-p. in 15° Innenrotation). Sobald eine Fraktur ausgeschlossen ist, werden im Seitenvergleich gehaltene Röntgenaufnahmen im Varusstress (laterale Aufklappbarkeit) und als vordere Schublade angefertigt (Halteapparat oder Bleihandschuhe verwenden).
- **DD:** Sprunggelenkfraktur.

> Bei diesen Verletzungen immer erst nach einer möglichen Sprunggelenkfraktur fanden, bevor die obligaten gehaltenen Aufnahmen angefertigt werden.

Syndesmosenruptur

Ruptur des Lig. fibulotalare anterius und der Membrana interossea. Kommt kaum isoliert vor. In der Regel in Kombination mit einer Weber-C- bzw. Maisonneuve-Fraktur.

- **Ätiologie:** Supinations-Außenrotations-Trauma.
- **Anamnese:** Schwellung über dem vorderen Syndesmosenband (nur innerhalb von ca. 24 h). Ruhe- und v. a. Belastungsschmerz.
- **Untersuchung:** Schmerzen bei Eversion des Fußes, nicht bei Inversion. Schmerzverstärkung bei Kompression der Fibula gegen die Tibia. Zur Prüfung der Syndesmosenstabilität wird der Malleolus lateralis von ventral und dorsal mit den Fingern fixiert, und es wird eine a.-p.-Translation durchgeführt. Eine vermehrte Instabilität ist ein Zeichen für eine Schädigung der Syndesmose. Die Gegenseite sollte zum Vergleich herangezogen werden. Die Schädigung der Syndesmose kann ferner durch eine Druckschmerzhaftigkeit ventral und dorsal des Malleolus lateralis getestet werden (Abb. 3.45). Es muss in diesen Fällen immer eine hohe Fibulafraktur ausgeschlossen werden. Daher wird die Fibula im Verlauf palpiert (Abb. 3.44).
- **Diagnostik:** Röntgen des oberen Sprunggelenks in 2 Ebenen (Frakturausschluss, evtl. Diastase: Talus drängt sich zwischen Fibula und Tibia).
- **DD:** Sprunggelenkfraktur (Weber-C- bzw. Maisonneuve).

Sprunggelenkfrakturen

Frakturen im Erwachsenen- und im Kindesalter. Einteilung u. a. nach Danis-Weber in Abhängigkeit von der Höhe der Fibulafraktur. Gehen mit Verletzungen des medialen oder lateralen Bandapparats einher. Auch Begleitfrakturen der proximalen Fibula (Maisonneuve-Fraktur) und der Basis des V. Os metatarsale dürfen nicht übersehen werden. Bei Kindern erfolgt die Einteilung nach Salter-Harris in Abhängigkeit von der Verletzung der Epiphyse in Typ I–V. Eine weitere Sondergruppe bilden die Sprunggelenkfrakturen infolge vertikaler Gewalteinwirkung auf das Sprunggelenk (Kompressionsverletzungen). Klassische Form ist die Pilon-tibiale-Fraktur.

- **Ätiologie:** Überwiegend durch indirekte Gewalteinwirkung. Inversions- oder Eversionstrauma. Kompressionsverletzungen entstehen durch Sturz aus großer Höhe oder in Folge einer starken Dorsalextension des Fußes.
- **Anamnese:** Akute Schmerzen, starke Schwellung, Geh- und Stehunfähigkeit.
- **Untersuchung:** Ausgeprägte Schwellung des Sprunggelenks, Hämatom, Berührungs- und Druckschmerzhaftigkeit. Bei Fraktur des Os metatarsale V besteht hier ein Druckschmerz (Abb. 3.46).

> Verletzungen des Sprunggelenks sind immer zuerst klinisch zu untersuchen. Bei einer Luxation oder Subluxation des Sprunggelenks muss immer sofort reponiert werden.

- **Diagnostik:** Röntgen des oberen Sprunggelenks mit Unterschenkel in 2 Ebenen (Frakturnachweis).

- Talusfraktur und -luxation

Einteilung in zentrale (nekrosegefährdete) und periphere (nicht nekrosegefährdete) Frakturen. Frakturen des Talushalses sind die häufigste Form schwerer Talusverletzungen. In Abhängigkeit von der Dislokation der Fragmente werden 4 Typen von Talushalsfrakturen (Klassifikation nach Hawkins) unterschieden. Taluskorpusfrakturen kommen relativ selten vor. Es werden Trümmerfrakturen, Frakturen des Processus lateralis tali und des Processus posterior tali, Scherfrakturen und chondrale Frakturen der Trochlea tali unterschieden (Sneppen). Sehr selten sind Taluskopffrakturen sowie die subtalare und die totale Talusluxation. Sie treten fast immer in Begleitung mit anderen Frakturen auf (Tibiakopf, Schenkelhals, Wirbelsäule).
- **Ätiologie:** *Taluskorpusfrakturen:* Komprimierende Kräfte. *Talushalsfrakturen:* Meist forcierte Dorsalextension (z. B. beim kräftigen Rückschlag des Kickstarters vom Motorrad gegen den Fuß, Sturz aus großer Höhe).
- **Anamnese:** Schwellung, Belastungsschmerzen.
- **Untersuchung:** Schmerzhinken, Schwellung, Hämatom. Lokale Nekrose der Haut möglich, Druckschmerz, evtl. tastbare Fragmente. Die Beweglichkeit im oberen Sprunggelenk ist schmerzhaft eingeschränkt, schmerzhafte Beugung der Großzehe (bei Fraktur des Processus posterior tali).
- **Diagnostik:** Röntgen des Fußes mit oberem Sprunggelenk in 2 Ebenen, evtl. Schichtaufnahmen, CT oder MRT (Frakturnachweis, -ausdehnung).

> Eine deutliche Dislokation der Fragmente stellt wegen der Gefahr der Hautnekrose und (bei zentralen Frakturen) der Talusnekrose einen Notfall dar. Es muss so rasch wie möglich reponiert werden.

- Kalkaneusfraktur

Fraktur des Kalkaneus. Häufigste aller Fußwurzelfrakturen. Unterteilung in intraartikuläre (70–80 %) und extraartikuläre Kalkaneusfrakturen. Tritt meist doppelseitig und in Kombination mit Frakturen im Bereich der Beine und Wirbelsäule (Kompressionsfrakturen) auf.
- **Ätiologie:** Verdrehung oder plötzliche Muskelkontraktion (v. a. bei extraartikulären Kakaneusfrakturen) sowie Sturz aus einer Höhe von >1 m (Suizidversuche, Arbeits- und Sportunfälle).
- **Anamnese:** Starker Belastungsschmerz im betroffenen Fuß.
- **Untersuchung:** Die Ferse erscheint verbreitert und verkürzt. Hämatom im Bereich der Ferse, Eversion/Inversion eingeschränkt, zum Teil auch Dorsalextension/Plantarflexion.
- **Diagnostik:** Röntgen der Ferse axial und seitlich (Bestimmung von Frakturtyp und Tubergelenkwinkel).

> Wichtig sind die (wiederholte) Überprüfung der Sensibilität auf der plantaren Seite der Zehen und die Stellung der Großzehe. Eine Hypästhesie bzw. eine zunehmende Beugung der Großzehe sprechen für ein Kompartmentsyndrom im Fußbereich.

- Frakturen der Mittelfußknochen

Frakturen der Ossa metatarsalia. Selten als Abrissfraktur der Basis des Os metatarsale I. Bei den kleinen Metatarsalia oft in Verbindung mit schweren Weichteilverletzungen. Ein Sonderfall ist die sog. Marschfraktur.
- **Ätiologie:** Meist direkte oder komprimierende Gewalteinwirkung, seltener Umknicken (Inversionsverletzung, z. B. bei einfachem Stolpern, betrifft die Basis des Os metatarsale I).
- **Anamnese:** Umschriebener Belastungsschmerz. Schwellung.
- **Untersuchung:** Lokale Schwellung, Hämatom und Druckschmerz. Abflachung des Längsgewölbes im Stehen.
- **Diagnostik:** Röntgen des Mittelfußes in 2 Ebenen (Frakturnachweis).

- **Marschfraktur**

Ermüdungsfraktur, meist im distalen Drittel des II. und/oder III. Os metatarsale. Seltener als basisnahe Schaftfraktur (Jones-Fraktur).
  - **Ätiologie:** Ungewohnte Belastung und Überlastung des Vorfußes, Ausdauerbelastung (Langlauf, Marschieren).
  - **Anamnese:** Meist zeitlich verzögerter Eintritt von Belastungsschmerzen. Allmählich zunehmende Schwellung am Fußrücken.
  - **Untersuchung:** Schwellung, lokaler Druckschmerz.
  - **Diagnostik:** Röntgen des Vorfußes in 2 Ebenen (Frakturnachweis). Szintigraphie (frühzeitig positiv) oder MRT (bei andauernden Schmerzen und negativem Röntgenbefund).

- **Zehenluxation und -fraktur**

Treten als dislozierte und undislozierte Frakturen auf.
  - **Ätiologie:** Meist durch direkte, starke Gewalteinwirkung. An den Zehen II–V meist durch mediale oder laterale Gewalteinwirkung.
  - **Anamnese:** Lokale Schmerzen und Schwellung.
  - **Untersuchung:** Lokales Hämatom, Schwellung. Bei Luxationen, insbesondere an der Großzehe, kann die Haut relativ stark unter Spannung stehen! Fehlstellung bei Luxationen (Bajonettstellung). Lokaler Druck- und Bewegungsschmerz.
  - **Diagnostik:** Röntgen des Vorfußes in 2 Ebenen (Nachweis der Luxation/Fraktur).

Tumoröse Erkrankungen

Etwa 4 % aller Knochentumoren und tumorähnlichen knöchernen Läsionen betreffen den Fuß. Nahezu alle Knochentumoren können hier vorkommen. Relativ häufig sind das Osteochondrom (etwa 75 % aller Knochentumoren), die Kalkaneuszyste (als tumorähnliche knöcherne Läsion) und das Osteoidosteom. Oft als Zufallsbefund im Röntgen.
  - **Anamnese:** Schwellung, belastungsabhängiger (beim Osteoidosteom belastungsunabhängiger) Schmerz.
  - **Untersuchung:** Lokale Schwellung (umschrieben oder diffus), evtl. lokaler Druckschmerz.
  - **Diagnostik:** Röntgen des Fußes in 2 Ebenen (jedoch nicht immer Abbildung des Herdes), Szintigraphie (bringt einen aktiven Prozess immer zur Darstellung), MRT (Herdnachweis, Ausdehnung).

Neurologische Erkrankungen

- **Tarsaltunnelsyndrom (N. tibialis, L4–S3)**

Engpasssyndrom des N. tibialis posterior (proximales Tarsaltunnelsyndrom) bzw. seiner Endäste N. plantaris medialis und lateralis (distales Tarsaltunnelsyndrom) unter dem Retinaculum musculorum flexorum am Innenknöchel.
  - **Ätiologie:** Direkter Druck, vaskuläre Insuffizienz mit Ischämie, häufig durch Traumata (auch länger zurückliegend!) im Bereich des Sprunggelenks, Erweiterung der Venen, rheumatische Entzündungen am Sprunggelenk (Tendosynovialitis), Anomalien der Muskulatur, Tumoren.
  - **Anamnese:** Schmerzen, besonders am medialen Fußrand, mit Ausstrahlung in Zehen, Fußsohle, Ferse und Wade. Dysästhesien und Hypästhesien, brennende Parästhesien an der Fußsohle. Diese Beschwerden treten besonders nachts und nach Belastung auf.
  - **Untersuchung:** Lokaler Druckschmerz über dem Innenknöchel, positives Hoffmann-Tinel-Zeichen (◘ Abb. 2.32) am Innenknöchel. Schmerzverstärkung durch forcierte Dorsalextension und Pronation. Hypästhesie am medialen Fußrand. Lokaler LA-Test bringt Linderung der Schmerzen.
  - **Diagnostik:** Röntgen des Fußes in 2 Ebenen, neurologisches Konsil (EMG, NLG, frische oder alte Schädigung, Denervierung, Reparation).
  - **DD:** Morton-Metatarsalgie, diabetische Polyneuropathie u. a.

- **Morton-Metatarsalgie**

Parästhesien und Schmerzen im Vorfußbereich, zu 80 % zwischen dem III. und IV. Os metatarsale gelegen.
  - **Ätiologie:** Sklerosierende Verdickung eines Digitalnervs (Pseudoneurom) in Folge einer Kompression zwischen den Ossa metatarsalia. Oft durch zu enge, hochhackige Schuhe.
  - **Anamnese:** Oft in Verbindung mit Hallux valgus und Spreizfuß. Brennende oder „elek-

trisierende" Schmerzen und Parästhesien im Vorfußbereich, insbesondere nach längerem Laufen.
- **Untersuchung:** Starker intermetatarsaler Druckschmerz. Schmerz beim Verschieben der benachbarten Metatarsalköpfchen gegeneinander (Fixation mit Daumen und Zeigefinger beider Hände, sog. Hohmann-Griff). Lokaler LA-Test bringt Schmerzfreiheit für 1–3 h.
- **Diagnostik:** Röntgen des Vorfußes in 2 Ebenen (Ausschluss pathologischer knöcherner Veränderungen).
- **DD:** Spreizfuß, Entzündungen, Marschfraktur, Tumoren.

- Hängefuß

Folgezustand einer schlaffen Lähmung der Fußheber.
- **Ätiologie:** Poliomyelitis, Peroneusparese, Wurzelläsion L5 (z. B. motorisches Wurzelkompressionssyndrom L5 bei Bandscheibenvorfall). Querschnittlähmung nach Trauma u. a.
- **Anamnese:** Aktives Anheben des Fußes nicht möglich, Gangunsicherheit.
- **Untersuchung:** Steppergang (Hahnentrittgang), zu Beginn freie passive Beweglichkeit im Sprunggelenk, aktive Dorsalextension nicht möglich (Fußheberparese, ◘ Abb. 1.47). Unbehandelt wird später auch die passive Dorsalextension nicht mehr möglich sein (Spitzfuß). Sensible Ausfälle finden sich in Abhängigkeit von der Ätiologie des Hängefußes.
- **Diagnostik:** Röntgen des Fußes in 2 Ebenen, evtl. auch von Knie, Becken und Wirbelsäule (abhängig von der Ätiologie), neurologisches Konsil (EMG, NLG).

Serviceteil

Weiterführende Literatur – 178

Stichwortverzeichnis – 179

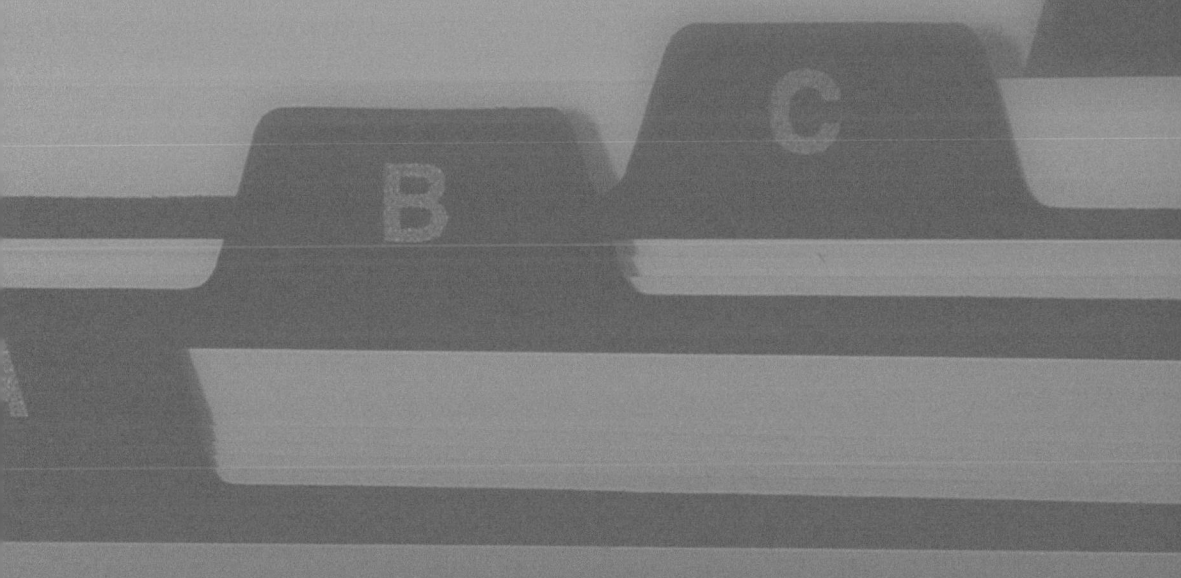

Weiterführende Literatur

Gerhardt JJ, Rippstein JR (1992) Gelenk und Bewegung. Neutral-0-Methode, SFTR-Protokollierung, Rationelle Meßtechnik, Moderne Goniometrie. Hans Huber, Hogrefe, Bern

Buckup K, Buckup J (2012) Klinische Tests an Knochen, Gelenken und Muskeln: Untersuchungen - Zeichen – Phänomene. Thieme, Stuttgart

Debrunner AM (2002) Orthopädie. Orthopädische Chirurgie: Patientenorientierte Diagnostik und Therapie des Bewegungsapparates. Hans Huber, Hogrefe, Bern

Ficklscherer A (2014) BASICS Orthopädie und Traumatologie. Elsevier, (Urban & Fischer) München

Füeßl H, Middeke M (2014) Duale Reihe Anamnese und Klinische Untersuchung. Thieme, Stuttgart

Grifka J (2013) Orthopädie und Unfallchirurgie in Frage und Antwort. Elsevier, (Urban & Fischer) München

Gumpert N, Fischer M, Henniger M (2014) Die 50 wichtigsten Fälle Orthopädie. Elsevier, (Urban & Fischer) München

Hepp R, Locher H-A (2014) Orthopädisches Diagnostikum. Thieme, Stuttgart

Imhoff A, Linke R, Baumgartner R (2014) Checkliste Orthopädie. Thieme, Stuttgart

Jerosch J, Castro WHM (1995) Orthopädisch-traumatologische Gelenkdiagnostik. Ferdinand Enke Verlag, Stuttgart

Krämer J, Grifka J (2013) Orthopädie Unfallchirurgie. Springer, Heidelberg

Menke W (2000) Form und Funktion. Orthopädische Befunde im Überblick. Kilian, Marburg

Müller M, Eppinger M (2014) Orthopädie und Unfallchirurgie: Für Studium und Praxis. Medizinische Verlags- und Informationsdienste, Breisach

Niethard FU, Pfeil J (2014) Duale Reihe Orthopädie und Unfallchirurgie. Thieme, Stuttgart

Ruchholtz S, Wirtz DC (2012) Orthopädie und Unfallchirurgie essentials: Intensivkurs zur Weiterbildung. Thieme, Stuttgart

Scharf HP, Elsen A, Rüter A, Pohlemann T, Marzi I, Kohn D, Günther KP (2011) Orthopädie und Unfallchirurgie: Facharztwissen nach der neuen Weiterbildungsordnung. Elsevier (Urban & Fischer) München

v Salis-Soglio G (2015) Die Neutral-Null-Durchgangsmethode. Springer, Heidelberg

v Salis-Soglio G (2015) Klinische Untersuchung der Stütz- und Bewegungsorgane. Springer, Heidelberg

Wirth CJ, Mutschler W-E, Kohn D, Pohlemann T (2013) Facharztprüfung Orthopädie und Unfallchirurgie: 1000 kommentierte Prüfungsfragen. Thieme, Stuttgart

Stichwortverzeichnis

90/90-Deformität   91

A

Abspreizhemmung Säugling   118
Achillessehne   31, 162, 171
– Reflex   31
– Ruptur   162, 171
acute-on-chronic slipping   121
Adoleszentenplattfuß   163
Adson-Test   8
Akromioklavikulargelenkarthrose   68
Akromioklavikulargelenk-
  instabilität   72
Algodystrophie   102, 142
Anamnese   2, 48, 112
– obere Extremität   48
– untere Extremität   112
– Wirbelsäule   2
Apley   133, 135, 143
– Distraktionstest   133
– Kompressionstest   135, 143
Apprehensiontest   56
– hinterer   56
Armplexusparese   13
– obere   13
– untere   13
Armtragewinkel   77
Armvorhaltetest nach Matthiaß   23
Arthritis   65, 69, 70, 71, 139, 148
– reaktive, Kniegelenk   139, 148
– Schulter   69
– sicca, Schulter   70
– Sternoklavikulargelenk   69, 70, 71
– tuberkulöse, Schulter   70
– urica, Schulter   65
Arthroosteitis pustulosa   71
Arthrose   68, 84, 103, 125, 139, 146, 170
– Akromioklavikulargelenk   68
– Daumensattelgelenk   103
– Ellenbogengelenk   84
– Hüftgelenk   125
– Kniegelenk   139, 146
– oberes Sprunggelenk   170
– Schultergelenk   68
Atembreite, Messung   23
Atrophie   4, 91
– M. supraspinatus   4
– Thenar   91

Aufklappbarkeit   149, 166
– Kniegelenk   149
– oberes Sprunggelenk   166
Außenbandruptur   162, 171
Außenrotations-Lag-Zeichen   54

B

Babinski-Reflex   31
Baker-Zyste   139, 146
Ballenhohlfuß   164
Bandinstabilität   149, 166
– Kniegelenk   149
– oberes Sprunggelenk   166
Bandscheibenprolaps   15, 38, 41
– HWS   15
– LWS   38
Bandscheibenprotrusion   15, 38, 41
– HWS   15
– LWS   38
Beinlänge   118
– Differenz beim Säugling   118
Belly-Press-Test   55
Bennett-Fraktur   108
Beugekontraktur   140
– Kniegelenk   140
Beugesehnenverletzung Finger   108
Bizepssehne   7, 51, 66, 67
– Instabilität   67
– Reflex   7
– Ruptur   51, 66
– Tendopathie   66
Brachialgia paraesthetica
  nocturna   109
Brachydaktylie   103
Bragard-Zeichen   30, 38
Bunnel-Test   83
burning feet   170
Bursa-olecrani-Verletzung   84
Bursitis   64, 77, 84, 147
– Ellenbogen   77, 84
– Kniegelenk   147
– olecrani   84
– subacromialis   64
BWS   17, 19, 20, 33, 35, 44, 45
– Erkrankungen   35
– Kyphose, abgeflachte   19
– Kyphose, fixierte   20
– Kyphose, normale   19
– Kyphose, vermehrte   20
– Leitsymptome   33
– Trauma   44

– Tumor   45
– Untersuchung   17

C

Capitulum-humeri-Nekrose   83
Chassaignac-Lähmung   84
Cheiralgia paraesthetica   110
Chondrokalzinose, Schulter   66
Chondromalazie   140
Chondromatose   82, 87, 139, 152
– Ellenbogen   82, 87
– Kniegelenk   139
– synoviale   152
Chondrosarkom   128
Claudicatio spinalis   34, 39
Clavus   157, 162
Coalitio tarsi   167
Colles-Fraktur   86
Conus-Cauda-Syndrom   38
Corpora oryzoidea   106
Coxa   120, 121, 125
– antetorta   120
– antetorta, solitäre   125
– saltans   120, 121
– valga, solitäre   125
– vara congenita   125
Coxitis   120, 126
– fugax   120, 126
CRPS   100, 102, 142
Crus varum congenitum   140, 144
Cubitus   82
– valgus   82
– varus   82

D

Danis-Weber-Einteilung   172
Daumen, schnellender   100
dead arm syndrome   73
Defilé-Aufnahmen   141
Déjerine-Klumpke-Lähmung   13
De-Kleijn-Test   8, 11
diabetischer Fuß   161, 170
Dicheirie   103
Digitus   165, 169
– quintus varus superductus   169
– superductus   165
Drehgleiten   41
Drehmann-Zeichen   116
Duchenne-Erb-Lähmung   13
Dysostosis cleidocranialis   60, 65

E

Ellenbogen   75, 76, 78, 81, 82, 83, 84, 85, 87
– Beweglichkeit   76, 78
– druckschmerzhafte Punkte   78
– Erkrankungen   82
– Fehlbildungen   83
– Leitsymptome   81
– Luxation   85
– Trauma   84
– Tumor   87
– Untersuchung   75
Enchondrom   74, 109
– Schulter   74
– solitäres, Hand   109
Epicondylitis   81, 82
– radialis   81, 82
– ulnaris   81, 82
Epiphysenfraktur, Femur   151
Epiphyseolysis capitis femoris   119, 121
Ergussprüfung, Kniegelenk   132
Ermüdungsfraktur   148, 174
Erwachsenenplattfuß   163
Ewing-Sarkom   153
Exostose   151, 165
– dorsale   165
– multiple kartilaginäre   151

F

Facettendruckschmerz   133
Facettensyndrom   37
Facies leontiasis   40
Fahrradtest   39
failed back-surgery syndrome   39
Fallarmtest   67, 70
Fallhand   75, 95
Faltenasymmetrie   118
Fehlbildung, angeborene   15
Femoralis   30
femoroazetabuläres Impingement (FAI)   123
Femurfraktur   127, 128, 150, 151
– distale   150
– Epiphyse distal   151
– interkondyläre   150
– intertrochantäre   127
– proximale   127
– Schaft   127, 128
– subtrochantäre   127
– suprakondyläre   150
Fersenfallschmerz   28
Fersensporn   161, 166

Finger   98, 100, 109
– Fraktur   109
– schnellender   98, 100
Fingerkuppen-Hohlhand-Abstand   93
Fingerspannweite   92
Fingerspitzen-Boden-Abstand   23
Fingerspitzgriff   80, 88, 93
Finkelstein-Zeichen   94, 101
Flaschentest   96, 110
Fraktur   16, 44, 85, 86, 87, 109, 120, 149, 150, 172, 173, 174
– epikondyläre   85
– Femur   150
– Finger   109
– HWS   16
– Kalkaneus   173
– Mittelfußknochen   173
– Mittelhand   109
– Olekranon   86
– osteoporotische   44
– Patella   149
– pathologische   44
– Processus coronoideus   86
– Radiusköpfchen   87
– Schenkelhals   120
– Sprunggelenk   172
– Talus   173
– Tibiakopf   150
– Tibiaschaft   150
– Ulna   86
– Unterarm   86
– Zehe   174
Friedreich-Ataxie   164
Froment-Zeichen   88
Furunkel   104
Fuß   154, 161, 162, 163, 164, 167, 170, 171, 174, 175
– diabetischer   161, 170
– Erkrankungen   162
– Fehlbildungen   167
– hochgesprengter   164
– kubischer   170
– LA-Test   162, 163, 174, 175
– rheumatischer   161, 171
– Trauma   171
– Tumor   174
– Untersuchung   154
Fußhöcker, dorsaler   165
Fußknochen, akzessorische   167

G

Gaenslen-Zeichen   107
Galeazzi-Fraktur   87
Ganglion   101, 143
– Hand   101
– Meniskus   143

Gelenkmaus   145
Genu   131, 141
– recurvatum   131, 141
– valgum   131, 141
– varum   131, 141
Gicht   161, 169
giving way   148
Golferellenbogen   81, 82
Gonalgia paraesthetica   154
Gonarthrose   139, 146
Gonitis   139, 147
– bakterielle   139, 147
– tuberkulöse   147
Gordon-Reflex   31
Grobgriff   94

H

Hackenfuß   168
Hackenhohlfuß   164
Haglund-Exostose   161, 166
Hallux   157, 161, 165, 170
– rigidus   161, 170
– valgus   157, 165
Halsrippe   9, 14
Haltungsschwäche   23, 35
Haltungsverfall   23
Hämarthros   149
Hammerfinger   91
Hammerzehe   165
Hand   13, 89, 92, 93, 97, 100, 103, 106, 109
– Erkrankungen   100
– Fehlbildungen   103
– Leitsymptome   97
– myelopathische   13
– rheumatische   106
– Tumor   109
– Untersuchung   89, 92, 93
Hängefuß   175
Hawkins-Einteilung   173
Heberden-Arthrose   104
Hoffmann-Tinel-Zeichen   79, 110
Hohlfuß   164
– myelodysplastischer   164
– traumatischer   164
Hohlhandgriff   93, 94
Hohlhandphlegmone   106
Hohl-Spreiz-Fuß   165
Hohmann-Griff   175
Horner-Trias   7
Hüftdysplasie   120, 124
Hüfte   115, 116, 119, 121, 126, 128
– Erkrankungen   121
– LA-Test   128
– Leitsymptome   119
– schnappende   121

Stichwortverzeichnis

– Trauma 126
– Untersuchung 115, 116
Hüftkopfnekrose 119, 122
– Erwachsene 119, 122
– Kind 122
Hüftlendenstreckssteife 40
Hüftluxation 121, 124, 126
– hintere 121
– teratologische 124
Hüftschnupfen 126
Humerusfraktur 74, 85
– distale 85
– proximale 74
– Schaft 74
Humeruskopfnekrose 69
Hunter-Kanal 154
HWS 4, 8, 11, 14, 15, 16, 17
– Engpasssyndrom 14
– Erkrankungen 11
– Fehlbildung 15
– Leitsymptome 8
– Trauma 16
– Tumor 17
– Untersuchung 4
Hyperabduktionssyndrom 14
Hyperostose, sternoklavikuläre 63
Hyperurikämie 169

I

Impingement, femoroazetabuläres (FAI) 123
Impingementsyndrom 63
Impingementtest 53, 117
– Hüfte 117
– nach Neer 53
Innenrotations-Lag-Zeichen 55
Innervation, sensible 8, 32, 58, 160
– obere Extremität 8, 58
– Rumpf 8
– untere Extremität 32, 160
Instabilität, atlantookzipitale 10, 16
Interdigitalphlegmone 105
Interosseus-anterior-Syndrom 88
Ischiadicusparese 128
Ischialgie 37
Ischiasskoliose 38

J

Jobe-Test 53
Jones-Fraktur 174

K

Kahnbeinfraktur 108
Kahnbeinpseudarthrose 102
Kalkaneusfraktur 173
Karpaltunnelsyndrom 99, 109
Keilwirbelfraktur, BWS und LWS 34, 44
Kielbrust 21
Kiloh-Nevin-Syndrom 88
Kinn-Jugulum-Abstand 5
Klauenhohlfuß 164
Klauenzehe 165
Klaviertastenphänomen 57
Klavikulafraktur 71
Klavikulapseudarthrose 63
Klippel-Feil-Syndrom 10, 15
Klumpfuß 156, 164, 168
Knickfuß 163
Knie 129, 132, 133, 134, 135, 136, 140, 147, 149
– Abduktionsschmerz 134
– Aufklappbarkeit 135, 149
– Bandinstabilität 149
– druckschmerzhafte Punkte 133
– Empyem 147
– Erkrankungen 140
– Schubladentest 136
– Untersuchung 129, 132, 134
Kniegelenkkontraktur 140
Knochenzyste 74, 151
– aneurysmatische 151
– solitäre 74, 151
Knopflochdeformität 91
knuckle pad 102
Kokzygodynie 37
Kompartmentsyndrom 139, 141
Kompressionsfraktur, BWS und LWS 34, 44
Kompressionssyndrom 10, 12, 14, 75, 88, 109, 110, 128, 154, 174
– HWS 14
– Karpaltunnel 109
– Loge Gyon 110
– Nervus cutaneus femoris lateralis 128
– Nervus medianus 88
– Nervus radialis 110
– Nervus saphenus 154
– Nervus suprascapularis 75
– Nervus tibialis 174
– Nervus ulnaris 88
– radikuläres zervikales 10, 12
Kompressionstest, HWS 12
Konus-Kauda-Syndrom 38
kostoklavikuläres Syndrom 14
Koxarthrose 120, 125
Koxitis, bakterielle 120, 126

Krallenhand 96
Krallenzehe 157, 165
Kreuzbandruptur 138, 148
– vordere 138
Kyphose 19, 20
– abgeflachte, BWS 19
– fixierte, BWS 20
– normale, BWS 19
– vermehrte, BWS 20

L

Lachmann-Test 149
Lähmung 13
– Déjerine-Klumpke 13
– Duchenne-Erb 13
Lasègue-Test 30
– umgekehrter 30
Lasègue-Zeichen 38
LA-Test 64, 66, 128, 162, 163, 174, 175
– Fuß 162, 163, 174, 175
– Hüfte 128
– Schulter 64, 66
Lauenstein-Aufnahme 122
Leitsymptome 8, 33, 59, 81, 97, 119, 137, 161
– BWS und LWS 33
– Ellenbogen 81
– Fuß 161
– Hand 97
– Hüfte 119
– HWS 8
– Knie 137
– Oberschenkel 119
– Schulter 59
– Sprunggelenk 161
– Unterschenkel 137
Lendenstreckssteife 38
Lendenwulst 21, 22
Löffelhand 103
Lokalsyndrom, LWS 37
Lordose 19, 20
– abgeflachte, LWS 19
– normale, LWS 19
– vermehrte, LWS 20
Löwenhaupt 40
Lumbago 37
Lumbalgie 37
Lumboischialgie 37
Lunatumluxation 109
Lunatummalazie 100, 101
Luxation 60, 71, 72, 81, 85, 99, 101, 109, 121, 124, 126, 138, 142, 171, 173, 174
– Ellenbogen 85
– Fingersehne 101

Stichwortverzeichnis

- Hüfte 121, 124, 126
- Lunatum 99, 109
- Patella 138, 142
- Peronealsehne 171
- Radiusköpfchen 81, 85
- Schulter 60, 72
- Sternoklavikulargelenk 71
- Talus 173
- Zehe 174
LWS 17, 19, 20, 26, 27, 33, 35, 37, 38, 44, 45
- Erkrankungen 35
- Leitsymptome 33
- Lokalsyndrom 37
- Lordose 19, 20
- Reklination 26
- Rotation 27
- Seitneigung 27
- Trauma 44
- Tumor 45
- Untersuchung 17
- vertebrales Syndrom 37
- Wurzelkompressionssyndrom 38

M

Madelung-Deformität 83
Maisonneuve-Fraktur 172
Malum perforans 170
Manum valgum 152
Marschfraktur 162, 174
Matthiaß-Test 23, 36
Mayerding-Einteilung 40
Medianusparese 75
Meniskusganglion 143
Meniskusläsion 138, 143
 - mediale 138
Mennell-Zeichen 29
Meralgia paraesthetica 128
Metastasen 45
Metatarsus 165, 167
 - adductus 167
 - primus varus 165
mirror hand 103
Mittelfußfraktur 173
Mittelhandfraktur 109
Monteggia-Fraktur 86
Morbus 41, 42, 43, 82, 83, 98, 100, 101, 102, 119, 122, 140, 142, 144, 145, 146, 161, 165, 166, 169
- Ahlbäck 144
- Baastrup 42
- Bechterew 43
- Blount 140, 146
- Dupuytren 98, 102
- Forestier 41
- Kienböck 101

- Köhler 161, 169
- Ledderhose 166
- Osgood-Schlatter 145
- Panner 82, 83
- Perthes 119, 122
- Scheuermann 41
- Silfverskjöld 165
- Sinding-Larsen 145
- Sudeck 100, 102, 142
Morton-Metatarsalgie 162, 174
M.-piriformis-Syndrom 121
Musculus 62, 63, 121, 149
- piriformis, Syndrom 121
- quadriceps, Sehnenruptur 149
- subscapularis, Tendopathie 62
- supraspinatus, Impingement 63
Myelopathie 12
- chronische vertebragene zervikale 12
Myelopathie, chronische vertebragene zervikale 10

N

Nackengriff 51
Nagelband 103
Navikularefraktur 108
Nervus cutaneus femoris lateralis, Kompression 128
Nervus femoralis 30, 129
- Dehnungsschmerz 30
- Parese 129
Nervus medianus 60, 75, 88, 95, 109
- Kompression 88, 109
- Schädigung 60, 75
- Schwurhand 95
Nervus radialis 60, 75, 95, 110
- Fallhand 95
- Kompression 110
- Schädigung 60, 75
Nervus saphenus, Kompression 154
Nervus suprascapularis, Kompression 75
Nervus ulnaris 88, 96, 110
- Kompression 88, 110
- Krallenhand 96
Nidus 45
Non-Outlet-Impingement 63

O

Oberschenkel 119, 128
- Leitsymptome 119
- Tumor 128
Olekranonfraktur 86
Oligodaktylie 103

Omagra 65
Omarthritis 69
Omarthrose 68
Oppenheimer-Reflex 31
Ortholani-Test 118, 124
Osteoarthropathie, diabetische 170
Osteoarthrosis interspinosa 42
Osteoblastom 45
Osteochondrose 15, 40, 146
- intervertebrale 15
- Tibia 146
Osteochondrosis dissecans 138, 145, 169
- Knie 138, 145
- tali 169
Osteoidosteom 45
Osteoporose 42
Osteosarkom 153
Ostitis deformans Paget 40
Ott-Zeichen 25
Outerbridge 140
Outlet-Impingement 63

P

Päckchenstellung 20
painful arc 53
Palm-up-Test 55
Panaritium 104
Pancoast-Tumor 10, 17
paralysie des amants 75
Parkbanklähmung 75
Paronychie 104
Patella 132, 142, 144, 149
- alta 149
- bipartita 144
- Fraktur 149
- Luxation 142
- tanzende 132
Patellaluxation 138
- habituelle 138
- rezidivierende 138
Patellarsehnenreflex 30
Payr-Test 134, 143
Peronealsehnenluxation 171
Peroneusparese 153
Pes 156, 163, 164, 167, 168
- adductus 156, 167
- calcaneus congenitus 168
- equinovarus adductus 156
- equinovarus adductus supinatus 168
- excavatus 156, 164
- planovalgus 156, 163
- transversus planus 164
Phalen-Test 110

Stichwortverzeichnis

Phlegmone 105, 106
– Hand 106
– Sehnenscheiden der Hand 105
Pilon-tibiale-Fraktur 172
Piriformisdehnungstest 117
Pivot-Shift-Test 149
Plasmozytom 45
Plattfuß 162, 163
– Adoleszenten 163
– Erwachsene 163
Platt-Spreiz-Fuß 165
Plexus cervicobrachialis 13
– Armplexusparese 13
– Schäden 13
Plexusneuritis 61
Plicasyndrom 141
Podagra 169
Polyarthritis, Schulter 70
Polyarthrose 98, 104
Polydaktylie 103, 168
Poplitealzyste 139, 146
Postnukleotomiesyndrom 33, 39
Pronatorlogensyndrom 88
Protrusio acetabuli 123
Pseudarthrose 63, 100, 102, 144
– Kahnbein 102
– Kalvikula 63
– Os naviculare 102
– Skaphoid 100, 102
– Unterschenkel 144
Pseudogicht 66
Pseudoparalyse 64, 68, 69
Pseudoradikulärsyndrom 33, 37
Pseudospondylolisthesis 41
Psoriasisarthritis, Sternoklavikulargelenk 71

R

Radialisparese 75
radikuläres Syndrom 33
Radikulärsyndrom LWS 38
Radiusfraktur loco typico 86
Radiusköpfchenfraktur 87
Radiusköpfchenluxation 81, 85
Radiusköpfchensubluxation 84
Radiusperiostreflex 7
Radiusschaftfraktur 87
Reflexprüfung 7, 30, 31
– Achillesehnenreflex 31
– Babinski-Reflex 31
– Bizepssehnenreflex 7
– Gordon-Reflex 31
– Oppenheimer-Reflex 31
– Patellarsehnenreflex 30
– Radiusperiostreflex 7
– Trizepssehnenreflex 7

Reiskörperbildung 106
Reklination, LWS 26
restless legs 170
Retrolisthesis 40
Retropatellararthrose 146
Rezessusstenose 42
Rheumaknoten, Ellenbogen 77
rheumatische Hand 106
rheumatischer Fuß 161, 171
Rheumatoidarthritis 98
Rhizarthrose 99, 103
Riesenzelltumor 152
Rippenbuckel 21, 22
Rippstein-Aufnahme 125
Rockwood-Einteilung 72
Rolando-Fraktur 108
Rotationsinstabilität, anteromediale 148
Rotatorendefektarthropathie 68
Rotatorenmanschette 59, 64, 67, 68
– Defektarthropathie 68
– Ruptur 59, 67
– Tendopathie 64
Rucksacklähmung 61
Rutschhalte 20

S

Säbelscheidentibia 40
Salter-Harris-Einteilung 172
Sattelgelenkarthrose 103
Säuglingsskoliose 35, 36
Scapula alata 22, 61
Schaukelfuß 162
Scheibenmeniskus 144
Schenkelhalsfraktur 120, 127
– kindliche 127
Schiefhals 10, 11, 15
– knöcherner 15
– muskulärer 11
Schlüsselgriff 93
Schmerzsyndrom 38, 121, 138, 140
– femoropatellares 138, 140
– myofasziales 121
– radikuläres 38
Schober-Zeichen 24
Schublade, hintere 136, 149
– Knie 136
Schublade, vordere 136, 149, 159
– Knie 136
– Sprunggelenk 159
Schulter 52, 53, 59, 60, 64, 65, 66, 68, 71, 74
– Arthrose 68
– druckschmerzhafte Punkte 53
– Erkrankungen 60
– Fehlbildungen 65

– LA-Test 64, 66
– Leitsymptome 59
– painful arc 53
– Trauma 71
– Tumor 74
– Untersuchung 52
Schulterblattkrachen 61
Schultergleichstand 51
Schulterhochstand 21, 51
Schulterluxation 60, 61, 72, 73
– habituelle 60
– posttraumatisch rezidivierende 73
– traumatische 72
– willkürliche 61
Schultermyatrophie, neuralgische 61
Schultersteife 59, 62
– primäre 59, 62
– sekundäre 59, 62
Schürzengriff 51
Schwanenhalsdeformität 90
Schwiele 162
Schwielenabszess 105
Schwurhand 75, 88, 95
Sehnenluxation, Finger 101
Sehnenscheidenentzündung, tuberkulöse 106
Sehnenscheidenphlegmone 99, 105
– Finger 99
Seitenbandruptur 148
Seitneigung LWS 27
Senk-Spreiz-Fuß 165
Sichelfuß 167
Skalenussyndrom 9, 14
Skaphoidfraktur 108
Skaphoidpseudarthrose 100, 102
Skapulafraktur 73
Skapulahochstand, kongenitaler 65
skapulothorakales Syndrom 61
Skidaumen 99, 108
Skoliose 21, 35, 36
– funktionelle 35, 36
– Säugling 35, 36
– strukturelle 21, 35, 36
Smith-Fraktur 86
Spalthand 103
Spinalkanal 15, 34, 42
– enger 15, 42
– Stenose 34
Spina ventosa 106
Spitzfuß 164
Spondylarthritis 16
Spondylarthrose 40
Spondylitis 16, 34, 43
– ankylosans 34, 43
– tuberculosa 34, 43
Spondylodiszitis 16, 34, 43
Spondylolisthesis 40

Spondylolyse 40
Spondylophyten 40
Spondyloptose 40
Spondylose 15, 40
Spondylosis hyperostotica 41
Spreizfuß 164
Sprengel-Deformität 15, 65
Sprunggelenk 154, 158, 159, 162, 172
- Erkrankungen 162
- Fraktur 172
- Untersuchung 154, 158, 159
Stauchungsschmerz HWS 6
Steinmann-Zeichen 143
Streckdefizit, Kniegelenk 140
Streckhemmung, Kniegelenk 140
Strecksehnenverletzung 99, 107
- Finger 99, 107
- Handrücken 107
Strecksteife, Kniegelenk 140
Streichholzwade 168
Subluxation 71, 73, 84
- Radiusköpfchen 84
- Schulter 73
- Sternoklavikulargelenk 71
Subscapularistendopathie 62
sulcus sign 56
Sulcus-ulnaris-Syndrom 82, 88
Supinatorlogensyndrom 88
Supraspinatussehnensyndrom 63
Syndaktylie 103, 168
- Fuß 168
- Hand 103
Syndesmosenruptur 172
Synostose, radioulnare 83
Synovialitis 126, 152
- transitorische, Hüfte 126
- villonoduläre 152

T

Taillendreieck, verstrichenes 21
Talusfraktur 173
Talusluxation 173
Tannenbaumphänomen 20
Tarsaltunnelsyndrom 174
Tendinitis calcarea 59, 64
Tendopathie 62, 64, 66
- Bizepssehne 66
- kalzifizierende 64
- M. subscapularis 62
Tendosynovialitis, Hand 101
Tendovaginitis stenosans de Quervain 101
Tennisellenbogen 81, 82
Tenodesetest 96
TEP-Lockerung 120, 123

Thenaratrophie 91
Thomas-Handgriff 117
Thompson-Test 159
Tibiafraktur, proximale 150
Tibiakopffraktur 150
Tibiaschaftfraktur 150
Tibia vara 146
Tietze-Syndrom 33, 35
Tintenlöscherfuß 162, 170
Torhüterverletzung 108
Tortikollis 10, 11
Traktionstest, HWS 6
Trendelenburg-Hinken 125
Trendelenburg-Zeichen 115
Trichterbrust 22, 40
trigger finger 100
Trizepssehnenreflex 7
tumor-like lesions 101
Typus adiposogenitalis 121

U

Ulnaschaftfraktur 86
Unguis incarnatus 171
unhappy triad 148
Unkovertebralarthrose 15
Unterschenkel 140, 144, 151
- Erkrankungen 140
- Fehlbildung 144
- Pseudarthrose 144
- Tumor 151

V

Valleix-Test 30
Viererzeichen 29
Volkmann-Kontraktur 82, 83
V-Phlegmone 105

W

Watschelgang 125
Watson-Test 102
Weber-Fraktur 172
Weichteilverletzung, HWS 16
Werferellenbogen 82
Wirbelsäule 2, 4, 17, 19
- Anamnese 2
- Steilstellung 19
- Untersuchung, BWS und LWS 17
- Untersuchung, HWS 4
Wurzelkompressionssyndrom LWS 38

Y

Yergason-Test 55

Z

Zehenfraktur 174
Zehenluxation 174
Zervikalsyndrom 9, 11
Zervikobrachialsyndrom 9
Zervikokranialsyndrom 9, 11
Zohlen-Zeichen 132

MIX
Papier aus verantwortungsvollen Quellen
Paper from responsible sources
FSC® C105338

If you have any concerns about our products,
you can contact us on
ProductSafety@springernature.com

In case Publisher is established outside the EU,
the EU authorized representative is:
**Springer Nature Customer Service Center GmbH
Europaplatz 3, 69115 Heidelberg, Germany**

Printed by Libri Plureos GmbH
in Hamburg, Germany